# 陕西省医学会

# 眼科病例精解

严宏　张婕　主编

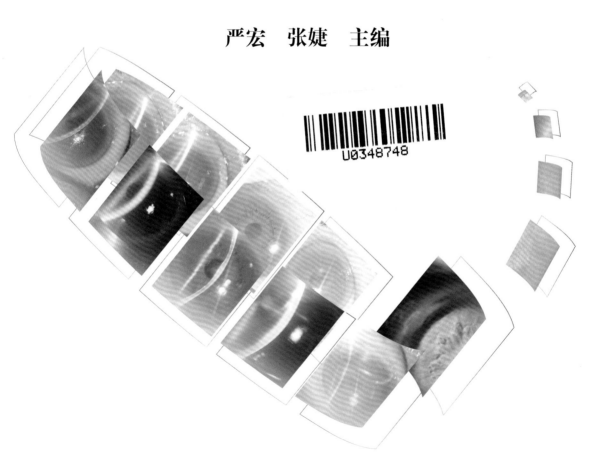

U0348748

科学技术文献出版社
SCIENTIFIC AND TECHNICAL DOCUMENTATION PRESS
·北京·

**图书在版编目（CIP）数据**

陕西省医学会眼科病例精解 / 严宏，张婕主编.—北京：科学技术文献出版社，2024.4
ISBN 978-7-5235-1209-8

Ⅰ.①陕… Ⅱ.①严… ②张… Ⅲ.①眼病—病案 Ⅳ.① R77

中国国家版本馆 CIP 数据核字（2024）第 055216 号

## 陕西省医学会眼科病例精解

| 策划编辑：蔡 霞 | 责任编辑：蔡 霞 | 责任校对：张吲哚 | 责任出版：张志平 |
| --- | --- | --- | --- |

出 版 者 科学技术文献出版社
地 址 北京市复兴路15号 邮编 100038
编 务 部 （010）58882938，58882087（传真）
发 行 部 （010）58882868，58882870（传真）
邮 购 部 （010）58882873
官 方 网 址 www.stdp.com.cn
发 行 者 科学技术文献出版社发行 全国各地新华书店经销
印 刷 者 北京地大彩印有限公司
版 次 2024 年 4 月第 1 版 2024 年 4 月第 1 次印刷
开 本 787×1092 1/16
字 数 448千
印 张 24
书 号 ISBN 978-7-5235-1209-8
定 价 198.00元

# 《陕西省医学会眼科病例精解》
## 编 委 会

**名誉主编** 石胜彬

**主　编** 严　宏　张　婕

**编　　者**（按姓氏笔画排序）

马　勇（陕西省人民医院）　　　　申　笛（西安市第一医院）

马　钰（渭南市中心医院）　　　　田　瑾（渭南市中心医院）

王　彤（西安市第一医院）　　　　白淑玮（西安市人民医院）

王　珏（空军军医大学唐都医院）　毕春潮（西安市人民医院）

王　萍（空军军医大学唐都医院）　曲来强（西安市人民医院）

王　琦（延安市人民医院）　　　　朱忠桥（西安市人民医院）

王从毅（西安市人民医院）　　　　任栎璁（西安市人民医院）

王为农（空军军医大学唐都医院）　刘　轩（西安交通大学第一附属
王玉倩（西安市人民医院）　　　　　　　　医院）

王亚楠（空军军医大学唐都医院）　刘　钊（西安交通大学第一附属
王丽丽（西安爱尔眼科医院）　　　　　　　医院）

王丽娜（西安市第一医院）　　　　刘　蓓（西安市人民医院）

王雨生（空军军医大学西京医院）　刘　燕（空军军医大学唐都医院）

王建萍（陕西省人民医院）　　　　刘　擎（空军第九八六医院）

王彦荣（延安市人民医院）　　　　刘建荣（西安市人民医院）

王海燕（西安市人民医院）　　　　刘莉莎（陕西省人民医院）

王润生（西安市人民医院）　　　　闫春妮（西安市第一医院）

韦　伟（西安市第一医院）　　　　米生健（西安交通大学第一附属
邓　颖（西安医学院第一附属医院）　　　　医院）

孙　娜（西安市人民医院）
严　宏（西安市人民医院）
严宏祥（空军军医大学西京医院）
严唯佳（浙江大学附属第二医院
　　　　眼科中心）
苏丽萍（空军军医大学唐都医院）
李　妍（西安市人民医院）
李　梅（延安市人民医院）
李　曼（宝鸡市人民医院）
李　婵（西安市第一医院）
李文娟（宝鸡市人民医院）
李秀婷（西安爱尔眼科医院）
李建军（西电集团医院）
李曼红（空军军医大学西京医院）
杨　乐（陕西省人民医院）
杨　瑾（陕西省人民医院）
杨玉琳（空军军医大学唐都医院）
吴　洁（西安市第一医院）
吴昌睿（西安交通大学第一附属
　　　　医院）
宋　萌（西安市人民医院）
宋虎平（西安市人民医院）
宋金鑫（西安市第一医院）
宋泽娟（西安市第一医院）
张　君（西安爱尔眼科医院）
张　婕（空军军医大学唐都医院）
张　琼（空军军医大学唐都医院）
张长宁（西安市第一医院）
张自峰（空军军医大学西京医院）
张作明（空军军医大学航空航天
　　　　临床医学中心）

张娅萍（西安市人民医院）
张晓辉（西安交通大学第二附属
　　　　医院）
陆慧琴（西安市第一医院）
陈　丽（西安交通大学第一附属
　　　　医院）
陈　莉（西安市人民医院）
陈　涛（空军军医大学航空航天
　　　　临床医学中心）
陈　颖（西安市人民医院）
陈晓冬（西安市第一医院）
武炳慧（西安市第一医院）
周荣乐（西安市人民医院）
周海燕（陕西省人民医院）
单武强（宝鸡市人民医院）
胡　丹（空军军医大学西京医院）
柏　凌（西安交通大学第二附属
　　　　医院）
段宇辉（西安交通大学第一附属
　　　　医院）
姜　妍（西安市人民医院）
姚国敏（西安医学院第一附属医院）
索　琰（西安市第一医院）
倪梦媛（西安交通大学第一附属
　　　　医院）
高　伟（西安市人民医院）
郭　勇（西安普瑞眼科医院）
郭辰峻（空军军医大学唐都医院）
徐　梅（重庆医科大学第一附属
　　　　医院）
曹　颖（陕西省人民医院）

梁厚成（西安普瑞眼科医院）　谢　雪（西安市人民医院）

梁娇娇（西安市人民医院）　雷剑琴（西安交通大学第一附属医院）

韩昌婧（西安交通大学第二附属医院）

惠　玲（西安市第一医院）　雷新平（宝鸡市人民医院）

景瑞花（西安交通大学第二附属医院）　裴　澄（西安交通大学第一附属医院）

程　燕（西安市第一医院）　廖周鹏（宝鸡市人民医院）

薛大喜（西安市人民医院）

**点评专家**（按姓氏笔画排序）

王从毅（西安市人民医院）　吴　洁（西安市第一医院）

王丽丽（西安爱尔眼科医院）　宋虎平（西安市人民医院）

王雨生（空军军医大学西京医院）　张长宁（西安市第一医院）

王建明（西安交通大学第二附属医院）　张作明（空军军医大学航空航天学院）

王建萍（陕西省人民医院）

王晓英（复旦大学眼耳鼻喉科医院）　陆惠琴（西安市第一医院）

王润生（西安市人民医院）　陈　颖（西安市人民医院）

冯朝晖（西安交通大学第二附属医院）　郑玉萍（西安交通大学第二附属医院）

朱忠桥（西安市人民医院）　单武强（宝鸡市人民医院）

刘　燕（空军军医大学唐都医院）　胡　丹（空军军医大学西京医院）

刘建荣（西安市人民医院）　高　伟（西安市人民医院）

米生健（西安交通大学第一附属医院）　梁厚成（西安普瑞眼科医院）

雷剑琴（西安交通大学第一附属医院）

严　宏（西安市人民医院）　裴　澄（西安交通大学第一附属医院）

李　蓉（西安医学院第一附属医院）

李月平（天津市眼科医院）　魏世辉（解放军总医院）

**秘　书**　郭辰峻　宁小娜

# 第九届陕西省医学会眼科分会委员会

**名誉顾问** 张德秀 熊全臣

**名誉主委** 王雨生

**主任委员** 严宏

**副主任委员**（按姓氏笔画排序）

马勇 王峰 王丽丽 杨新光 胡丹 秦莉

高丹宇 梁厚成

**常务委员**（按姓氏笔画排序）

王建明 王德亮 毛治平 刘燕 刘建国 米生健

吴双有 张小玲 张长宁 张安民 张作明 周健

贺经 雷春灵

**委员**（按姓氏笔画排序）

王升 王彤 王从毅 王丽丽 王建萍 仝警安

邢咏新 成静 毕春潮 同西龙 吕涛 朱安泰

朱忠桥 刘涛 刘洪雷 刘晓战 苏玉英 杜建英

李鹏 李静 李武军 李建军 李养军 李裕钦

杨华 杨旭 杨格强 杨淑焕 杨静雯 肖湘华

吴栋 吴洁 沈兰珂 张红 张坚 张宏

张林 张红兵 张利玲 张晓辉 范琳 郑玉萍

单武强 侯钟明 贾丽 高伟 高作书 郭长梅

康军 康前雁 葛胜利 惠玲 游思维 窦国睿

裴澄 潘爱洁 薛雨顺

**秘书** 刘燕 张婕

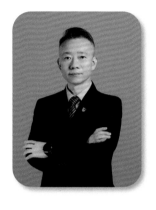

## 石胜彬

　　主任医师，硕士研究生，陕西省第十四届人大代表，西安市第十五届政协委员、常务委员。现任西安市人民医院（西安市第四医院）院长、党委副书记，《中国医院管理》杂志全国理事会理事、中国疫苗行业协会标准化委员会常务委员。西北大学生命科学学院客座教授、西安建筑科技大学公共管理学院客座教授及延安大学临床教学兼职教授。

　　近两年，建立了陕西省唯一的卫生监督员临床教学培训实践基地，被写入《陕西省改革完善医疗卫生行业综合监管制度实施方案》并在全省推广；完成了国家卫生监督中心委托的《提升美容医疗机构依法执法的自律意识干预研究》科研项目；顺利实施了陕西省行政执法全过程记录配套制度项目。发表论文 10 余篇。

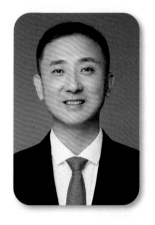

## 严 宏

主任医师，教授，医学博士，博士研究生导师。现任西安市人民医院（西安市第四医院）陕西省眼科医院院长，国家眼部疾病临床医学研究中心陕西省分中心主任，中国老年医学学会眼科分会副会长，中华医学会眼科学分会委员，中国医师协会眼科医师分会常务委员，陕西省眼科专业质量控制中心主任，陕西省眼视光疾病临床医学研究中心主任，陕西省医学会眼科分会主任委员。为西安交通大学、西北工业大学和西北大学博士研究生导师，特聘研究员，西北大学、西北工业大学和西安医学院硕士研究生导师。

从事眼科临床、教学和科研工作 35 年，在国内较早开展微切口白内障超声乳化联合微创玻璃体切除治疗复杂眼病，擅长多种屈光性白内障、糖尿病视网膜病变等多种眼病的综合治疗。先后 6 次赴英国牛津大学眼科医院、美国圣路易斯华盛顿大学眼科、美国约翰斯·霍普金斯大学眼科研修和国际合作，已培养眼科博士研究生、硕士研究生 80 余名。以第一负责人承担国家自然科学基金面上项目 6 项、省部级 8 项，指导和参与博士研究生获得国家自然科学基金青年项目 5 项。以第一作者／通讯作者发表论文近 450 篇，主编和参编专著 20 部，获得国家专利 6 项。荣获中国眼科医师奖、中华眼科学会奖、原总后勤部优秀教师、军队育才奖银奖、军队眼科突出贡献奖等荣誉，被评为首届"西安英才计划领军创新人才"，西安市"最美医师"等。

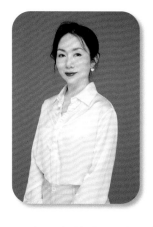

## 张　婕

　　副主任医师，副教授，医学博士，硕士研究生导师。现任中国医师协会眼科医师分会青年委员会委员，中国女医师协会眼科专委会科普学组委员，陕西省医学会眼科分会秘书、青年委员会副主任委员、白内障学组委员、儿童眼病学组委员，陕西省医师协会眼科医师分会委员、基础研究与临床转化学组委员。主持了国家自然科学基金、陕西省自然科学基金、陕西省国际科技合作计划项目等科研项目。发表本专业论文 30 余篇，其中 SCI 收录 10 余篇。在 *Invest Ophthal Vis Sci*、*Exp Eye Res*、*Cur Eye Res* 等眼科国际权威杂志中发表多篇论文。获第 30 届亚太白内障及屈光手术医师学会年会最佳壁报奖和自由发言奖，第十五届全军眼科学术大会优秀论文，第十五届西北五省（区）眼科学术会议暨陕西省医学会第十四届眼科学术会议与海峡两岸眼科论坛中青年论坛／优秀论文评选一等奖，陕西省医学会第十五次眼科学术会议中青年论坛优秀论文评选一等奖等。荣立个人三等功，获第四军医大学"阳光英才优秀个人"、唐都医院"十佳青年""后备人才""十佳教学能手"等荣誉。

# 推荐序

　　以省医学会冠名的临床专业著作很少见。通过阅读本书书稿，我体会到主编与编者们如此命名的用心。自严宏教授担任陕西省医学会眼科分会主任委员以来，他带领委员们以高度的责任感、有效的组织协作与执行力，为提升本省的眼科专业学术和临床治疗水平，在8年中做了大量卓有成效的工作。例如，建立多个眼科亚专业分会，为学术交流和继续教育提供新的平台；与省部属科研院所跨学科交叉合作，开展多中心临床研究，提升医教研工作水平；积极承办全国性眼科学术会议、开办培训班、下基层学术讲座等，学术氛围空前浓厚，促进了省内三级医疗机构眼科诊疗技术的进步和中青年医生能力的提高。这些成绩的取得与陕西省医学会领导的大力支持分不开。以陕西省医学会的名义出版专业学术著作，彰显了学会的功能和在专业发展中的重要性，是实至名归的。

　　正如主编所言，陕西省眼科医疗资源分布不均衡，技术力量差异大，有必要做好基层医生的继续教育和加强学术交流。由此萌生了出版代表陕西省各级眼科医疗机构临床诊疗水平的书籍的想法，并在全体委员和陕西省医学会的支持下，付诸实施。

　　患者是医疗活动和临床实践的基本单元，任何医疗工作面对的都是具体的人。医者在为每个患者服务、治病救人的同时，患者（或病例）对医者既是"挑战"，也是生动真实的老师或"教材"。古今中外的医学典籍离不开患者（或病例），由此，选择病例集成，是常用的、最受欢迎的医学专业书籍和教材。近年来，虽许多专业学会主要依据临床随机试验结果，对一些疾病做出了专家共识或诊疗指南，但医生的临床实践经验仍然是宝贵的，两者不可偏废。

　　纵观全书51个病例报告、诊疗过程和专家点评，我认为有几个突出的特点。

首先，先进性和代表性。这些病例几乎都是疑难复杂病例，涉及眼科各个亚专业的最新进展和有关疾病的前沿知识和技术。陕西省虽然地处西北，但省会和主要城市的眼科诊疗水平与时俱进，近年得到长足发展，与国内外接轨的眼科最新技术和治疗手段都有引进、推广和创新性应用。例如飞秒激光辅助屈光性白内障手术和高端人工晶状体的应用、新型的抗青光眼手术、小儿眼病的筛查与治疗、复杂玻璃体视网膜手术等。书中收录的一些眼科少见、难度很大的并发症的处置也非常到位，最终取得了较好的效果，挽救了患者的视力。

其次，科学严谨和资料齐全翔实。各个病例从病史采集、眼科检查到各种影像照片的呈现都相对完整、描述准确、图文并茂，还提供了部分手术视频，为疾病诊断提供了第一手资料和鉴别诊断的依据。这对读者的学习和参阅是特别重要的。

再次，突出了临床诊疗思维。从翔实的检查征象出发，比对现有的疾病知识，依照临床诊断的思维原则，由表及里、由浅入深、去伪存真，最终得出正确的诊断。本书中对这些步骤的介绍十分详细，这对青年医生的学习特别有用。

最后，为了编著本书，还邀请了省内外富有临床经验且专业对口的高年资专家，从最新的专业知识和技术的高度，对该疾病进行精准的介绍，对病例的诊疗过程进行针对性的点评，提升了认识水平，总结出了有价值的经验，此正如书名的所谓"精解"。这对全面掌握相关疾病、举一反三、触类旁通，大有裨益。

近年来，随着临床检查技术的迅速发展应用和社会医疗需求的急速增加，作为老一辈医生，我看到在临床上也发生了一些值得注意的变化。

一是有更多依赖机器检查结果的倾向。比如，三级医院的眼科医生看初诊患者，多数检查结果可能已呈现在面前，视力、验光结果、眼压、眼前节照相、眼底（超广角）照相等都无须自己去身体力行，这虽然能提高接诊效率，但自己实际地详细复查，在一些病例中可能非常必要。例如，不符合实际的视力检查结果、不确切的症状或体征描述都可能产生误导。

二是与患者及家属的互动和沟通应该加强。患者多了，医生工作繁忙，以为患者一定会服从常规的处置方案，与他们的交谈较少，这在实际上可能会产生偏差。例如，临床上偶尔会遇到白内障手术患者不愿接受人工晶状体植入的例子，会对已行的处置提出异议。因此，应提倡年轻医生勤学苦练临床基本功，掌握各项基本的检查方法和与患者良好的沟通能力，提升服务与专业水平。只有这样，才能够成为受患者信赖的精诚医生。从本书的病例介绍中，也应能体会到作者们在此方面的宝贵经验。

毫无疑问，我相信本书的出版将有益于眼科同行提升诊疗能力，更好地服务于眼病患者。由于仍处在新型冠状病毒感染流行期间，加上时间短促，本书收录病例有限，不足之处尚有待各位读者批评指正。需要说明的是，个别在基层眼科单位接受诊疗的眼病，由于条件的限制，以及疾病在初期的发生发展过程中没有显示出特征性表现，初诊时未能立即得出准确诊断的情况或许存在，而后转诊到上级医疗单位得到完善的处置。这也说明三级医疗设置的重要性。

承蒙主任委员严宏的邀请，写下以上简短的话，权作为序。

空军（第四）军医大学西京医院眼科　全军眼科研究所　教授

于西安

# 前　言

　　陕西省医学会（对外交流称中华医学会陕西分会）是发展陕西地区科学技术和医学事业的重要社会力量，经过 70 余年的建设和发展，荟萃了全省医学界的知名专家和各医疗卫生单位的技术骨干、学科带头人，目前陕西省医学会眼科分会委员 80 余名，为陕西省眼科事业的发展保驾护航。

　　陕西省医学会眼科分会的重要职能就是开展医学学术交流、继续医学教育、医学科普和健康教育等工作。鉴于我省眼科医疗资源分布不均衡，技术力量差异大，有必要做好基层医生的继续教育和加强学术交流。在这样的需求背景下，作为陕西省医学会眼科分会的主任委员，在全体委员和医学会的支持下，萌生了出版代表陕西省各级眼科医疗机构临床诊疗水平的书籍的想法，便于医生交流和提高诊疗水平。

　　临床实践是提高诊疗水平的重要途径，病例的准确记录和描述，以及全方位的深度解析，能够提高医生对疾病的认识和诊疗水平。本书的结构也独具特色，包括病例介绍、诊疗思路和经过、病例解析，专家病例点评等。病例的精解邀请了省内外富有临床经验的高年资专家，从病例的诊疗思路和经过中，抽丝剥茧地再次凝练和分析病例，并提出有价值的总结，为各级眼科医疗人员对疾病的认识和诊疗技能的提升提供了有参考价值的资料，为陕西省眼科同行打造了一部能借鉴且实用的病例解析书籍，这正是编著此书的初心。

　　本书汇聚了 51 例涵盖眼底病、白内障和眼内屈光手术、角膜屈光手术、儿童眼病、青光眼、眼外伤、眼表疾病、眼整形和眼眶病、神经眼科、儿童眼保健等珍贵病例。临床案例的分析具有直观性，是便于快速理解理论和实践结合的形式。本书收集了图片 560 余幅，手术视频 5 段，图文并茂，精解分析丝丝入扣，便于眼科同道学习和理解，相信对各级眼科医生提高眼科临床诊疗水平均有益处。

　　2021 年年末，西安暴发了百年不遇的新型冠状病毒感染，西安市全体

1

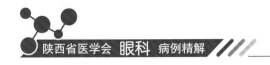

医护人员积极参与抗疫活动，并得到了全国人民的积极支持。中国医师协会眼科医师分会组织了线上"西（希）望长安，共克时艰（间）"西安眼科医师学术活动，以学术和人文交流支持西安抗疫活动。居家隔离的二线眼科工作者，积极筹备撰写病例，以此纪念2022年西安抗击新型冠状病毒感染的胜利。

本书受陕西省重大科研项目和"西安英才计划"资助，并得到陕西省医学会领导及陕西省医学会眼科分会全体委员的大力支持。本书的出版，有助于提升我省眼科同行诊疗眼病的能力，更好地服务于眼病患者。我们衷心希望本书能够对陕西省眼科医生、视光师、从事眼保健等工作的医、护、技师有所帮助。本书是提供珍贵病例和参加病例解析的专家共同努力的结晶。由于对疾病的认识、诊疗设备、治疗理念等在不断发展变化中，对问题的认识也会随着眼科学的进步有所不同，故著书立说本身就有遗憾。书中难免有错漏之处，恳请各位读者和眼科同道批评指正。

在此谨向所有为陕西省眼科事业发展做出贡献的前辈、领导、老师、同道和学生们表示最诚挚的感谢！

陕西省医学会眼科分会　主任委员
西安市人民医院（西安市第四医院）陕西省眼科医院　院长

陕西省医学会眼科分会　秘书
陕西省医学会眼科分会青年委员会　副主任委员

# 目　录

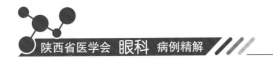

# 病例 1
## 白内障术中大面积角膜后弹力层环形撕脱获成功救治

### 病例介绍

患者，女，81 岁，双眼无痛性视力下降 3 年余，加重 1 年。

现病史：检查发现双眼晶状体混浊（$C_3N_3P_2$），诊断为双眼年龄相关性白内障，先行右眼白内障超声乳化吸出 + 人工晶状体（Intraocular lens，IOL）植入术。手术中出现部分角膜后弹力层脱离，经前房注气治疗，术后视力恢复至 1.0。3 个月后拟对侧眼（左眼）白内障手术。常规行颞上透明角膜切口，顺利完成环形撕囊，此时，术者发现晶状体表面还有一层膜，认为是前囊膜没有撕除到位，于是再次注入粘弹剂，加深前房，同时更好地将这层"膜"压在了晶状体表面，再次施行了"环形撕囊"。完成后，术者通过手术显微镜发现两个"囊口"和部分角膜后弹力层的脱离，其中一个"囊口"位于从角膜主切口延伸的脱离的角膜后弹力层上。结合患者 3 个月前对侧眼行白内障手术中出现了部分角膜后弹力层的脱离，术者随即判断第 1 次环形撕囊才是真正的晶状体前囊膜环形撕除，第 2 次"环形撕囊"可能撕掉了中央区角膜后弹力层。

### 诊断思维

根据术中发现和描述，诊断为左眼角膜后弹力层撕脱。在第 1 次环形撕囊过程中，角膜后弹力层与角膜基质层分离，贴近晶状体表面，让术者误认为是晶状体前囊膜没有撕除完全，拟补充撕囊，将粘弹剂注入分离的角膜后弹力层和基质层之间，环形撕除角膜后弹力膜，成了"第2次环形撕囊"。两个"囊口"，一个是真正的晶状体前囊口（5.5 mm×5.5 mm），另外一个则是撕除的角膜后弹力膜边界（约4.5 mm×4.5 mm）。术者决定完成剩余的白内障手术步骤，即晶状体核超声乳化、皮质吸除和IOL植入，后续手术过程顺利。手术结束时，前房注入较满的消毒空气，复位残存的部分脱离的角膜后弹力层。手术结束时可明确观察到从颞上角膜切口延伸并累积约1/2角膜面积的后弹力层脱离。术后如何进一步处理是医生面临的主要问题。

## 🗒 诊疗思路和经过

术后第1天，如预期发生术眼整个角膜弥散水肿（图1-1A），与术中发生的情况吻合，角膜弥漫性水肿，但仔细观察可知以中央盘状混浊为著，可见残余气泡约占前房1/3，隐约可以见到中央4.5 mm×4.5 mm区域角膜后弹力层缺失的不规则边界（图1-1B），视力指数。前节光学相干断层扫描（optical coherence tomography，OCT）检查旨在确定角膜后弹力层情况，可见前房气泡平面，角膜中央水肿，周边后弹力层脱离，界限明显（图1-1C～图1-1E）。

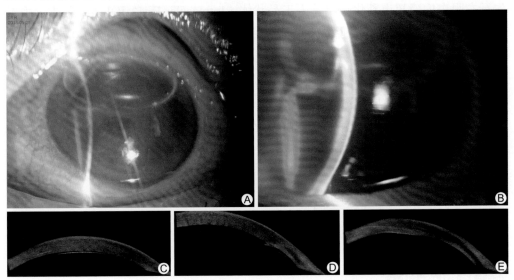

图1-1 术后第1天眼前节照片和眼前节OCT

立即给予患者1%的泼尼松龙滴眼液，q2h。10%氯化钠，q2h。0.5%左氧氟沙星滴眼液，qid。术后第5天复查，前房空气消失，角膜仍然弥漫性水肿（图1-2），视力手动，但患者因对第 1 只眼的效果满意，对这只眼的效果理解，并积极配合治疗。

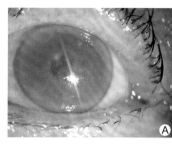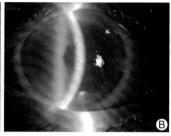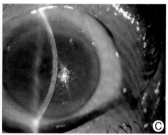

图 1-2　术后第 5 天眼前节照片

给予重组牛碱性成纤维细胞生长因子滴眼液（贝复舒）和玻璃酸钠眼液，于术后第 10 天开始配戴角膜绷带镜。术后第 25 天复查，视力仍然手动，但周边角膜水肿较前减轻，IOL 反光和虹膜纹理可见（图 1-3）。建议继续配戴绷带镜，每 1～2 周替换复查，增加局部激素眼液的使用频次，给予促角膜修复眼液。根据术中发生的严重情况，术者已考虑建议患者行角膜内皮移植术。

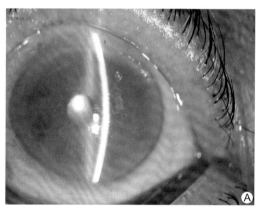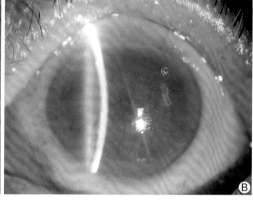

图 1-3　术后第 25 天眼前节照片

由于患者外出旅游 20 天，未及时复查。术后第 66 天到门诊复查，此时患者已连续配戴角膜绷带镜 4 周。虽然外出旅游，使用依从性较差，但是角膜情况较前有很大改善，角膜中央仅轻度水肿混浊，其他区域均已透明（图 1-4A），裂隙下可隐约看到角膜后弹力层撕脱的环形缺损边界（图 1-4B），对侧眼正常（图 1-4C），OCT 显示角膜水肿消失（图 1-4D），裸眼远视力已达 0.4。

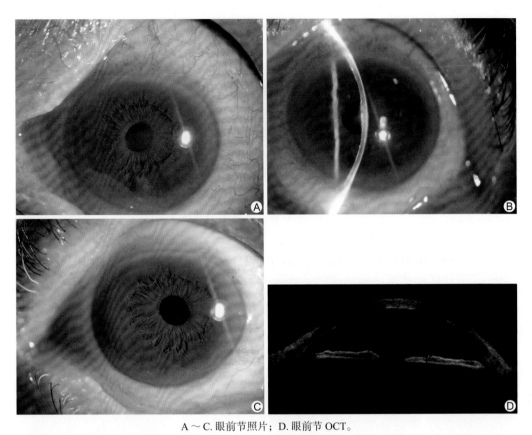

A ～ C.眼前节照片；D.眼前节 OCT。

图 1-4  术后第 66 天眼前节照片和眼前节 OCT

术后第 100 天复查视力，角膜透明性完全恢复（图 1-5A），有明显的角膜
中央后弹力层缺失及界限（图 1-5B，图 1-5C），OCT 显示手术左眼（图 1-5D）
和对侧右眼（图 1-5E）。角膜共聚焦检查，旨在确认左眼后弹力层的撕脱
（图 1-6A，图 1-6B），对侧眼（右眼，图 1-6C）。角膜内皮细胞计数：右眼
1444.1 cells/mm$^2$，左眼 1006.0 cells/mm$^2$。六角形细胞比例：右眼 48%，左眼 20%。视
力：右眼 0.8，左眼 0.6。矫正视力：右眼 –0.75 DS/–0.50 DC×75°→ 1.0$^-$，L +0.50 DC/
+0.50 DC×15°→ 1.0$^-$。眼压：右眼 14 mmHg，左眼 10 mmHg。

术后 1 年复查，矫正视力：右眼 –1.5 DS/–0.75 DC×25°→ 1.0$^-$，左眼 –1.00 DC×
125°→ 1.0$^-$，双眼角膜透明，并进行了眼前节比较全面的检查。左眼角膜中央后弹
力层缺失的边界 360° 仍然清晰可见，范围同前 4.5 mm×4.5 mm（图 1-7）。中央角
膜厚度测量：右眼 514 μm，左眼 494 μm。角膜内皮细胞计数：R 1702.3 cells/mm$^2$，
L 1445.0 cells/mm$^2$。六角形细胞比例：R 58%，L 36%（图 1-8）。角膜内皮镜和共

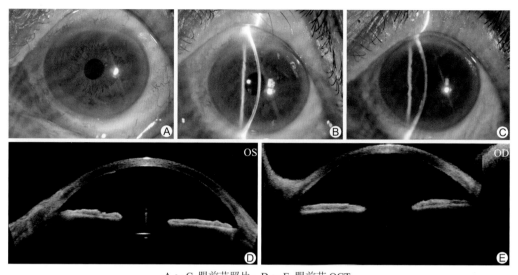

A～C.眼前节照片；D～E.眼前节 OCT。

图 1-5　术后第 100 天眼前节照片和眼前节 OCT

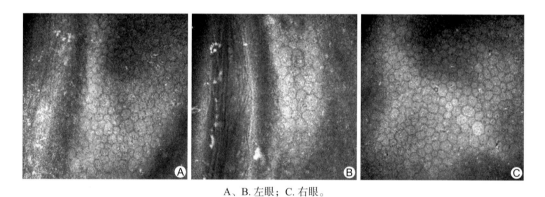

A、B.左眼；C.右眼。

图 1-6　术后第 100 天双眼角膜共聚焦

聚焦显微镜显示了左眼后弹力膜撕脱的区域内满布内皮细胞，但是这些内皮细胞的体积明显较右眼的内皮细胞大。共聚焦显微镜还显示了双眼内弹力层的皱褶，左眼显著重于右眼，尤其是在后弹力层撕脱边界处（图 1-9）。从术后至今已随访 4 年，患者角膜状况和视力与术后 1 年时相比无明显变化。

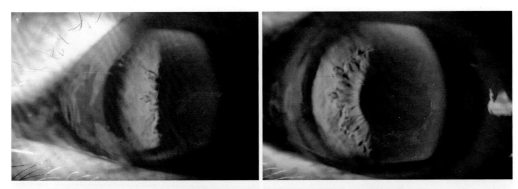

图 1-7 术后 1 年眼前节照片：角膜后弹力层撕脱的边界清晰可见

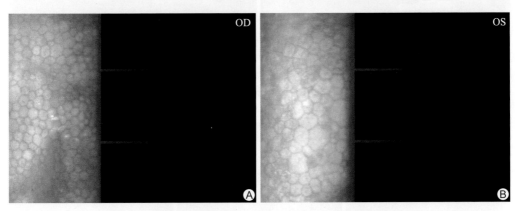

图 1-8 术后 1 年角膜内皮镜下双眼角膜中央内皮形态

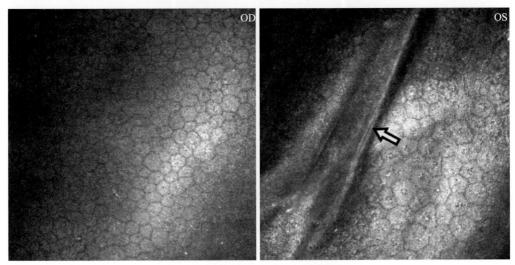

箭头为内弹力层撕脱边界处的皱褶。

图 1-9 术后 10 个月共聚焦显微镜下双眼角膜内皮细胞形态

术后随访5年，患者角膜透明，裂隙灯下可见中央有一环形区域的后弹力层缺损区域，左眼更明显（图1-10，图1-11）。视力：右眼0.8，左眼0.5。

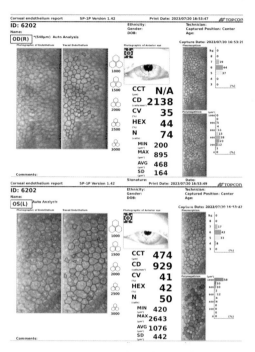

图1-10 术后5年，角膜内皮计数

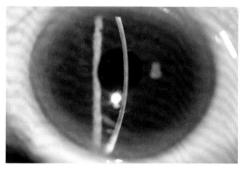

图1-11 术后5年，左眼眼前节照片，仍然清晰可见角膜后弹力层的缺损和损伤的边界

## 病例解析

角膜后弹力层脱离是发生于内眼手术中可能严重影响视力的并发症，在白内障超声乳化术中发生率为0.044%～0.52%。轻微的小范围脱离多发生于主切口附近，

可以自行愈合，但是大范围的脱离需要积极治疗干预，例如前房注入空气或者惰性气体，甚至用缝合术以复位角膜后弹力层。白内障术中的角膜后弹力层脱离常与手术切口相关，除了手术切口本身不可避免的创伤，进出手术切口的器械可能加重切口处内皮层创伤，粘弹剂可能误注入基质与内皮之间，使用钝的刀制作切口等是常见原因。临床上观察到的大部分脱离都是位于主切口附近或是从主切口开始向角膜中央延伸的，这与本例患者术中观察到的后弹力层脱离情况相符，但是双眼均出现的后弹力层脱离被认为跟角膜后弹力层与基质的黏附异常或内皮细胞疾病相关，所以，我们将本病例双眼后弹力层脱离的原因更多地归咎于角膜内皮层本身存在易脱离的病变因素，而白内障手术切口可能仅是诱发因素。

第 2 只眼术中发生角膜后弹力层环形撕脱的原因，推测手术过程如下：术者完成主切口制作后，可能已经存在切口处小范围后弹力层脱离，只是术者未能及时发现。将粘弹剂注入前房，此过程也可能存在少部分粘弹剂进入脱离的后弹力层与基质之间。撕晶状体前囊过程中，对前房粘弹剂的搅动，可能使得更多的粘弹剂进入后弹力层与基质之间，使得部分脱离的后弹力膜靠近晶状体，让术者误认为是晶状体前囊膜未撕除完全。于是再次在前房内的这层"膜"上补充粘弹剂，此操作可能造成了更大范围的后弹力膜脱离，接下来就用连续环形撕囊术的手法撕掉了中央区的后弹力膜。

手术结束后，患者角膜内皮是否还能代偿角膜功能成为术者最关心的问题。传统的观点认为生理状态下的角膜内皮细胞几乎不能增殖。损伤、死亡及丢失的角膜内皮只能靠周边的内皮移行、扩张以填补缺损区域。本例患者高龄，中央缺失的角膜内皮面积为 4.5 mm × 4.5 mm，这两个因素让我们认为患者代偿的可能性极小，最终需要角膜内皮移植。让人意外的是，随着时间的推移，患者的角膜水肿由周边向中央逐渐减轻，6 个月时完全恢复透明。追溯文献，国内尚无白内障术中角膜后弹力层环形撕脱的病例报道，而国外已有 6 篇报道，随访结果都显示缺损区域角膜内皮层可完全修复，现总结报道病例如表 1-1 所示。本病例在术后 1 年随访时，角膜内皮镜和共聚焦显微镜均显示缺损区域存在角膜内皮细胞，只是内皮细胞的体积明显较右侧大，形态较差，六角形细胞的比例也较低，还可以发现内弹力层的皱褶，这些现象与国外报道的病例高度吻合。基于目前对角膜内皮细胞生理状态下增殖能力的研究结果，以及观察到的角膜内皮缺损修复后的病例确实存在角膜内皮细胞体积变大和数量下降这一生理现象，所以，上述 6 例病例报道的学者认为中央修复的角膜内皮来自周边角膜内皮的移行和扩张。其中 1 例报道的作者还通过数学模型估算缺损区域被移行细胞填充后理论的角膜内皮细胞计数，该计数与最后实际修复后的角膜内皮细胞计数很接近，更加支持缺损区域的修复来自周边移行的角膜内皮细胞这一理论。但学者也观察到中央缺损区角膜内皮细胞的修复并没有伴随周边区域角膜内皮细胞数量的下降，因此也提出不排除角膜内皮细胞增殖修复的可能。我们也认为这种角膜内皮细胞增殖修复的可能性是存在的。人角膜的组织病理研究就显示了周边的角膜内皮细胞密度显著增加，排列成簇状，细胞表达分化状态的指标明显减少，相反，表达了干细胞标志，如 Nestin，甚至增殖标志 Ki67，提示"角膜内皮干细胞"存在的可能。

表1-1 PubMed 上检索到的白内障术中角膜后弹力层环形撕脱病例汇总

| 研究 | 性别/年龄（岁） | 面积[水平×垂直（mm²）] | 最终视力 | 术后角膜恢复透明的时间 | 角膜厚度（μm） | 角膜内皮计数（cells/mm²） | 随访时间 |
|---|---|---|---|---|---|---|---|
| Braunstein | 女/79 | 5×5 | 20/30 | 6个月 | 533 | 827 | 1年 |
| Patel | 女/90 | 6×6 | 6/15 | 数月 | 533 | 794 | 3年 |
| Zvi | 女/68 | 5×5 | 20/30 | 6周 | 520/490 | 834 | 8个月 |
| Agarwal | 女/65 | — | 20/25 | 1个月 | 560/556 | 1301 | 2年 |
| Srivastava | 男/76 | 4.5×3.5 | 6/24 | 18周 | — | 1222 | 18周 |
| Jullienne | 男/85 | 5×5 | 20/25 | 5个月 | 511 | 1344 | 22个月 |

临床上，小规模开展的仅剥离角膜内皮弹力层而无角膜内皮移植的手术结果，与国外及本病例的报道有很大相似之处。这种手术是对富克斯角膜内皮营养不良的患者，剥除中央区域角膜内皮层，而不进行任何移植，就可以观察到部分患者的角膜中央区内皮细胞的功能完全自行修复，保持角膜透明。这一手术方式在治疗轻中度富克斯角膜内皮营养不良的患者中取得了令人振奋的效果，也引起了很多学者对体内环境下角膜内皮细胞是否有增殖能力的热议，可惜至今缺乏确凿有力的证据。尽管角膜内皮细胞是否存在增殖性修复还需要进一步研究，但是本例和国外的病例提升了人们对角膜内皮细胞修复潜能的认识：角膜内皮细胞对大的创伤具有自我修复的能力，中央区 5 mm 区域的角膜内皮缺损是可以自行修复代偿，而无须手术干预。实际上，角膜的这种修复能力超过了绝大部分医生估计的限度。如果白内障术中不慎损伤了中央区内皮，首先"观察—等待"3～6个月的保守治疗方案是推荐的。

在随访患者的过程中，我们观察到一个有趣的现象，即角膜后弹力层被撕除的边界在随访过程中保持恒定，并没有像我们想象的类似角膜上皮愈合那样逐渐向中央

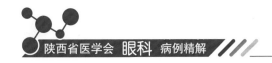

缩小，消失。在国外所报道的病例中均高度一致地观察到这一现象，更加佐证了本例术中角膜内弹力层确实被环形撕除。遗憾的是，国外报道的病例缺乏对这一现象的解释。根据我们用共聚焦显微镜观察，推测这个边界可能是角膜后弹力层的皱褶。实际上，边界外围的后弹力层术中是存在脱离的，这对其上的内皮细胞是一种创伤性刺激，可以导致内皮细胞过度分泌细胞外基质蛋白，引起基底膜增厚及纤维化，纤维化基底膜再产生离心收缩。这种病理修复过程形成角膜内皮撕脱边界处的皱褶。

## 严宏教授病例点评

　　内眼手术发生小范围和角膜切口局限性的角膜后弹力层脱离，在白内障等手术中并不少见，但较大范围的脱离或撕除还是非常少见的并发症。本例为双眼先后发生的角膜后弹力层的脱离，尤其是第 1 只眼已发生角膜后弹力层的脱离，就要高度重视第 2 只眼可能发生的情况。术中操作应该更加仔细，保持对后弹力层脱离的警觉。由于角膜内皮细胞有限的增殖能力，一旦损伤可能致功能不能代偿，会导致角膜持续水肿，严重影响视觉质量，有时需要及时进行角膜内皮移植手术才能挽回视力。本例角膜后弹力层大范围缺损（ 4.5 mm × 4.5 mm ），按照普遍的认识和理解，很难获得较满意的角膜内皮细胞的功能代偿，然而经过 66 天的保守治疗及观察、局部用眼液、角膜修复联合绷带镜治疗，至术后 3 个月，最终角膜中央完全恢复透明，为我们认识角膜内皮细胞的"再生"功能提供了有价值的临床佐证。患者术后 1 年的角膜内皮细胞计数与术后 3 个月比较，均有一定的增加，但左眼（角膜中央后弹力层撕除）均较对侧眼增幅大（右眼较左眼早 3 个月行手术，术中角膜后弹力层脱离但未缺损）。角膜内皮细胞计数：左眼增加 43.6%，右眼增加 17.9%；六角形细胞：左眼增加 16%，右眼增加 10%。这为近期国际上利用中央角膜内皮细胞刮除治疗角膜变性的理念提供了重要的参考。本例患者随访至今（超过 5 年），患者角膜仍然透明，裸眼视力 0.5 ～ 0.8，患者生活视力满意，仅有干眼问题在治疗中。本例患者为角膜后膜力层损伤较成功救治的案例，给我们再次认识角膜内皮细胞的修复功能，对于临床救治策略的制订，具有重要的意义和价值。

### 参考文献

1. TI S E, CHEE S P, TAN D T, et al. Descemet membrane detachment after phacoemulsification surgery: risk factors and success of air bubble tamponade. Cornea, 2013, 32（4）: 454-459.

2. KUMAR D A, AGARWAL A, AIVANGANAM S, et al. Height-, extent-, length-, and pupil-based（HELP）algorithm to manage post-phacoemulsification descemet membrane detachment. J Cataract Refract Surg, 2015, 41（9）: 1945-1953.

3. KANSAL S, SUGAR J. Consecutive Descemet membrane detachment after successive phacoemulsification. Cornea, 2001, 20（6）: 670-671.

4. FANG J P, AMESUR K B, BARATZ K H. Preexisting endothelial abnormalities in bilateral postoperative descemet membrane detachment. Arch Ophthalmol, 2003, 121（6）: 903-904.

5. BRAUNSTEIN R E, AIRIANI S, CHANG M A, et al. Corneal edema resolution after "descemetorhexis". J Cataract Refract Surg, 2003, 29（7）: 1436-1439.

6. PATEL D V, PHANG K L, GRUPCHEVA C N, et al. Surgical detachment of descemet's membrane and endothelium imaged over time by in vivo confocal microscopy. Clin Exp Ophthalmol, 2004, 32（5）: 539-542.

7. ZVI T, NADAV B, ITAMAR K, et al. Inadvertent descemetorhexis. J Cataract Refract Surg, 2005, 31（1）: 234-235.

8. AGARWAL A, JACOB S, AGARWAL A, et al. Iatrogenic descemetorhexis as a complication of phacoemulsification. J Cataract Refract Surg, 2006, 32（5）: 895-897.

9. SRIVASTAVA V K, SINGH A, CHOWDHARY R. Spontaneous resolution of corneal edema after inadvertent descemetorhexis during cataract surgery. Med J Armed Forces India, 2010, 66（2）: 177-179.

10. JULLIENNE R, MANOLI P, TIFFET T, et al. Corneal endothelium self-healing mathematical model after inadvertent descemetorhexis. J Cataract Refract Surg, 2015, 41（10）: 2313-2318.

11. MCGOWAN S L, EDELHAUSER H F, PFISTER R R, et al. Stem cell markers in the human posterior limbus and corneal endothelium of unwounded and wounded corneas. Mol Vis, 2007, 13: 1984-2000.

12. HE Z, CAMPOLMI N, GAIN P, et al. Revisited microanatomy of the corneal endothelial periphery: new evidence for continuous centripetal migration of endothelial cells in humans. Stem Cells, 2012, 30（11）: 2523-2534.

13. 陈曦, 严宏. 白内障术后角膜病变治疗的新进展. 眼科新进展, 2020, 40（10）: 981-984.

14. BOGERD B V, DHUBHAILL S N, KOPPEN C, et al. A review of the evidence for in vivo corneal endothelial regeneration. Surv Ophthalmol, 2018, 63（2）: 149-165.

15. WARING G O 3rd, RODRIGUES M M, LAIBSON P R. Corneal dystrophies. I. Dystrophies of the epithelium, Bowman's layer and stroma. Surv Ophthalmol, 1978, 23（2）: 71-122.

（陈颖　徐梅　严唯佳）

# 病例 2
# 高度近视眼单眼视网膜脱离行对侧眼 ICL 手术

## 病例介绍

患者，女，21岁，右眼高度近视戴镜10余年，要求摘镜，于2021年9月22日来我院就诊。

现病史：2021年4月9日以"发现左眼视物不清3个月"为主诉就诊于我院眼底疾病中心。检查发现左眼晶状体局部混浊，左眼眼底视网膜近全脱离，下方视网膜裂孔，下方视网膜增生固定褶皱，黄斑中心凹反光不清（图2-1，图2-2）。诊断为"左眼孔源性视网膜脱离"，于2021年4月19日全身麻醉下行左眼白内障切割吸出、玻璃体切除、剥膜、光凝、电凝、注油术。术后定期复查眼底（图2-3），于2021年7月15日全身麻醉下行左眼玻璃体硅油取出、前房冲洗、后囊膜切开术。

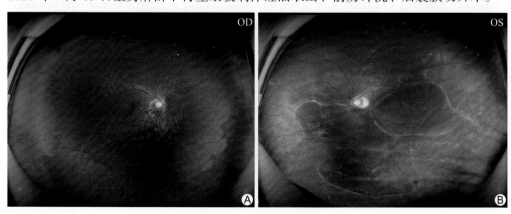

图 2-1　双眼眼底照相

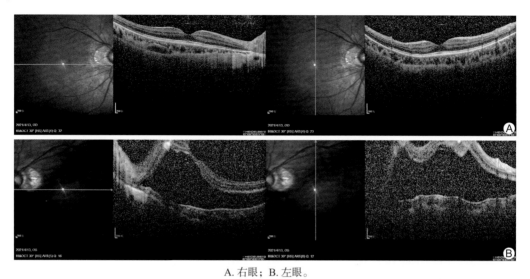

A. 右眼；B. 左眼。

图 2-2　双眼黄斑 OCT（2021.04.13）

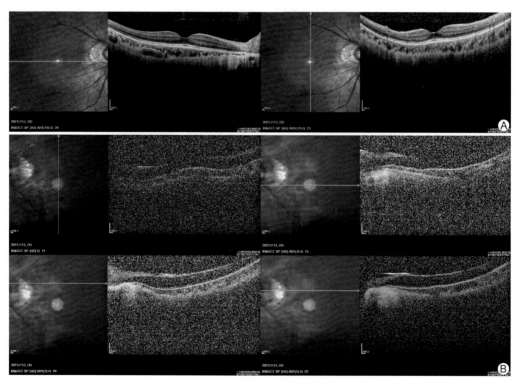

A. 右眼；B. 左眼。

图 2-3　双眼黄斑 OCT（2021.07.13）

视力：右眼 0.06，左眼 0.02。矫正视力：右眼 –12.00 DS/–3.50 DC×5°→1.0（–13.00 DS→0.8），左眼 +3.50 DS/+3.50 DC×90°→0.2。眼压：右眼 14.9 mmHg，左眼 10.5 mmHg。双眼角膜透明，前房中深，右眼晶状体透明，左眼晶状体缺如，周边囊膜混浊，左眼玻璃体腔房水填充。眼底：视乳头边界欠清、色淡红，视网膜平伏，豹纹状眼底改变，黄斑反光未见。双眼欧堡眼底照相（图 2-4），右眼黄斑OCT（图 2-5）。

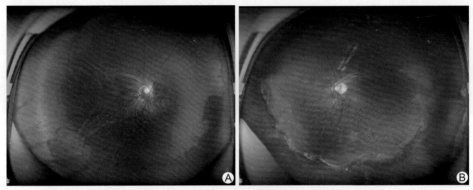

A.右眼；B.左眼。

图 2-4 双眼底照相（2021.09.01）

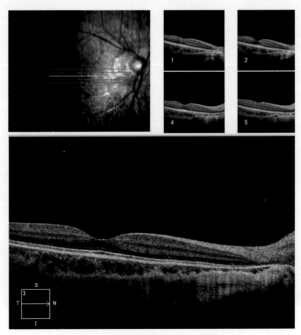

右眼黄斑区视网膜结构未见异常。

图 2-5 右眼黄斑 OCT（2021.09.01）

## 诊断思维

根据患者的眼病治疗病史及眼部检查结果，诊断为双眼高度近视，左眼无晶状体眼，左眼视网膜脱离术后，双眼高度近视眼底病变。目前需要解决右眼屈光矫正和左眼无晶状体眼导致的屈光参差，而右眼矫正效果好，左眼因陈旧性视网膜脱离矫正视力差，需要医患共同决策治疗。

## 诊疗思路和经过

经三面镜反复检查眼底右眼视网膜周边部 1～4 点位可见局部变性区，于2021 年 9 月 2 日行右眼周边视网膜激光光凝术（时间 0.8 s，光斑直径 20 μm，能量 160 mW，628 点）。在眼部情况平稳状态下拟行右眼有晶状体眼后房型人工晶状体（ICL）手术。根据 STAAR 公司提供的软件计算结果定制 TICL：右眼 13.2 mm；–16.5 DS/+3.0 DC×93，放置轴位于 2°（水平轴位逆时针旋转 2°）（图 2-6）。

计算选中晶状体

| 晶状体 | 型号 | 球镜 | 柱镜 | 轴向 |
|---|---|---|---|---|
| Toric Myopic 13.2 mm | VTICMO 13.2 | –16.50 | 3.0 | 095 |

订购的晶状体

| 晶状体 | 型号 | 球镜 | 柱镜 | 轴向 | 序列号 |
|---|---|---|---|---|---|
| Toric Myopic 13.2 mm | VTICMO 13.2 | –16.50 | 3.0 | 093 | T725982 |

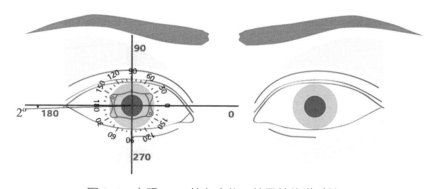

图 2-6 右眼 TICL 植入表格：放置轴位逆时针 2°

于 2021 年 9 月 24 日表面麻醉下行右眼可植入式隐形眼镜植入术。术中植入 STAAR 散光型人工晶状体：13.2 mm，−16.5 DS/+3.0 DC×95（图 2-7）。

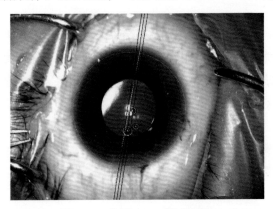

图 2-7　右眼 TICL 散光轴位

术后第 1 天复查视力右眼 0.8，右眼前节 OCT（图 2-8）。房角：左眼 31°，右眼 28°。前房深度：1993 μm。拱高：1157 μm。术后 1 周复查视力右眼 0.8，右眼前节 OCT（图 2-9）。房角：左眼 38°，右眼 31°。前房深度：2062 μm；拱高：1087 μm。

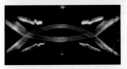

| 测量室 | 值 | |
|---|---|---|
| 面积 | 15.27 mm² | |
| 角度测量值 | OS | OD |
| 角 1 | 31° | 28° |

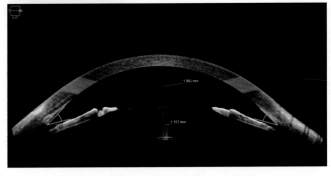

图 2-8　术后 1 天（2021.09.25）

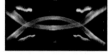

| 测量室 | 值 | |
|---|---|---|
| 面积 | 16.46 mm² | |
| 角度测量值 | OS | OD |
| 角 1 | 38° | 31° |

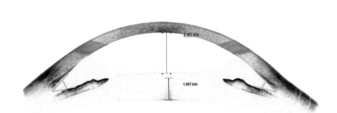

图 2-9　术后 1 周（2021.09.30）

因患者双眼屈光参差影响生活，且左眼视网膜脱离术后已 6 个月，现左眼病情平稳，于 2021 年 10 月 13 日表面麻醉下行左眼人工晶状体植入术，左眼植入晶状体前照相（图 2-10）。术中植入 +9.0 D 人工晶状体（强生 PCB00，美国）（预留 -0.16 D），术毕，前房内注入卡巴胆碱缩瞳剂（图 2-11）。

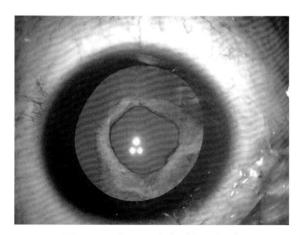

图 2-10　左眼周边囊膜机化混浊

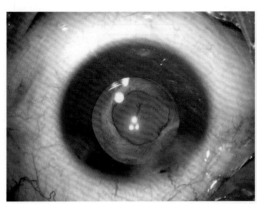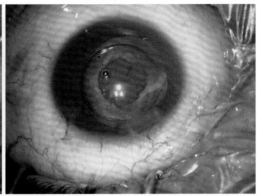

图 2-11 左眼晶状体植入术后

左眼人工晶状体植入术后 1 周复查视力：右眼 0.8，左眼 0.1。矫正视力：右眼平光 → 1.2⁻，左眼 +1.25 DS/–3.75 DC × 5° → 0.2。眼压：右眼 14.3 mmHg，左眼 13.5 mmHg。右眼术后 1 个月复查前节 OCT 房角：左 37°，右 31°。前房深度：2118 μm。拱高：1017 μm。

## 病例解析

近视可以通过配戴眼镜或屈光手术矫正。在普通人群中，高度近视的发病率在 3% ~ 20%，但高度近视的矫正视力往往较差，且随眼轴的增加，视力损害越来越严重。高度近视引起的并发症如视网膜脱离（retinal detachment，RD）、近视性视网膜病变、白内障和开角型青光眼等，会不同程度导致不可逆的视力损害，其中 RD 对视力危害最大。

该高度近视患者一只眼发生孔源性视网膜脱离，一期视网膜脱离手术未植入人工晶状体，戴镜矫正视力较差，致使患者双眼出现较大的屈光参差。屈光参差指双眼屈光状态在性质或程度上存在差异，双眼屈光度差值 ≥ 1 D，引起双眼视网膜形成大小和清晰度不等的两个物像，若屈光参差较大，大脑无法将两个物像融合，常致立体视觉下降甚至缺损，对双眼视觉需求更多的年轻患者影响更大。框架眼镜片及角膜接触镜治疗依然存在着视物缩小、视野比正常人差，同时会出现暗适应功能障碍、光敏感度及对比敏感度下降等问题。框架眼镜、角膜接触镜和屈光手术对屈光参差的治疗耐受性相比，有晶状体眼人工晶状体植入术具有完美矫正视力及更好视觉质量等特点，可以最大限度保留自身晶状体调节能力，且植入人工晶状体更接近有效生理位置，尤其对于高度屈光参差患者。因此，考虑给予该患者行右眼 TICL 手术矫正高度近视及缓和双眼屈光参差，术前必须充分检查患者的眼底情况，在必要时对患者右眼相应部位行视网膜激光光凝术，同时，术后定期密切随访观察。

屈光参差是双眼视功能障碍的重要原因之一，此患者屈光参差发生在视觉功能发育敏感期之后，经过屈光矫正多能获得较好的双眼视功能。患者右眼植入 ICL 后裸眼视力为 1.0，左眼视网膜脱离造成永久性视力损害，但验光结果显示矫正视力为 0.2，左眼一期未植入人工晶状体，权衡年龄、白内障摘除术后囊膜混浊和囊环收缩及散光等各方面因素后，在视网膜脱离术后 6 个月，在眼底状况平稳的情况下二期植入人工晶状体。将双眼屈光不正分别矫正后，分别形成了较为清晰的视网膜像，增加了传入视觉中枢较为接近的神经冲动，从而刺激了双眼的运动性融像及感觉性融像，融合功能的提高又为形成立体视功能建立了基础。对于该患者这种"混搭"手术方式既削减了屈光参差带来的视觉影响，又让双眼人工晶状体更加接近自身有效生理位置，有效提高了双眼视觉质量，同时保留了患者右眼自身晶状体的调节能力，在最大程度上解决了患者因左眼网脱带来的视觉困扰。

## 📋 严宏教授病例点评

高度近视眼易合并白内障、视网膜病变和屈光参差等，在白内障和视网膜手术时机的选择和并发症的处理上常碰到较多难题。本例患者年轻，对视觉质量要求高，单眼视网膜脱离术后无晶状体眼，造成显著的屈光参差，需要及时有效矫正。在 ICL 和 RGP 的选择上，需要综合评估和尊重患者意愿。我国前瞻性对照研究结果提示，两者在发生视网膜脱离等并发症方面结果类似，故选择 ICL 解决单眼高度近视。网脱眼由于一期手术晶状体摘除，术后晶状体囊膜混浊和囊环收缩严重，散光明显，给二期植入散光型 IOL 带来极大困难。由于最佳矫正视力不佳，故确保 ICL 眼获得较好视力，满足了患者目前的视觉功能和生活需求。未来长期的眼部并发症值得长期随访和监测。

## 参考文献

1. TIDEMAN J W, SNABEL M C, TEDJA M S, et al. Association of axial length with risk of uncorrectable visual impairment for europeans with myopia. JAMA Ophthalmol, 2016, 134（12）：

1355-1363.

2. HAARMAN A E G, ENTHOVEN C A, TIDEMAN J W L, et al. The complications of myopia: a review and meta-analysis. Invest Ophthalmol Vis Sci, 2020, 61（4）: 49.

3. SWARBRICK H A, ALHARBI A, WATT K, et al. Myopia control during orthokeratology lens wear in children using a novel study design. Ophthalmology, 2015, 122（3）: 620-630.

4. QUEIROS A, VILLA-COLLAR C, GUTIERREZ A R, et a1. Quality of life of myopic subjects with different methods of visual correction using the NEI RQL-42 questionnaire. Eye Contact Lens, 2012, 38（2）: 116-121.

5. SOUTH J, GAO T, COLLINS A, et a1. Aniseikonia and anisometropia: implications for suppression and amblyopia. Clin Exp Optom, 2019, 102（6）: 556-565.

6. XU W, SONG Z, HUANG Y, et al. Long-term outcomes of retinal detachment in phakic eyes after implantation of implantable collamer lens V4c for high myopia correction. Front Med（Lausanne）, 2020, 7: 582633.

（曲来强　梁娇娇　严宏）

# 病例3
## 27 G 微创玻璃体切割术治疗晶状体后囊膜缺损

### 病例介绍

患儿，女，5岁，左眼视物模糊4年，加重半年。

现病史：4年前家长诉患儿偏头视物，于外院诊断为"左眼先天性白内障"，未系统治疗。1年前因左眼视力下降明显，于外院诊断为"左眼弱视、双眼屈光不正、双眼屈光参差、左眼先天性白内障"，予以配镜治疗、弱视训练。弱视训练半年后感视力提升不明显，于我院就诊。

既往史：患儿母亲孕期无病毒感染史、无孕期用药史；患儿父亲家族数人既往均诊断为先天性白内障。

专科检查。视力：右眼 0.25，左眼 CF/50 cm。矫正视力：右眼 −4.75 DS → 0.8，左眼矫正不提高。眼压：右眼 17.1 mmHg，左眼 18.5 mmHg。左眼交替遮盖试验：眼位由外→内。左眼晶状体后极部混浊，后囊膜部分缺损（图 3-1）。余未见明显异常。

复方托吡卡胺滴眼液散瞳至瞳孔直径约 6 mm，左眼晶状体后囊膜可见一约 5 mm × 4 mm 椭圆形缺损，晶状体皮质向后脱出并嵌顿于后囊膜缺口处。后囊膜缺损与晶状体交接处呈瓷白色混浊，晶状体后极部混浊呈密集空泡样混浊。

左眼晶状体呈圆锥形膨入玻璃体腔内并呈现局部高回声，皮质膨出的尖端指向眼球后极部（图 3-2）。

左眼因晶状体混浊致后极部眼底窥不清，右眼眼底未见异常（图 3-3）。

诊断：①左眼先天性白内障；②左眼晶状体后囊膜缺损；③双眼屈光不正；④双眼屈光参差；⑤左眼弱视；⑥左眼外斜视。

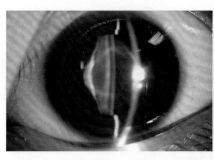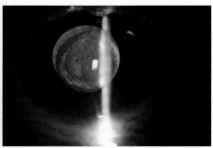

图 3-1 左眼术前眼前节照相

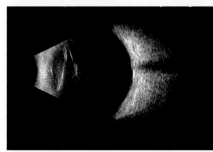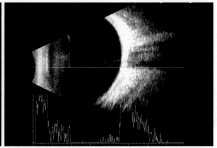

图 3-2 左眼术前 B 超

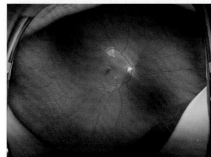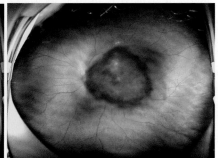

图 3-3 双眼眼底照相

## 诊断思维

　　根据眼前节详细的检查，尤其是散瞳后裂隙灯下晶状体形态、密度和混浊部位，结合 B 超、UBM 和前节 OCT 的结果，诊断导致患儿视力下降的主要原因为先天性白内障合并晶状体后囊膜缺损。对于怀疑有异常的先天性白内障，应仔细观察眼前节情况，完善专科检查，还需排除永存胚胎血管等先天异常。针对特殊类型的婴幼儿晶状体混浊，应根据不同的临床表现制订个体化手术方案，从而减少手术并发症，提高患儿视觉获益。

## 诊疗思路和经过

发现患儿左眼视力差，影响视觉发育，考虑手术治疗。由于先天性白内障患儿术后大多数存在近视漂移，结合右眼度数（-4.00 DS），考虑到双眼平衡，预留 -3.00 D 人工晶状体度数。由于左眼后囊膜缺损面积较大，行普通前路白内障超声乳化摘除术存在术中后囊膜破裂范围增大、晶状体皮质掉至玻璃体腔等并发症，用 27 G 微创玻璃体切割技术行左眼经后路白内障切除吸出、前部玻璃体切割、人工晶状体嵌顿术，术毕人工晶状体位正（图3-4）。

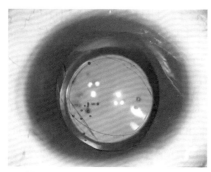

人工晶状体襻位于囊袋内，光学部嵌顿于囊袋缺口外。

图3-4　左眼手术完毕

术后1个月查体，视力：左眼 0.04。矫正视力：左眼 +0.50 DS/-2.50 DC×10°→0.06。眼压：OU Tn。术眼人工晶状体位正、透亮（图3-5）。予以配镜、弱视遮盖治疗。

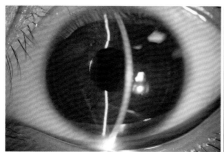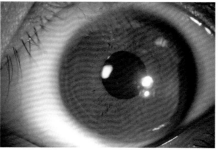

前房中深，人工晶状体位正、透亮。

图3-5　术后1个月左眼前节照相

## 病例解析

晶状体后囊膜异常在先天性白内障的形成中起重要作用，同时后囊膜的异常极大增加了手术难度与严重并发症的风险。最常见的晶状体后囊膜异常有永存胎儿血管征、后囊膜缺损、晶状体后圆锥。

晶状体后囊膜缺损是罕见的先天性晶状体病，发病率约为 6.75 %，可单眼或双眼发病，常合并先天性白内障、晶状体后圆锥、永存胎儿血管征等。其特征表现为后囊膜边界清晰、增厚的缺损边缘，晶状体后囊膜和前部玻璃体有混浊白色颗粒；可表现为"鱼尾征"，用镊子夹住眼球晃动时，在退化的前部玻璃体中有白色颗粒漂浮。然而由于多伴有混浊的先天性白内障，在临床上，晶状体后囊膜缺损很少在手术前被发现，大多数在手术吸除皮质后发现不同程度的后囊膜缺损。根据后囊膜缺损的形态，可分为 3 类：①后囊膜大片缺损伴部分晶状体下沉至前部玻璃体；②吸除后囊膜斑块后细小、团簇状后囊膜缺损；③后囊膜缺损伴永存胎儿血管征。此病术前诊断困难，在不知道后囊膜缺损的情况下，术中不恰当的水分离存在进一步扩大后囊膜缺损范围的风险。

本例患儿同时合并晶状体后圆锥，其晶状体后皮质呈圆锥形膨入前部玻璃体，膨出尖端朝向后极部。其诊断主要通过裂隙灯显微镜检查发现晶状体后囊膜的局限性圆锥状或半球形膨出，在红光下出现"油滴样"改变。然而在临床上，早期晶状体仅轻度膨出，往往未能及时诊断，导致患儿视力不断下降，甚至影响正常的视力发育，造成弱视，直至患儿晶状体进一步变薄、囊膜缺损，甚至破裂，或者突然出现全白内障才引起关注。

因此，对先天性晶状体病的患儿应仔细检查，晶状体变薄是先天性白内障合并后囊膜缺损的独立预测因素，同时全面、完善的眼部超声也是预测晶状体囊膜形态的重要工具。对无明显弱视危险因素的患儿需要认真排查晶状体形态功能、视神经发育异常等问题，避免误诊误治，延误视觉发育的黄金时期。

## 严宏教授病例点评

先天性晶状体病有很多种类型，不仅是晶状体混浊的问题，还包括球形晶状体、晶状体后圆锥、晶状体后囊膜缺损、晶状体脐状缺损等多种情况。它们都可以导致患儿在视觉发育敏感期出现异常的视觉体验，由此造成患儿在成年之后难以获得正常视力，严重影响孩子将来的生活和个人发展。

先天性晶状体病治疗时机的选择十分重要，否则双眼容易因错失治疗时机而视觉恢复欠佳。本例患儿 1 年前（4 岁）就诊时左眼视力仅有指数 /30 cm，按照弱视训练（配镜、单眼遮盖治疗）并无明显效果。因此应在弱视治疗明显无效的情况下，进一步检查患者的眼底、视神经等，排除其他可能的疾病，而非单纯诊断为弱视。

关于手术术式的选择，对传统的婴幼儿前路白内障手术通常给予切口缝线治疗，术后通常伴随睁眼困难、炎症反应重，也存在玻璃体嵌顿、继发性青光眼等并发症。自 20 世纪 90 年代 Buclkley 首次提出后路法行白内障手术以来，经过国内外专家不断改良，微创玻璃体切割术逐步运用于治疗婴幼儿白内障中。采取微创玻璃体切割术不仅可减少术后并发症的发生，在术中发生晶状体核掉入玻璃体腔、晶状体后囊膜爆发性撕裂等并发症时也能及时处理。本例患儿由于后囊膜缺损面积较大，后路法切除晶状体较前路法更安全、微创，联合人工晶状体的嵌顿技术，使人工晶状体更稳定，并减少视轴混浊的风险，具有临床应用价值。

## 参考文献

1. VASAVADA A R, PRAVEEN M R, NATH V, et al. Diagnosis and management of congenital cataract with preexisting posterior capsule defect. J Cataract Refract Surg, 2004, 30（2）: 403-408.

2. DING X, XIANG L, WANG Q, et al. Clinical characteristics and surgical safety in congenital cataract eyes with three pathological types of posterior capsule abnormalities. J Ophthalmol, 2020, 2020: 6958051.

3. LI Z, CHANG P, WANG D, et al. Morphological and biometric features of preexisting posterior capsule defect in congenital cataract. J Cataract Refract Surg, 2018, 44（7）: 871-877.

4. TANG A K, OLTRA E Z, VELEZ F G. Bilateral congenital posterior capsular defects and ectopic cataracts. J Pediatr Ophthalmol Strabismus, 2015, 52: e48-e51.

5. PADHY S K, RATHI A, MANDAL S, et al. Tip of the iceberg: congenital cataract with pre-existing posterior capsule defect（PPCD）: how vital is the role of ultrasound biomicroscopy? BMJ Case Rep, 2018, 2018: bcr2018225417.

（任栎璁   薛大喜   严宏）

# 病例 4
## 睫状沟形态异常引起 ICL 术后旋转和拱高持续降低

📋 **病例介绍**

患者，女，33 岁，双眼高度近视 10 余年，要求摘镜。

既往双眼高度近视，长期戴镜矫正，无隐形眼镜配戴史，无高度近视家族史。双眼前节检查未见明显异常，三面镜检查周边视网膜未见明显变性及裂孔。眼部检查及测量参数见表 4-1，术前双眼超声生物显微镜（ultrasound biomicroscopu，UBM）检查（图 4-1，图 4-2）。

右眼前房深度：3.03 mm，水平睫状沟间距 11.93 mm，垂直睫状沟间距 12.37 mm，3、9 点位置睫状突发育异常偏小，睫状突小梁夹角呈钝角，9 点位置睫状沟稍宽，12、6 点位置睫状突及睫状沟发育尚正常（图 4-1A ～图 4-1D 分别为右眼3、9、12、6 点位置睫状沟形态图）。

左眼前房深度 2.94 mm，水平和垂直睫状沟间距分别 11.86 mm、12.34 mm。左眼睫状沟发育异常，睫状突小梁夹角呈钝角。3、9 点睫状突短小，12、6 点位置睫状突近乎消失（图 4-2A ～图 4-2D 分别为左眼 3、9、12、6 点位置睫状沟形态图）。

表 4-1 患者眼部情况和检查结果汇总

|  | 右眼 | 左眼 |
| --- | --- | --- |
| 扩瞳验光 | −10.25 DS/-0.75 DC × 80°→ 0.8 | −8.00 DS → 1.0 |
| 主觉验光 | −10.50 DS/-0.50 DC × 80°→ 0.8 | −8.25 DS → 1.0 |
| 眼压（mmHg） | 12.2 | 13.1 |
| 眼轴（mm） | 27.88 | 26.58 |
| 角膜平坦轴 K1 | 42.06@64 | 42.13@6 |
| 陡峭轴 K2 | 42.48@154 | 42.32@96 |
| 角膜最薄点厚度（μm） | 536 | 533 |
| 晶状体厚度（mm） | 3.40 | 3.43 |
| 水平晶状体矢高 | 正常 | 正常 |
| 前房深度（mm） | 3.05 | 2.94 |
| 前房角夹角（鼻/颞侧） | 36° /34° | 33° /37° |
| 白到白（mm） | 12.0 | 12.0 |
| UBM 水平 STS（mm） | 11.93 | 11.86 |
| UBM 垂直 STS（mm） | 12.37 | 12.34 |
| 内皮细胞计数（个 /mm²） | 3202 | 3371 |
| 度数选择与定片处方 | 13.2 非 T-11.50 D，水平放置 | 13.2 非 T-9.0 D，水平放置 |

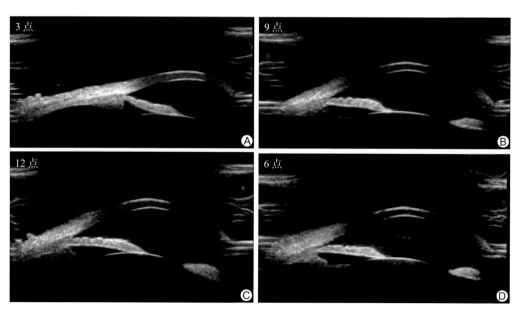

图 4-1 右眼术前 UBM 检查

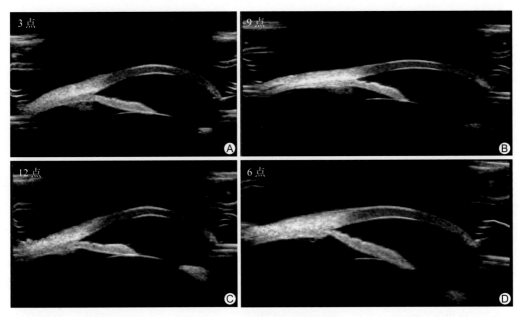

图 4-2　左眼术前 UBM 检查

## 诊断思维

根据以上检查结果明确诊断：双眼高度近视伴视网膜病变。患者中央角膜厚度为右眼 536 μm、左眼 533 μm，角膜偏薄，近视度数高，不适合行近视角膜激光手术矫正，与患者沟通后决定为其进行 ICL 植入术。

## 诊疗思路和经过

手术设计中 ICL 型号选择最为关键。患者白到白（WTW）距离：OU 12.0 mm。前房深度：右眼 3.05 mm，左眼 2.94 mm。根据 OCOS 计算表格推荐双眼需植入 13.2 型号 ICL。患者验光结果显示散光小于 0.75 D 可以接受非散光 ICL 模拟试戴，故选择非散光 ICL。

完善术前常规检查未见明显异常，于 2019 年 12 月 25 日行右眼 ICL 植入术。术后第 1 天，右眼裸眼视力（VASC）1.0，眼压 14.2 mmHg，拱高 210 μm。患者术后病情稳定，于 2020 年 1 月 3 日行左眼 ICL 植入术。术后第 1 天检查：VASC 1.0，眼压 13.5 mmHg，拱高 153 μm。术后 1 周，VASC：OU 1.0。眼压：右眼 12.2 mmHg，左眼 13.1 mmHg。拱高：右眼 94 μm，左眼 62 μm，双眼拱高进一步降低，考虑远期并发症风险较大，与患者沟通可能需要行双眼 ICL 置换术。经患者同意后，给予订购 13.7 型号的 ICL，等待 ICL 到货过程中，新型冠状病毒感染暴发，患者一直未能来复诊。

患者术后 2 个月再次复诊。查 VASC：OU 1.0。眼压：右眼 12.3 mmHg。左眼 13.5 mmHg，双眼晶状体透明，复查 ICL 拱高：右眼 70 μm，左眼 23 μm。为明确患者术后拱高持续下降的原因，回顾术前各项检查数据，确认患者所需植入的 ICL 型号与 OCOS 推荐一致。为了排除 ICL 置入位置异常，行双眼 UBM 检查，结果显示：右眼 ICL 脚攀位于 12 点及 6 点位置的睫状突下，且已经偏离术中水平放置呈垂直位状态。左眼 ICL 水平位，ICL 脚攀也已下滑到睫状突下方甚至与周边悬韧带接触（图 4-3，图 4-4）。

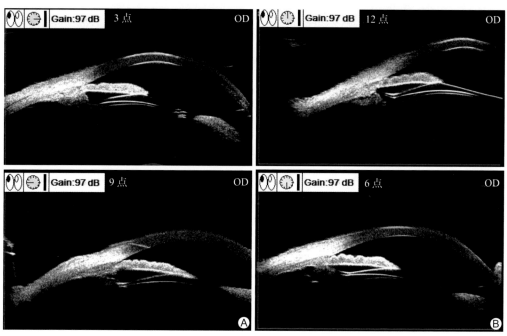

右眼拱高较低，ICL 位于 12 点及 6 点，呈水平位置，ICL 脚攀下滑至睫状突下
（A 为水平位，B 为垂直位）。

图 4-3　右眼 ICL 植入术后 2 个月 UBM 检查（2020.03.17）

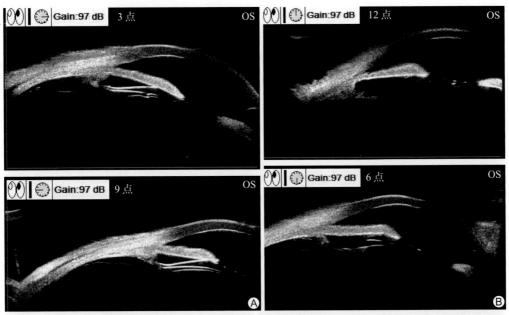

ICL 与自身晶状体近乎相贴，脚攀位于约 3 点位与 9 点位置，因为 3 点及 9 点位置睫状突较小支撑性弱，ICL 脚攀下滑至睫状突下造成拱高不断降低（A 为水平位，B 为垂直位）。

图 4-4　左眼 ICL 植入术后 2 个月 UBM 检查（2020.03.17）

　　进一步对患者的 UBM 检查结果进行分析，发现患者双眼睫状沟发育异常：右眼 3 点及 9 点位置睫状突发育异常小，甚至呈无突状态，睫状突小梁夹角呈钝角，不能对 ICL 构成稳定支撑，所以 ICL 很容易旋转到睫状沟间距稍大的垂直位，致使拱高进一步下降。左眼 ICL 呈水平位放置，3 点及 9 点位置的睫状突小但尚存在，可以对 ICL 形成较弱的支撑，但终究 ICL 会下滑到睫状突的下方导致拱高较低。

　　患者睫状沟发育异常，ICL 植入术后拱高可控性差，为了避免二次伤害，我们计划为患者行双眼 ICL 取出术，放弃再次植入 ICL，但是患者因对目前的视觉质量非常满意，已经不能忍受戴眼镜生活，谅解手术意外并强烈要求 ICL 置换术。再次对患者病情进行进一步分析后，我们认为患者右眼水平位睫状突极小，垂直位睫状沟的形态尚可，如果需要 ICL 置换可考虑选较 OCOS 表推荐较大一型号的 ICL 植入，并采用垂直位放置设计，应该能够获得比较稳定且合适的拱高。左眼垂直位睫状沟宽且下方睫状突发育异常小，不能对 ICL 形成稳定支撑，首先放弃垂直位置入，而水平位睫状突虽小但是尚存在，可以考虑大一型号试行植入，但术后仍有拱高异常的情况发生。于 2020 年 3 月 20 日（左眼术后 2 个月）行左眼 ICL 置换术，术中更换 ICL 型号为 13.7，次日查患者：左眼 VASC 1.0，眼压：15.5 mmHg，拱高：571 μm，而后 1 周再次复查拱高：606 μm，更换术后 1 个月左眼拱高：589 μm。术后 3 个月，VASC：OU 1.0，眼压：右眼 12.6 mmHg，左眼 13.5 mmHg，拱高：右眼 50 μm，左眼 510 μm（图 4-5，图 4-6）。置换后患者拱高变化较稳定，右眼拱高虽低但尚在可观察范围内，故严密观察，术后 1 年复查，双眼晶状体透明，眼部情况稳定。

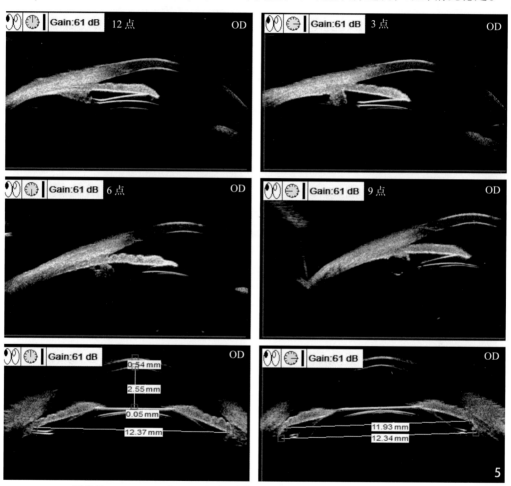

拱高约 50 μm，ICL 位于 12 点及 6 点位置呈水平位，ICL 脚攀下滑至睫状突下。

图 4-5　右眼术后 6 个月 UBM 检查（2020.07.07）

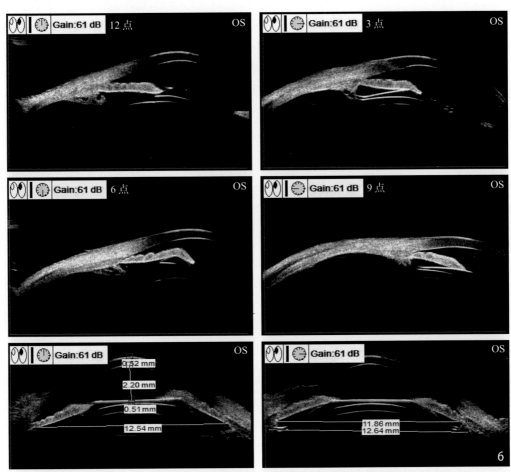

ICL脚攀位于3点和9点的位置，3点位置的ICL脚攀下滑至睫状突下，UBM测量左眼拱高510 μm。

图4-6 左眼ICL置换术后4个月UBM检查（2020.07.07）

## 病例解析

睫状沟形态是ICL术后安全拱高及旋转稳定性的影响因素之一，正常睫状沟形态不但要求有相对健康的睫状突，而且睫状突小梁夹角应在75°左右。本例患者双眼术后出现ICL旋转并伴拱高不断下降，分析患者术前UBM发现患者部分钟点位睫状突短小，睫状突小梁夹角为钝角，睫状沟过宽不能对ICL脚攀形成稳定的支撑，所以会出现ICL旋转及术后拱高逐渐降低的现象。一般认为安全拱高的范围为250～1000 μm，过低、过高的拱高可能都将会导致眼部远期并发症的发生。ICL 安全拱高的形成受到很多因素的影响，所以在对 ICL 植入手术患者进行手术前检查时，除了确保眼部生物测量准确到位外，还需特别关注患者睫状沟的形态。对术后出现异常拱高的患者要认真分析异常拱高的原因，进一步查看 ICL 脚襻的位置，正常情况下 ICL 脚襻应放置在睫状沟内，但是 ICL 型号不合适或者睫状沟结构异常时就会导致脚襻不在睫状沟内，从而增加了 ICL 旋转及异常拱高的风险。本例患者出现异常拱高后，我们对患者睫状沟形态进一步分析，进行充分的术前沟通及评估后，给予患者左眼更换大一型号的 ICL 并水平放置，左眼异常低拱高明显得到改善并形成稳定的状态。

## 王晓瑛教授病例点评

　　ICL 植入术的关键点有 2 个：①选择大小合适的 ICL 晶状体，②将 ICL 放置在最佳的位置，并在术后获得稳定及理想的拱高。常规 ICL 计算是根据公司 OCOS 系统推荐，一般只考虑 WTW、前房深度，并未将睫状沟大小及形态纳入参考指标。但临床上发现有一部分患者会出现拱高过大或者过小的异常情况，究其原因，这和睫状沟形态的相关性很大。因此，现在越来越多的医生将 UBM 检查作为术前常规检查，并根据睫状沟形态来调整 ICL 晶状体大小的选择。一般建议：若睫状突偏小、睫状沟形态较宽，周边虹膜后表面到睫状突的距离较大（>1 CT），建议选择比常规偏大一号。如为非散光 ICL，也可以通过旋转一定的角度来避开薄弱部位，以期获得较好的支撑。因为大多数近视眼患者垂直位的睫状沟长度大于水平位，如有术中 OCT 等设备，也可以辅助判断拱高，根据实际情况来做相应的旋转和调整。本例患者左眼置换大一号晶状体后获得了理想拱高，并且稳定，处理得当。因中央孔型的 EVO-ICL 对低拱高的耐受性良好，如患者不愿置换，可以对其定期随访观察。

### 参考文献

1. CHEN Q, ZENG Q, WANG Z, et al. Spontaneous rotation of a toric implantable collamer lens related to abnormal ciliary body morphology: a case report. BMC Ophthalmol, 2020, 20（1）: 350.

2. WANG Y E, LI Y, WANG D, et al. Comparison of iris insertion classification among american caucasian and ethnic Chinese using ultrasound biomicroscopy. Invest Ophthalmol Vis Sci, 2013, 54（6）: 3837-3843.

3. GONZALEZ-LOPEZ F, MOMPEAN B, BILBAO-CALABUIG R, et al. Dynamic assessment of light-induced vaulting changes of implantable collamer lens with central port by swept-source OCT:

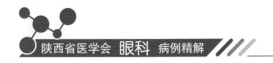

pilot study. Transl Vis Sci Technol, 2018, 7（3）: 4.

4. LEE D H, CHOI S H, CHUNG E S, et al. Correlation between preoperative biometry and posterior chamber phakic visian implantable collamer lens vaulting. Ophthalmology, 2012, 119（2）: 272-277.

5. CERPA M S, SANCHEZ T A, TORRADO S O, et al. Biometric and ICL-related risk factors associated to sub-optimal vaults in eyes implanted with implantable collamer lenses. Eye Vis（Lond）, 2021, 8（1）: 26.

6. SHENG X L, RONG W N, JIA Q, et al. Outcomes and possible risk factors associated with axis alignment and rotational stability after implantation of the toric implantable collamer lens for high myopic astigmatism. Int J Ophthalmol, 2012, 5（4）: 459-465.

7. 王晓瑛, 周行涛, 汪琳. EVO ICL 个性化设计精粹. 上海: 复旦大学出版社, 2021: 13-25.

（张娅萍　严宏）

# 病例5
## 白内障摘除术治疗 VKH 并发瞳孔闭锁性高眼压

🩺 **病例介绍**

患者，男，47岁，双眼视力下降1年余，加重6个月。

现病史：1年前因双眼视力下降于当地医院诊断为"双眼葡萄膜炎"，给予局部激素滴眼液治疗，症状好转。6个月前出现右眼痛伴头痛，视力严重下降，于当地医院测眼压升高（具体不详），行双眼激光虹膜周边切除术后眼痛症状好转，视力至今无明显改善。为求进一步诊治，来我院就诊。

专科检查。视力：右眼 HM，左眼 0.02。眼压：右眼 11.0 mmHg，左眼 13.0 mmHg。右眼：结膜无充血，角膜透明，可见中等量色素性点尘状角膜后沉着物（keratic precipitates，KP），前房浅，细胞（++++），Tyn（+），瞳孔闭锁，全周后粘连，上方可见虹膜周边切除口通畅，虹膜轻度膨隆，晶状体混浊，其余结构窥不清。左眼：结膜轻度充血，角膜透明，可见几粒色素性尘状 KP，前房浅，细胞（++++），Tyn（+），瞳孔闭锁，全周后粘连，虹膜轻度膨隆，上方11点及2点位可见周边切除口，晶状体混浊，其余结构窥不清。眼前节照相（图 5-1）。

眼科超声检查。右眼：眼轴 21.52 mm，ACD：1.13 mm。左眼：眼轴 21.65 mm，ACD：1.94 mm。双眼玻璃体内可见散在絮状及团块状回声，视网膜在位。

UBM 检查。右眼：前房浅（ACD 1.87 mm），各象限房角开放，各象限虹膜后粘、睫状体脱离，晶状体混浊。左眼：上方房角关闭，其余象限房角开放，12点位虹膜前粘连，晶状体混浊（图 5-2）。

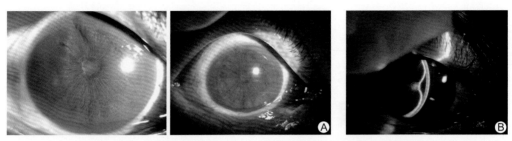

A.瞳孔闭锁，虹膜周边切除口可见；B.裂隙灯下角膜后沉着物和虹膜后粘连。

图 5-1 眼前节照相

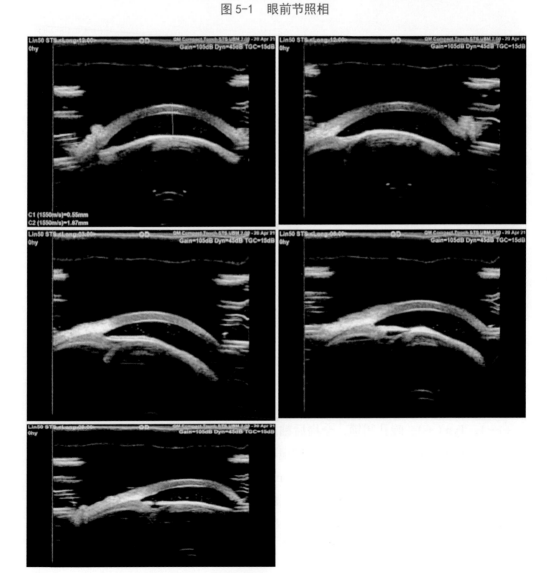

图 5-2 右眼睫状体脱离，双眼晶状体混浊

## 诊断思维

以患者的眼部专科查体及临床表现为主要依据，诊断为双眼葡萄膜炎。葡萄膜炎的临床表现大同小异，但其致病因素极其复杂，患者全身未出现特异性临床表现，为进一步明确病因及诊断，在积极控制眼部活动性炎症平稳的前提下择期行白内障手术，抗感染中发生瞳孔闭锁所致急性高眼压，积极局部对症降眼压后不能改善，为"抢救"患者仅存的视力，在 Ozurdex 抗感染治疗的保驾护航下为患者紧急行白内障手术治疗，术后完善眼底检查后明确诊断为"双眼 VKH"，福格特 – 小柳 –原田综合征（Vogt-Koyanagi-Harada syndrome，VKH）是一种自身免疫性疾病，有多器官系统特异性临床表现，虹膜粘连、白内障、高眼压是 VKH 综合征最常见的眼前节并发症。

## 诊疗思路和经过

1. 初次就诊

初步诊断为双眼葡萄膜炎。考虑到患者的病程大于 1 年，存在前房活动性炎症，给予系统性及眼局部抗感染，炎症稳定 3 个月后行白内障手术 + 人工晶状体植入术。

制订抗感染治疗方案：①泼尼松 15 毫克/天；②甲氨蝶呤 15 毫克/周；③环孢素 150 毫克/天；④醋酸泼尼松龙滴眼液（百力特）4 次/天。

2. 治疗 1 周后复诊

专科检查。视力：右眼 HM，左眼 0.02。眼压：右眼 12.9 mmHg，左眼 13.0 mmHg。OU：结膜无充血，角膜透明，可见少量点尘状 KP，前房浅，细胞（＋），瞳孔闭锁，可见虹膜周边切除口通畅，晶状体混浊，其余结构窥不清。

治疗方案：患者前房细胞及 KP 较前明显减少，眼压控制平稳，继续原对症抗感染治疗方案，遵循治疗原则，待炎症控制稳定 3 个月后拟行双眼白内障手术以提高视力。

3. 治疗 1 个月后复诊

患者自诉右眼胀痛伴头痛，全身对症抗感染过程中出现右眼眼压升高。

专科检查。视力：右眼手动 /30 cm，左眼 0.1。眼压：右眼 43.0 mmHg，左眼 12.0 mmHg。右眼：结膜充血，角膜透明，可见少量点尘状 KP，前房极浅近乎消失，瞳孔闭锁，虹膜膨隆，虹膜血管扩张，可见虹膜周边切除口通畅，晶状体

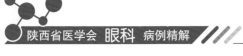

混浊，其余结构窥不清。左眼：查体同前。

调整治疗方案如下。

（1）立即行右眼虹膜激光造孔术以降低眼压（图 5-3）。

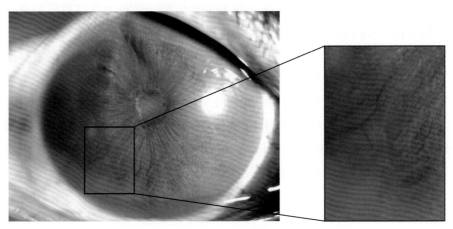

图 5-3 右眼虹膜血管扩张

（2）3 天后行右眼 Phaco+IOL 植入＋虹膜周边切除术＋玻璃体腔药物［地塞米松玻璃体内植入剂（傲迪适）］注射术，以解除瞳孔闭锁、晶状体与虹膜粘连及晶状体膨胀导致的眼前节狭窄。同时给予眼球内强力抗感染，以预防术后葡萄膜炎加重。

4. 术后 1 周复诊

专科检查。视力：右眼 0.5，左眼 0.02。眼压：右眼 16.7 mmHg，左眼 9.7 mmHg。结膜无充血，角膜透明，可见几粒点尘状 KP，前房深度可，细胞（＋），瞳孔欠圆，对光反射消失，可见虹膜周边切除口通畅，人工晶状体位正、透明，玻璃体混浊（0.5+），眼底：晚霞状眼底改变（图 5-4，图 5-5A）。

术后眼底检查结果（图 5-5），依据眼底检查结果修正诊断为 VKH。

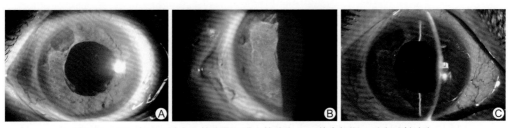

A.Phaco+IOL 术后 1 周；B. 扩张的虹膜血管消失；C. 前房加深，对光反射消失。

图 5-4 专科检查

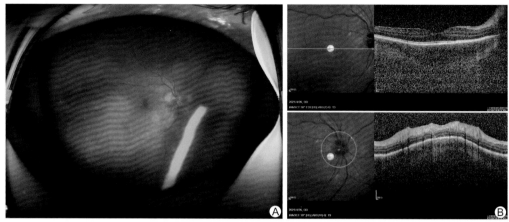

A. 右眼术后 1 周欧堡照相：晚霞状眼底改变；B. OCT 检查右眼黄斑结构未见明显异常，RNFL 未见明显变薄。

图 5-5　术后眼底检查结果

## 病例解析

VKH 是一种自身免疫性疾病，表现为双侧肉芽肿性葡萄膜炎，可同时伴有头痛、耳鸣、颈项强直，以及白发、脱发、白癜风等多器官系统受累的临床综合征。虹膜粘连，白内障、高眼压是 VKH 综合征最常见的眼前节并发症。

本病例的最初治疗方案是计划遵照原则，在炎症稳定 3 个月后行白内障摘除手术，但在治疗 1 个月后，即发生了急性高眼压。此时，虹膜激光孔并没有闭合，炎症没有加重。分析高眼压的主要原因：瞳孔膜闭，虹膜后表面与晶状体前表面粘连导致后房分隔，原激光孔失效。为了降低眼压，保存患者视功能，立即为患者施行了虹膜激光多个造孔以降低眼压。此时，如果我们继续坚持抗感染治疗 3 个月，治疗期间很可能会出现虹膜激光孔再次闭合，发生急性高眼压。这是因为慢性葡萄膜炎患者的虹膜组织，即便得到治疗也处于低度炎症状态，纤维增生修复能力较强，激光孔也很容易闭合。所以，我们为患者提前施行了白内障摘除术 + 人工晶状体植入术，术中可以解除瞳孔膜闭，虹膜后表面与晶状体前表面粘连，还能摘除白内障以提高视力。

提早手术的最大风险是诱发加重葡萄膜炎。一项研究结果显示傲迪适（Ozurdex，美国）被认为是控制难治性葡萄膜炎患者白内障摘除手术术后炎症的一种安全有效的方法。因此，在手术中同时给予玻璃体腔注射地塞米松玻璃体内植入剂（傲迪适）。术后 1 周随访，我们观察到患者眼内炎症控制较佳，视力提升且维持较好。手术后也让我们明确，眼底改变为典型的晚霞状，确诊 VKH 综合征，更有利于我们制订治疗方案。随着时间的推移，傲迪适的抗感染作用消失后，需要继续抗感染治疗，增加系统性抗感染药物，稳定患者眼内炎症，维持手术取得的效果。

## 陈颖教授病例点评

本例患者的治疗关键在于对急性高眼压的及时处理和后续长期平稳控制眼压。首先需要分析高眼压的原因：瞳孔膜闭，后房分隔导致激光孔失效是主要原因；另一个重要原因是长期的炎症导致白内障，晶状体膨胀，眼前节拥挤。上述两个原因叠加，就是急性闭角型青光眼的发病机制。针对这个发病机制，采用白内障摘除术＋人工晶状体植入术是非常合理的治疗方案。

本病例存在的病情判断难点为急性高眼压时虹膜上出现的粗大血管易被误认为是虹膜新生血管，不敢轻易行白内障摘除术＋人工晶状体植入术，担心术中出血，眼压更加难以控制；或者直接判断为新生血管性青光眼，认为白内障摘除术＋人工晶状体植入术使视力恢复可能性很小，放弃手术，让患者失去恢复视力的最后机会。实际上，多数慢性葡萄膜炎患者虹膜上可见的血管都属于虹膜血管扩张，而高眼压会加重虹膜血管扩张，当眼压下降，扩张的虹膜血管反而不明显了。这种扩张的虹膜血管在术中可能会少量出血，但不会像新生血管那样血流不止。

本病例手术成功的关键点在于围手术期的抗感染及术后长期控制炎症。围手术期抗感染可以使用傲迪适，抗感染效果强，操作简单易行。但是傲迪适的抗感染效果常 3 个月就结束了，所以需要至少提前 1 个月给予系统性抗感染治疗。尽管系统性抗感染力度多数情况下没有傲迪适强，但是其对双眼均有抗感染作用，且费用低于傲迪适。此外，傲迪适需要 3 个月一次玻璃体腔注射，而系统性抗感染则不需要这一烦琐程序，从长效平稳抗感染的可操作性来说优于傲迪适。

## 参考文献

1. YUAN F, ZHANG Y, YAN X. Bilateral acute angle closure glaucoma as an initial presentation of Vogt-Koyanagi-Harada syndrome: a clinical case report. Eur J Ophthalmol, 2022, 32（1）: 230-234.

2. VAN GELDER R N, LEVEQUE T K. Cataract surgery in the setting of uveitis. Curr Opin Ophthalmol, 2009, 20（1）: 42-45.

3. GRECO A，FUSCONI M，GALLO A，et al. Vogt-Koyanagi-Harada syndrome. Autoimmun Rev，2013，12（11）：1033-1038.

4. LI Y T，CUI X X，YANG X T，et al. Utilizing dexamethasone intravitreal implant to control postoperative inflammation in refractory uveitis undergoing cataract surgery. Int J Ophthalmol，2021，14（2）：317-322.

5. ROHI A，PATNAIK J L，MILLER D C，et al. Timing of quiescence and uveitis recurrences after cataract surgery in patients with a history of uveitis. Ophthalmol Ther，2021，10（3）：619-628.

（陈莉　姜妍　严宏）

# 病例 6
# 骨髓增生异常综合征及造血干细胞移植术后巨细胞病毒性视网膜炎

## 病例介绍

患者，男，38岁，双眼红伴视力下降1个月，加重2周。

专科检查。视力：右眼 0.03，左眼 0.3。矫正视力：右眼 –2.75 DS → 0.7，左眼 –1.25 DS → 0.6$^+$。眼压：右眼 8.1 mmHg，左眼 9.4 mmHg。双眼结膜睫状充血，尘状 KP（+++），房水闪辉（+++），瞳孔圆，直径 3 mm，虹膜纹理清、无粘连，晶状体表面可见颗粒样色素沉着（图 6-1）。玻璃体密集点状混浊，眼底隐见视乳头边界清楚，细节窥不清楚（图 6-2）。B 超提示双眼玻璃体密集点状混浊（图 6-3）。OCT 提示双眼视网膜内层高反射及结构紊乱（图 6-4）。荧光素眼底血管造影（fundus fluorescein angiography，FFA）可见双眼视网膜下方周边血管荧光素渗漏（图 6-5）。门诊诊断"双眼葡萄膜炎"，给予双眼妥布霉素地塞米松滴眼液、复方托吡卡胺滴眼液局部治疗。治疗 2 周后复查未见效果，遂将患者收入院。

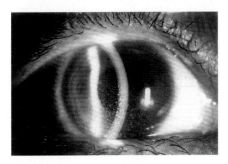

图 6-1　治疗前眼前节照片

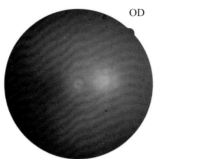
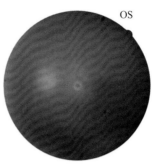

隐约可见双眼视乳头边界清楚、颜色淡红，后极部血管未见明显出血渗出，其余细节窥不清楚。

图 6-2　治疗前眼底照片

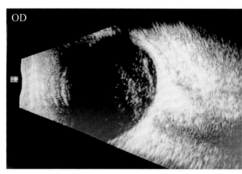
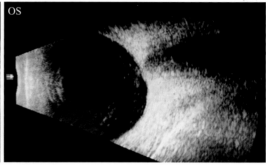

可见双眼玻璃体腔密集点状混浊。

图 6-3　治疗前眼部 B 超

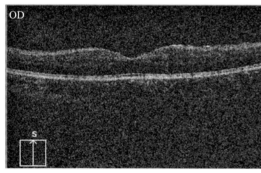
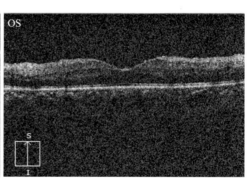

双眼黄斑区视网膜内层结构高反射伴结构紊乱。

图 6-4　治疗前 OCT

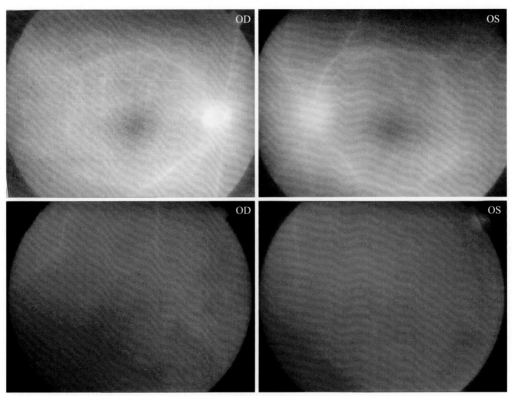

隐约可见双眼后极部视乳头及血管无明显荧光素渗漏，下方视网膜周边部血管荧光素渗漏。

图 6-5　治疗前 FFA

## 诊断思维

　　根据患者门诊眼科检查结果，诊断为"双眼葡萄膜炎"，给予局部激素和散瞳治疗，治疗 2 周后效果不理想。因医生对患者双眼葡萄膜炎的来源不清楚，感染性质不明确，加上葡萄膜炎局部激素治疗效果不理想，所以将患者收入院进行全面检查。入院后结合患者免疫受抑制（器官移植和化疗）的病史，不排除眼内病毒感染的可能，然而要明确感染的原因，需行玻璃体液检测。骨髓增生异常综合征（myelodysplastic syndromes，MDS）是一组克隆性造血干细胞疾病，表现为无效造血、难治性血细胞减少、造血功能衰竭、高风险向急性髓系白血病转化。对高危组 MDS 治疗包括化疗和造血干细胞移植等。

## 诊疗思路和经过

收入院后仔细询问患者病史，患者告知 2 年前曾诊断为"骨髓增生异常综合征"并进行化疗，同年接受"异基因造血干细胞移植"（供者为其女儿），术后进行化疗，口服环孢素、阿昔洛韦、磺胺甲噁唑、甲泼尼龙片等。入院后患者行全身及专科检查，并进行双眼玻璃体穿刺抽液送检，根据结果决定诊疗方案。

患者入院后完善全身和专科检查，并进行双眼玻璃体穿刺抽液送检。玻璃体液检测结果发现的白介素 -6（IL-6）10796.3 pg/mL，巨细胞病毒（cytomegalovirus，CMV）$3.05 \times 10^5$ 拷贝 /mL，提示眼内的活动性炎症及巨细胞病毒的感染。考虑患者造血干细胞疾病的病史，给予的治疗方案是每日 2 次静脉滴注更昔洛韦 5 mg/kg，联合局部抗病毒、激素、散瞳眼液点眼，同时每日复查血常规、肝肾功能及电解质。

治疗 3 天后患者出现恶心、呕吐及腹部不适等症状，肝肾功能出现异常：丙氨酸氨基转移酶（ALT）178 U/L，天冬氨酸氨基转移酶（AST）109 U/L，尿酸（UA）160 μmol/L，尿素（UREA）2.0 mmol/L，表皮生长因子受体（eGFR）81.91 mL/（min × 1.73 m$^2$），血清胱抑素 C（cyc-c）1.37 mg/L。说明全身抗病毒治疗引起药物性肝肾功能损伤，立即请相关学科会诊并给予患者保肝、保肾治疗。治疗 2 日后患者肝肾功能恢复正常。

患者经 2 周更昔洛韦静脉给药治疗后，眼部症状明显好转出院。出院时专科检查：视力：右眼 0.15，左眼 0.7。矫正视力：右眼 -2.00 DS/-0.50 DC × 5° → 1.0，左眼 +0.50 DS/-1.00 DC × 145° → 0.8。双眼结膜无明显充血，KP（-），房水闪辉（-），瞳孔圆，直径 3 mm，虹膜纹理清、无粘连，晶状体表面可见颗粒样色素沉着，玻璃体混浊，眼底视乳头边界清楚、颜色淡红，血管走行好，未见明显出血渗出（图6-6）。B 超提示双眼玻璃体混浊较前好转（图 6-7）。

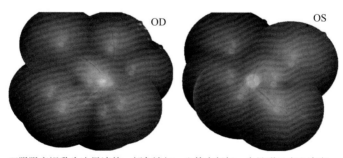

双眼眼底视乳头边界清楚、颜色淡红，血管走行好，未见明显出血渗出。

图 6-6 治疗后眼底照相

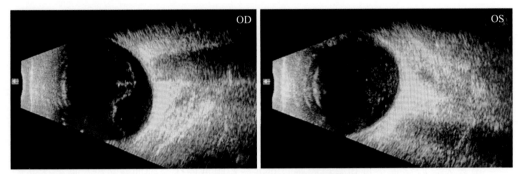

双眼玻璃体腔密集点状混浊，较治疗前好转。

图 6-7 治疗后眼部 B 超

## 病例解析

CMV 视网膜炎常见于免疫缺陷疾病患者。获得性免疫缺陷综合征（acquired immunodeficiency syndrome，AIDS）患者是最常见的机会性感染和致盲原因，以及其他形式免疫受抑制者（如器官移植和化疗），罕见于玻璃体腔内注射皮质类固醇或缓释皮质类固醇植入术后。CMV 视网膜炎的发病机制可能是在免疫缺陷情况下潜伏感染地再活化，血液向视网膜播散，视网膜血管内皮细胞感染，邻近视网膜感染，如不及时进行抗 CMV 药物治疗，会扩散到整个视网膜。本例患者属于造血干细胞移植和化疗后的患者，其免疫损害病史可以帮助医生对疾病的诊断。

CMV 视网膜炎主要表现为两种类型的眼底表现，包括暴发性或出血性和颗粒状。暴发性或出血性常发生在后极部，沿着血管分布，可出现广泛视网膜水肿和坏死，并伴有血管鞘出血，呈现红黄相间的"奶酪加番茄"外观。颗粒状改变常发生在外周，表现为与血管无关的颗粒状视网膜混浊，血管鞘出血少见。还可能出现渗出性视网膜脱离、霜枝样视网膜血管炎（frosty branch retinal vasculitis，FBRV）。本例患者临床表现为双眼前葡萄膜炎反应明显，同时合并视网膜炎，视网膜炎主要表现为视网膜下方周边的血管。

根据 2021 年国际葡萄膜炎术语标准制订研究小组关于 CMV 视网膜炎的诊断分类标准，诊断标准需满足（1）、（2）、（3）或（4）。

（1）坏死性视网膜炎。

（2）免疫损害：系统性（如 AIDS、器官移植、化疗）或眼部损害（如眼内皮质类固醇或化疗）。

（3）特征性临床图片［（①或②或③）和④］：①楔形视网膜炎；②出血性视网膜炎；③颗粒状视网膜炎；④无到轻度玻璃体炎。

（4）房水或玻璃体标本中 CMV 阳性。

排除标准包括梅毒螺旋体抗原血清试验阳性，眼内液标本聚合酶链式反应（polymerase chain reaction，PCR）检测单纯疱疹病毒、水痘带状疱疹病毒或弓形虫阳性。该患者尽管没有典型的眼底表现，但是符合诊断标准的（1）、（2）或（4），所以支持 CMV 视网膜炎诊断。

目前国际上获批的治疗 CMV 视网膜炎的药物主要包括静脉注射更昔洛韦、膦甲酸钠、西多福韦，口服缬更昔洛韦，玻璃体腔注射包括更昔洛韦和膦甲酸钠，也可以联合全身和玻璃体腔注射治疗。应当注意在 AIDS 患者中，当抗逆转录病毒治疗后免疫重新恢复，机体免疫系统对于治疗前已经存在的病原体可能会产生病理性炎症反应，使前房和（或）玻璃体炎症加重，称为免疫恢复性葡萄膜炎。本例病例的治疗方案选择了更昔洛韦静脉给药途径，在治疗过程中患者出现了药物性肝肾损害，因此考虑该患者行更昔洛韦玻璃体腔注射可能更为安全且不良反应小。

## 📋 刘燕教授病例点评

随着器官移植的广泛开展，免疫抑制剂的使用增多；另外，一些免疫缺陷疾病（如 AIDS、梅毒等）的发病率及检出率有所增加，以及肿瘤放化疗患者的增加，这些都使得患者处于免疫抑制状态，随之而来的病毒感染开始增加。常见的有疱疹病毒、巨细胞病毒等。免疫正常者因为接触感染者的分泌物而感染巨细胞病毒，多为隐性感染，当接受器官移植者使用免疫抑制剂后，病毒活化繁殖，临床表现多样，可为单个器官或多个器官同时受累，最常见为肺、肝、胃肠炎及视网膜炎。目前有关巨细胞病毒性视网膜炎的检出率增加，这得益于越来越多玻璃体液的基因检测手段的普及，人们对该类型视网膜炎的认识也越来越清晰。巨细胞病毒性视网膜炎的治疗还是以全身应用更昔洛韦为主要手段，这与其他器官感染该病毒的治疗没有区别。但眼科还有一个有力武器，那就是玻璃体的局部注射治疗，对于某些眼部重症感染，可以全身治疗合并使用玻璃体腔注射更昔洛韦。当然，对于某些眼部症状较轻的早期患者或者肝肾功能不好不能耐受全身治疗的患者，玻璃体腔注射更昔洛韦也是一个很好的选择。

本例患者前期曾诊断为葡萄膜炎并用激素治疗，这可能导致治疗效果不佳，甚

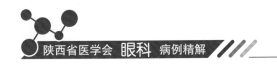

至病情加重。抽取玻璃体液进行基因检测，明确诊断后的治疗是很有效的。这提醒我们，在门诊患者较多的情况下，仍要对某些不明原因的葡萄膜炎加以重视，详细询问病史，有无器官移植或放化疗及传染病史，对诊断都有重要的提示作用。另外，患者的复诊非常重要，尤其是葡萄膜炎表现的某些疾病，如果治疗效果不佳，就需要医生多加注意，详细排查病因，才能有针对性地治疗。

## 参考文献

1. STANDARD OF UVEITIS NOMENCLATURE（SUN）WORKING GROUP. Classification criteria for cytomegalovirus retinitis. Am J Ophthalmol, 2021, 228: 245-254.

2. JABS D A. Cytomegalovirus retinitis and the acquired immunodeficiency syndrome-bench to bedside: LXVI Edward Jackson Memorial Lecture. Am J Ophthalmol, 2011, 151（2）: 198-216.

3. JABS D A, BUSINGYE J. Approach to the diagnosis of the uveitis. Am J Ophthalmol, 2013, 156（2）: 228-236.

4. RUIZ-CRUZ M, ALVARADO-DE LA BARRERA C, ABLANEDO-TERRAZAS Y, et al. Proposed clinical case definition for cytomegalovirus-immune recovery retinitis. Clin Infect Dis, 2014, 59（2）: 298-303.

5. HOLLAND G N, VAN NATTA M L, GOLDENBERG D T, et al. Relationship between opacity of cytomegalovirus retinitis lesion borders and severity of immunodeficiency among people with AIDS. Invest Ophthalmol Vis Sci, 2019, 60（6）: 1853-1862.

（张婕　刘燕　杨玉琳）

# 病例 7
## 以眼部首诊的 Takayasu 动脉炎

📋 **病例介绍**

患者，女，26 岁，双眼视力下降 4 天。

现病史：4 天前无明显诱因出现双眼视物模糊，右眼视力下降更显著，伴眶周疼痛，就诊于当地医院，行 FFA 显示右眼动脉充盈明显延迟。考虑右眼视网膜动脉阻塞，给予右眼球周注射（药物不详），视力无明显改善，遂来我院就诊。

既往史：高血压（-）、糖尿病（-），家族史（-），药物史（-）。

专科检查。矫正视力：右眼手动，左眼 0.3。眼压：右眼 7.2 mmHg，左眼 9.6 mmHg。双眼角膜透明，前房清亮，右眼瞳孔中等大，RAPD（+），左眼瞳孔直径约 3 mm，双眼晶状体和玻璃体透明，右眼视盘水肿，色淡，边界模糊，颞上方视网膜呈灰白色水肿，左眼视盘色橘黄，血管走行正常。

系统查体：体型偏瘦，未触及双侧桡动脉搏动，上肢血压测不出。

📋 **诊断思维**

本病例的主要特点为年轻女性，以右眼视网膜动脉阻塞为主要临床表现首诊于眼科。基于患者的年龄、无代谢性疾病史，应当怀疑伴有动脉受累的血管炎。作为鉴别诊断所考虑的病因包括：感染性因素，如梅毒、急性视网膜坏死，以及非感染性因素，如结节性多动脉炎、系统性红斑狼疮、ANCA 相关血管炎、Susac 综合征和大动脉炎（takayasu arteritis，TA）。尤其是后两种疾病在眼部都可以伴发视网膜分支或中央动脉阻塞。此病例为无脉症，所以在门诊上高度怀疑TA，入院后应完善眼科辅助检查，并请相关科室会诊，最终找到确切证据以确诊。

## 诊疗思路和经过

1. 第1站：眼科首诊

眼科就诊行专科检查：眼底特殊检查（图7-1～图7-3）。

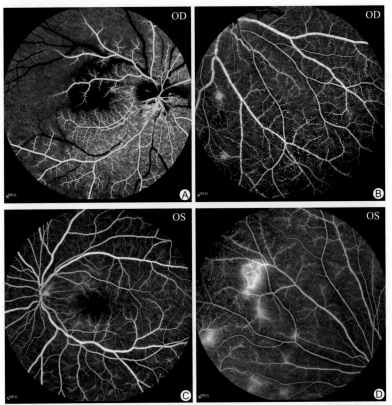

A. 0'2 右眼视乳头充盈缺损、边界不清，动脉充盈不全，以颞上最为明显，毛细血管前小动脉呈节段状，静脉尚未见充盈，视乳头鼻侧可见小片呈三角形分布的脉络膜无灌注区；B. 2'07 右眼造影晚期可见静脉呈串珠样改变，周边视网膜见粟粒样微血管瘤，呈"满天星"样改变，可见2处视网膜新生血管；C. 0'49 左眼可见静脉串珠及微血管瘤，程度较右眼轻，视乳头及黄斑区可见小血管渗漏；D. 3'28 左眼周围视网膜新生血管较右眼显著。

图 7-1  FFA 检查

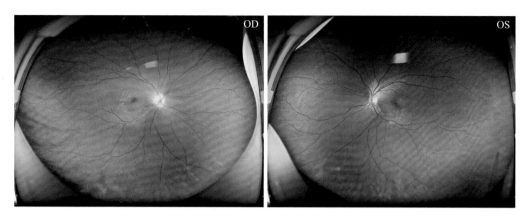

图 7-2　广角眼底照相，可见右眼视盘水肿，边界不清

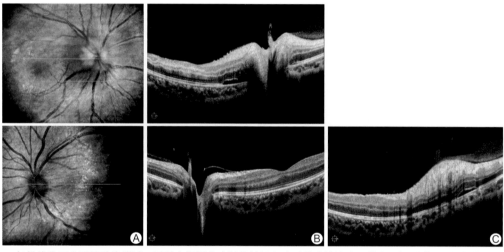

A. 扫描线位于右眼视乳头附近，可见右眼视盘水肿伴神经上皮下浆液性渗出，黄斑区视网膜呈现急性缺血性改变；B. 扫描线在视乳头下，可见视乳头下方神经上皮局限性增厚；C. 扫描线位于左眼黄斑区及视乳头，显示左眼黄斑部结构基本正常。

图 7-3　OCT

诊断：疑似大动脉炎？右侧眼动脉阻塞？

鉴别诊断：①其他原因导致的血管炎（如 SLE、结节病等）；② Susac 综合征；③ IRVAN 综合征。

建议入院后：①完善全身常规检查；②进一步完善颈部、心、脑血管的影像学检查；③请风湿科急会诊。

入院后 24 小时内即转入风湿科。

2. 第 2 站：转入风湿科

转入后查体：患者神志清，精神可，体温 36.5 ℃，心率 82 次/分，脉搏 20 次/分，双上肢血压测不出，双侧桡动脉搏动消失，双肺呼吸音清。颈部血管超声：双侧锁骨下动脉、颈总动脉、颈膨大、颈内动脉起始端管壁弥漫性均匀性增厚，符合大动脉炎，致右侧颈总动脉闭塞、左侧颈总动脉、双侧锁骨下动脉、颈膨大、颈内动脉起始段狭窄、右侧颈内静脉、颈外动脉、左侧椎动脉血流阻力减低。四肢动脉彩超：右侧股总动脉管壁节段性增厚，右侧胫前动脉显示不清，双上肢动脉未见明显异常。经颅多普勒超声：未探及右侧眼动脉、滑车下动脉及锁骨下动脉明显血流信号，基底动脉血流速度增快伴频窗紊乱，所见动脉搏动指数极低，收缩期和舒张期血流速度相差不明显，提示血管搏动性减弱，符合动脉炎的血流频谱表现（图 7-4）。

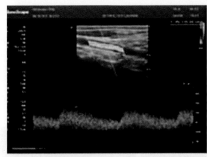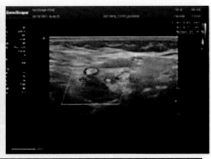

| 血管名称 | 内径（mm） | PS（cm/s） | ED（cm/s） | RI |
|---|---|---|---|---|
| 右侧颈总动脉 | 0 | / | / | / |
| 左侧颈总动脉 | 2.4 | 135 | 64 | 0.52 |
| 右侧颈内动脉 | 4.6 | 106 | 67 | 0.36 |
| 左侧颈内动脉 | 3.3 | 86 | 36 | 0.58 |
| 右侧颈外动脉 | 3.3 | 86 | 48 | 0.43 |
| 左侧颈外动脉 | 2.1 | 41 | 16 | 0.60 |
| 右侧颈椎动脉（椎间段） | 3.2 | 31 | 17 | 0.47 |
| 左侧颈椎动脉（椎间段） | 3.6 | 93 | 52 | 0.44 |
| 右侧锁骨下动脉 | 4.2 | 42 | −33 | |
| 左侧锁骨下动脉 | 3.5 | 89 | −28 | |

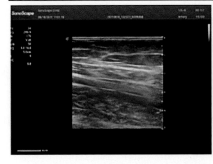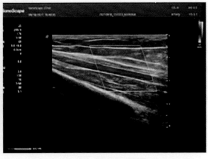

图 7-4 颈部血管超声及四肢血管彩超，可见大血管管壁异常

3. 第三站：转入血管外科

转入后积极完善相关检查：于转入第 2 日行全脑血管造影成形术，术中双肾动脉未见异常，头臂干、左锁骨下动脉、左椎动脉起始部均闭塞，右颈总动脉、右锁骨下动脉均闭塞，仅有部分侧支循环形成。术中用 4～150 mm、4～30 mm、4～150 mm 球囊依次扩张左锁骨下动脉、左椎动脉、右颈总动脉闭塞段，再次造影显示闭塞解除，血流通畅。

4. 第四站：转入风湿科

患者行血管外科干预后，查体显示双侧桡动脉搏动消失，双侧足背动脉未触及，双上肢及右下肢血压测不出，左下肢血压 97/53 mmHg，左侧颈部血管可闻及持续性吹风样杂音，右侧未闻及血管杂音。实验室检查：肝功能：白蛋白 38.0 g/L。电解质：钙 2.08 mmol/L。红细胞沉降率：29 mm/h。IL-6：27.53 pg/mL。自身抗体谱：抗核抗体（1∶80）弱阳性，余阴性。抗中性粒细胞胞质抗体测定：阴性。数字减影血管造影（digital subtraction angiography，DSA）报告术后脑血流较前明显改善。

现根据术中血管内造影、影像学，再一次明确 TA 诊断，与患者沟通治疗方案，选择 IL-6 拮抗剂 480 mg 静脉滴注，并长期服用泼尼松 15 mg/d，阿司匹林 0.1 g/d，氢氯吡格雷 75 mg/d，瑞舒伐他汀钙 10 mg/d。

患者出院后 1 个月来我科复诊。

眼科查体。视力：右眼指数，左眼 0.5。矫正视力：左眼 1.0。眼压：右眼 12.1 mmHg，左眼 15.6 mmHg。双眼前节未见异常，双眼瞳孔对光反射（+），双眼眼底如图 7-5。建议双眼周边视网膜弥漫性激光治疗。用药后 1 个月复查 OCTA（图 7-6）。

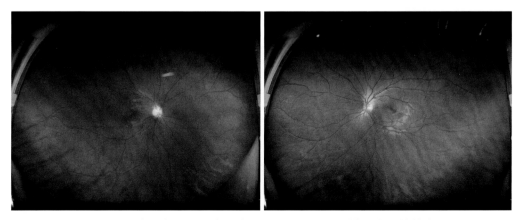

图 7-5 用药 1 个月后复诊眼底照相，可见右眼视神经边界较前清晰

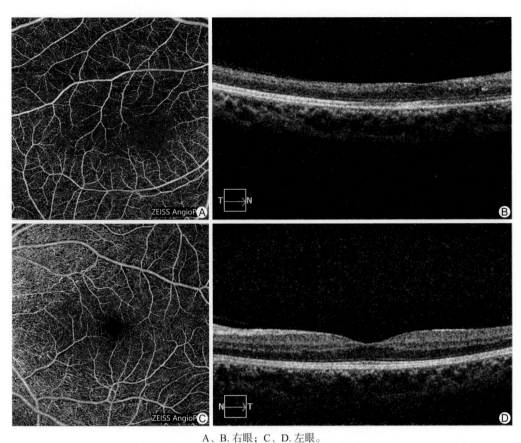

A、B. 右眼；C、D. 左眼。

图 7-6 用药 1 个月后复查 OCTA

## 病例解析

TA 是一种累及主动脉及其分支的慢性特异性炎症性疾病。TA 好发于亚洲年轻女性，无典型症状，病因尚不明确，可能与自身免疫性损伤、遗传和雌激素分泌相关。TA 主要累及主动脉及其分支，炎症反应可致动脉狭窄和闭塞，造成远端组织低灌注伴全身缺血症状。

TA 的诊断仍沿用 1990 年美国风湿病学会的诊断标准：①年龄 ≤ 40 岁；②患肢间歇性运动障碍；③单侧或双侧肱动脉搏动减弱或消失；④双侧上肢收缩压差 ≥ 10 mmHg；⑤单侧或双侧锁骨下动脉或主动脉杂音；⑥动脉造影异常。符合以上 3 项即可诊断为 TA。

TA 临床表现包括全身症状、炎症标志物水平升高、无脉症；其眼部临床症状主要为慢性缺血性眼底改变及高血压性视网膜病变，伴典型的无脉症。全身炎症因子检测可协助诊断，局部血管活检为相对金标准，其对诊断 TA 的可靠性优于全身血管造影。

对 TA 的治疗，推荐使用大剂量口服糖皮质激素，或免疫抑制剂及手术治疗。《2021 年美国风湿病学会/血管炎基金会川崎病管理指南》推荐：无论是对初发的活动期 TA 还是恢复期的 TA，免疫抑制剂的效果优于长期大剂量口服激素。对于有严重并发症的患者，可行手术解除阻塞，以期短期内降低患者死亡率，但是在炎症活动期施行手术治疗的患者，术后再狭窄率可达 67%。因此，尚无证据表明对于慢性长期患病的患者，手术效果优于免疫抑制剂。因此，免疫抑制剂仍为 TA 患者炎症活动期及恢复期的首选药物；对于活动期 TA 的治疗，除了免疫抑制剂的治疗，同时推荐使用小剂量阿司匹林或其他抗血小板药物进行治疗。

对于 TA 伴发眼病患者的治疗，早期仍以治疗原发病为主，是否需要血管内介入需要风湿科及血管外科医生共同决策。TA 晚期患者会出现新生血管青光眼、玻璃体积血、视网膜脱离、黄斑水肿及视神经萎缩等严重影响视力的并发症。对出现新生血管青光眼及眼底大片无灌注区患者，推荐使用全视网膜光凝，对严重的无法控制的新生血管青光眼患者，可行青光眼滤过术并在玻璃体腔内注射抗血管内皮生长因子（vascular endothelial growth factor，VEGF）抗体以期缓解眼压水平。

对于 TA 患者的临床随访，推荐血清学炎症因子作为随访指标，且推荐长期随访，对于有条件的地区，影像学检查也可作为长期随访的检查手段，但是血管内造影不推荐。

## 雷剑琴教授病例点评

TA 是一种少见病，在日本的发病率为 40/1 000 000，在美国仅为 0.9/1 000 000，且仅有 13% 的病例在眼科首诊，因此，如果首诊眼科医生不具备相应的知识储备，就容易出现漏诊。TA 在眼部主要表现为眼底慢性动脉缺血性改变，包括视乳头边界不清、动静脉比例异常、棉绒斑、微血管瘤等；在 FFA 上表现为臂 – 视网膜循环时间延长、"满天星" 样微血管瘤、无灌注区、视网膜新生血管；OCT 检查可以发现局灶性或弥漫性内层视网膜信号增强（缺血早期），也可以表现为内层视网膜变薄（缺血晚期）。

本病例的右眼出现了眼动脉阻塞的症状和体征——视力损害严重并且 FFA 提

示视乳头、视网膜和脉络膜的血供均有异常，后来的 DSA 检查也证实了右侧颈总动脉闭塞。患者在经过颈动脉球囊扩张术后，右眼视力并未明显提高，应该与缺血时间较长有关，不过该手术对于预防脑梗死还是有意义的。如果出现因动脉闭塞而并发功能障碍时，是可以考虑介入手术的。我院之前就有给 TA 患者行介入手术后视功能恢复的成功案例，但介入手术并不能替代抗感染治疗，激素联合免疫抑制剂是该病的常规治疗方案。本病例在风湿科接受了小剂量激素联合 IL-6 受体拮抗剂（tocilizumab）治疗方案，以规避免疫抑制剂可能带来的不良反应，患者在治疗随访期病情稳定。眼科治疗仅针对视网膜新生血管行弥漫性激光光凝。

本病例给予眼科医生的启示：如果在临床上遇到亚裔青年女性，出现没有明显诱因的上述眼部体征，不要忘记检查脉搏和血压，如果有无脉症或脉压增加，一定要想到 TA 并及时转诊到风湿科治疗。

## 参考文献

1. KIM E S H, BECKMAN J. Takayasu arteritis: challenges in diagnosis and management. Heart, 2018, 104（7）: 558-565.

2. MAZ M, CHUNG S A, ABRIL A, et al. 2021 American College of Rheumatology/Vasculitis foundation guideline for the management of giant cell arteritis and Takayasu arteritis. Arthritis Rheumatol, 2021, 73（8）, 1349-1365.

3. AREND W P, MICHEL B A, BLOCH D A, et al. The American College of Rheumatology 1990 criteria for the classification of Takayasu arteritis. Arthritis Rheum, 1990, 33（8）: 1129-1134.

4. CHUN Y S, PARK S J, PARK I K, et al. The clinical and ocular manifestations of Takayasu arteritis. Retina, 2001, 21（2）: 132-140.

5. ZALDIVAR-VILLON M L F, DE LA ROCHA J A L, ESPINOZA L R. Takayasu arteritis: recent developments. Curr Rheumatol Rep, 2019, 21（9）: 45.

6. REDDY S, TYAGI M, SURESH A, et al. Multimodal imaging in bilateral ocular ischaemic syndrome with anterior ischaemic optic neuropathy in a case of Takayasu arteritis. BMJ Case Rep, 2020, 13（6）: e236351.

7. SUGIYAMA K, IJIRI S, TAGAWA S, et al. Takayasu disease on the centenary of its discovery. Jpn J Ophthalmol, 2009, 53（2）: 81-91.

8. ONEN F, AKKOC N. Epidemiology of Takayasu arteritis. Presse Med, 2017, 46: e197-203.

9. 王伟伟，叶俊杰，陈有信，等. 大动脉炎的眼底表现与治疗. 中华眼科杂志，2012，2: 124-130.

（刘轩　雷剑琴）

# 病例 8
# 改良 Hummelsheim 手术治疗先天性下直肌发育不良合并内直肌增宽

## 病例介绍

患者，男，31 岁，自幼发现左眼外上斜视，加重 2 年。

现病史：患者自出生后，家长发现其左眼轻度上斜，未给予重视，近 2 年视疲劳加重时左眼上斜加重，严重影响外观，伴双眼视力差。2021 年 11 月 27 日于我院行眼眶 CT 显示左眼下直肌较对侧稍细，诊断：左眼下直肌不全麻痹，于 2021 年 12 月 8 日为矫正眼位，改善外观住院治疗。

既往史：既往体健，无家族史及特殊病史。

专科检查如下。

（1）视力及最佳矫正视力：视力：右眼 0.5，左眼 0.25。矫正视力：右眼 –2.50 DS/–0.75 DC × 330° → 0.9，左眼 –5.50 DS/–0.75 DC × 70° → 0.5。眼压：右眼 12.5 mmHg，左眼 13.2 mmHg。双眼轻度上睑下垂，上睑缘位于瞳孔上缘。睑裂高度：右眼 8 mm，左眼 7 mm。提上睑肌力：右眼 8 mm，左眼 7 mm，双眼前节和屈光介质均未见异常，双眼眼底可见视乳头界清，血管迂曲，视网膜平伏，黄斑中心凹光反射锐利。

（2）斜视度检查眼位：左眼外上斜。33 cm 角膜映光：–15° L/R5°。遮盖法：右眼自外下转正，左眼自外上转正。眼球运动：RIR，RIO（–），RSO，LIO，LSO（+），LSR（+2），LIR（–2）左眼下转未过中线（图 8-1）。三棱镜 + 遮盖法：裸眼同戴镜：33 cm REF –40$^\triangle$ L/R20$^\triangle$，LEF –50$^\triangle$，戴镜视远，左眼固视不佳。Bielschowsky 歪头试验：右眼（–），左眼（+）。定量：右眼 –40$^\triangle$，R/L5$^\triangle$左眼：

$-20^{\triangle}$ L/R40$^{\triangle}$。侧转试验：右侧：$-30^{\triangle}$ R/L10$^{\triangle}$左侧：$-20^{\triangle}$ L/R4$^{\triangle}$。A-V 现象：上转 25°：0$^{\triangle}$，下转 25°：$-90^{\triangle}$。无代偿头位，同视机无同时视，主导眼为右眼。

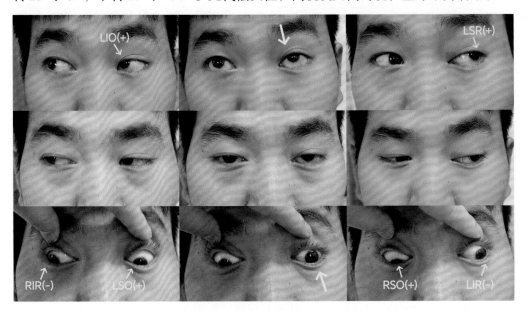

图 8-1　患者术前九眼位异常（箭头）

（3）辅助检查：2021 年 11 月 27 日眼眶 CT 显示左眼下直肌较对侧稍细，越靠近赤道越纤细（图 8-2）。

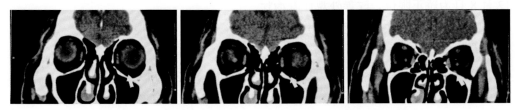

图 8-2　患者术前眼眶 CT 显示左眼下直肌较对侧稍细（箭头）

（4）鉴别检查：拟排除甲状腺相关疾病，甲状腺功能各项指标未见异常；排除重症肌无力，新斯的明试验阴性，分值为 0 分。

## 诊断思维

患者眼位突出表现为左眼上斜视，下转明显受限，下转时内转也受限，说明下直肌功能不全，术前眼眶 CT 提示下直肌变薄越近赤道越纤细，提示下直肌功能受损与形态可能相关，初步诊断左眼下直肌不全麻痹；由于 A-V 现象差值 >15$^{\triangle}$：上转 25：0$^{\triangle}$，下转 25°：-90$^{\triangle}$，诊断为外斜 A 征；左眼自幼视力差，最佳矫正视力低于该年龄的正常视力水平，而自幼上斜视也是弱视发生的危险因素，所有诊断左眼弱视；该患者合并轻度的上睑下垂，检查单眼时眼睑均可抬起至正常，考虑为假性上睑下垂，双眼睫状肌麻痹验光均存在不同程度的近视和散光，诊断为双眼屈光不正。

## 📋 诊疗思路和经过

对于患者目前的生活需求，手术目标主要是：改善上斜视，加强下转功能，改善外观。对上斜视需减弱亢进肌，可考虑上直肌后徙减弱上转；加强麻痹肌，需加强下直肌下转功能，可选择改良 Knapp 术、下斜肌转位、内外直肌部分移位（改良 Hummelsheim 术）；对于外斜视可进行外直肌后徙术，对于 A 征需减弱上方内旋，减弱下方外旋，可进行上直肌后退、下直肌加强术。因考虑到本例患者将进行三条直肌手术，会增加睫状缺血风险，故本病例放弃 Knapp 术；下斜肌转位将加重 A 征，也放弃。本病例手术最终设计：改良 Hummelsheim 联合上直肌后徙术 + 右眼外直肌后徙术（图 8-3）。

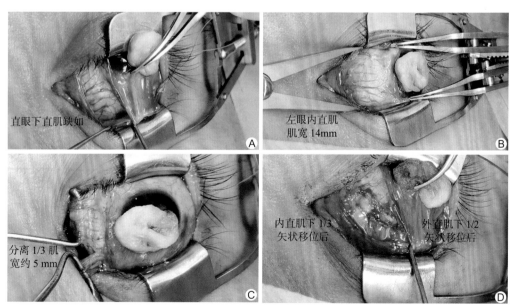

A. 在左眼下直肌位置未探及肌肉纤维；B. 左眼内直肌止端宽度 14 mm；C. 左眼内直肌止端劈开，分离下 1/3
预下转位，宽约 5 mm；D. 左眼内直肌下 1/3、外直肌下 1/2 矢状移位固定于下方角膜缘后 6.5 mm 处。

图 8-3　患者术中肌肉特点和手术标识

术后4周复查：患者主诉满意，无视物重影。视力：右眼 0.5，左眼 0.25。矫正视力：右眼 −2.00 DS/−0.75 DC×330°→0.9，左眼 −5.50 DS/−0.75 DC×70°→0.5。眼位：角膜映光法：位正。遮盖法：左眼自上转正微动；眼球运动：左眼下转可过中线 LIR（−，图 8-4）。三棱镜 + 遮盖法：裸眼同戴镜视力：33 cm REF L/R5 $^{\triangle}$。Bielschowsky 歪头试验：双眼（−）。A-V 现象：上转25°：0 $^{\triangle}$，下转25°：−15 $^{\triangle}$。无代偿头位，同视机偶有同时视。患者 Hess 屏检查：双眼原在位水平斜视角和垂直角均<5°，正常生活不受视觉影响，左眼上转轻微受限（<7°），右眼内转轻微受限（图 8-5）。

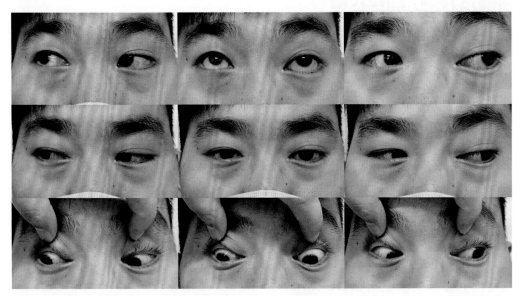

图 8-4　患者术后九眼位

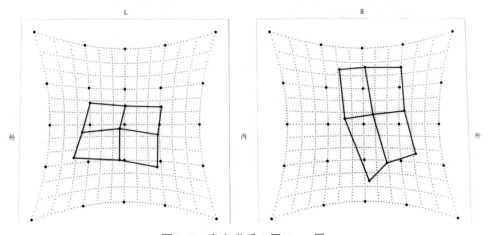

图 8-5　患者术后 2 周 Hess 屏

## 病例解析

　　本例患者以眼外肌发育异常，即下直肌发育不良合并内直肌增宽为主要致病因素，该患者的突出表现为患眼上斜视，其体征为患眼下转明显受限，下转时内转也受限，但下转可达中线，说明下直肌仍存在部分功能，同时，术前眼眶 CT 显示下直肌变薄，越靠近赤道越纤细，虽然手术中探查未见下直肌，但结合检查，可诊断该患者为下直肌发育不良。由于下直肌功能差，其下转时内转和外旋功能减弱，表现为 A 型综合征；另其拮抗肌即上直肌则继发出现功能亢进，使上转、内转和内旋增强，表现为上斜视和 A 型综合征。术中见内直肌增宽达 14 mm，但并无功能亢进，未对外斜视产生影响。临床报道中，眼外肌发育异常即眼外肌完全或部分不发育，以及眼外肌止端异位附着的先天性发育不良，临床上较少见，目前较多见的是眼外肌缺如，其中以下直肌缺如为主，而且目前报道多为单纯缺如，或伴颌面部发育异常，或伴下斜肌止端异位。眼外肌起源于胚胎组织的中胚层，在妊娠 3 ~ 4 周时开始发育，在妊娠 6 个月时，所有眼外肌及其周围组织都已经形成。在这个时期，如果中胚层分化缺陷，可导致眼外肌发育异常。其中下直肌因其附着线的鼻侧端比颞侧端更靠近角膜缘，肌肉平面与眼球视轴呈 23° 夹角，第 1 眼位时其作用是下转、内转和外旋。当眼球外转 23° 时，其作用只有下转。

　　关于上睑下垂，一般考虑为先天性（动眼神经核或提上睑肌发育异常）、获得性（动眼神经麻痹、提上睑肌损伤、甲状腺功能亢进相关性眼病、重症肌无力、上睑皮肤松弛等）可能。该患者结合病史、甲状腺功能、新斯的明试验、年龄情况，可排除获得性上睑下垂。由于提上睑肌起源于上中胚层，该患者可能与胚胎时期的核分裂异常有关，该患者上睑下垂呈轻度，上睑缘位于角膜缘上方，仍需完善基因染色体检查，故不完全排除先天性上睑下垂。结合之前报道先天性下直肌缺如合并假性上睑下垂的病例，考虑上睑下垂是下直肌缺如引起的，而且术后患者上睑下垂情况有所改善，本例病例也考虑假性上睑下垂可能性较大。

　　对本例患者来说，其斜视时间较长，大部分视功能已丧失，手术的目的为改善下直肌功能，减弱拮抗肌力量，改善外观。在手术设计上，目前国内外手术主要有单纯上直肌后徙术，联合内外直肌转位术，联合内外直肌部分移位术，联合下斜肌转位术，均可获得令人满意的效果。因考虑到本例患者将对 3 条直肌进行手术，将增加睫状血管缺血风险，故本病例采取 Hummelsheim 手术，该手术常用于第 6 对颅神经麻痹后眼位改善，效果与 Jensen 手术相似。但本例是将 Hummelsheim 做适当改良，选择了将内直肌下 1/3（5 mm 肌宽）和外直肌下 1/2 肌宽由止端延肌纤维劈开至后 14 mm，并注意避开睫状血管，将分离的肌纤维离断后移位于下直肌的生理位置，又在后 14 mm 处以不可吸收缝线连接肌缘，使眼球赤道部肌肉成为整体，增加力臂作用。该方法适用于肌肉丢失性斜视，不仅能减少睫状血管的破坏，降低眼前节缺血综合征的发生机会，更能加强下转力量，达到目标眼位和功能。

## 📋 严宏教授病例点评

　　下直肌发育不良的诊断主要依靠病史联合查体及影像学检查，其中影像学检查必不可少，但结合本病例可知，影像学检查并不能完全帮助诊断，最终还是要以术中探查所见为依据做出的诊断。此类合并复杂的先天异常眼肌患者术前应有全面的考虑与手术设计，避免手术过程中出现束手无策的情况。本例采用了改良 Hummelsheim 联合上直肌后徙术＋右眼外直肌后徙术，比较恰当合理地解决了第 1 眼位的问题。目前患者尚存在的问题：①双眼下转时仍存在 $-15^\triangle$，影响下方双眼单视；左眼下直肌功能仍不到位，考虑二次手术矫正残余斜视；②双眼三级功能损失，术后需双眼视觉训练；③患者需日常戴镜，使双眼视觉差异减少，有利于视觉训练效果。总之，复杂的先天异常，需要尽可能术前诊断明确，手术目的要明确，手术设计要合理恰当，遵循"有所为，有所不为"原则，初步解决患者最主要的症状，其他的问题可能需要多次手术或光学矫正。

### 参考文献

1. 孙卫锋，辛柳青，王亚楠，等 . 上直肌后徙联合下斜肌折叠转位术治疗下直肌缺如一例 . 中国斜视与小儿眼科杂志，2020，1：33-35.

2. ASTLE W F, HILL V E, ELLS A L, et al. Congenital absence of the inferior rectus muscle-diagnosis and management. J AAPOS, 2003, 7（5）: 339-344.

3. 葛坚，王宁利，等 . 眼科学（供 8 年制及 7 年制临床医学等专业用）. 3 版 . 北京：人民卫生出版社，2010：88-90.

4. LEE S B, YOON Y J, LEE Y H. Bilateral absence of the inferior rectus muscle presenting with pseudoptosis: treatment of a novel presentation. J AAPOS, 2016, 20（6）: 550-552.

5. 汪丽娟 . 先天性下直肌缺如一例报告 . 实用防盲技术，2015，10（1）：32.

6. 陈美玲，于宁，卓旭英 . 内、外直肌转位术矫治先天性下直肌缺如一例 . 中国斜视与小儿眼科杂志，1998，3：132-133.

7. 刘励，赵俊锋 . 直肌联合术治疗先天性下直肌缺如一例 . 眼外伤职业眼病杂志：附眼科手术，

2001, 4：395.

8. BROOKS S E, OLITSKY S E, DEB RIBEIRO G. Augmented Hummelsheim procedure for paralytic strabismus. J Pediatr Ophthalmol Strabismus，2000，37（4）：189-195.

9. ARFEEN S, AZZAB M, SAAD Z, et al. Comparison between Hummelsheim and Jensen procedures in the management of chronic sixth nerve palsy. Graefes Arch Clin Exp Ophthalmol，2022，260（1）：363-369.

（苏丽萍　王亚楠　严宏）

# 病例9
# 婴幼儿色素失禁症相关性视网膜病变

## 病例介绍

患儿，女，1月龄，外院筛查发现眼底异常9天。

现病史：患儿为自然妊娠，单胎顺产，出生孕周40周，出生体重2850 g。家长发现患儿出生后四肢及躯干部皮肤有大小不等的水疱，随后破裂、结痂，形成条状色素沉着或隆起，于新生儿科对症处理后逐渐好转。但当地医院行眼底筛查时发现眼底病变，建议到我院眼科进一步诊治。

体格检查：患儿一般情况良好，营养中等，未见神经系统异常症状；躯干及上、下肢皮肤可见大量结痂及疣状皮损、红斑、丘疹及色素沉着灶（图9-1）。

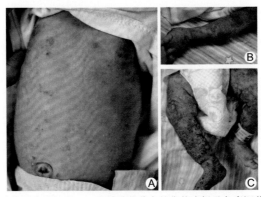

A.躯干部见斑片状丘疹及红斑；B.上肢片状分布的疣状皮损及色素沉着，肘窝处湿红；
C.下肢见大量结痂及疣状皮损。

图9-1　患儿全身皮肤外观

专科检查：双眼追光，指测眼压 Tn，结膜无充血，角膜透明，前房中深，瞳孔等大、等圆，直径约 2.5 mm，直接、间接对光反射灵敏，晶状体透明。广角数码儿童视网膜成像系统（retcam）眼底检查双眼底可见视乳头界清，色不淡，视网膜平伏，散在点片状出血，中周部视网膜血管轻度迂曲、分支增多，颞侧周边可见无血管区，伴有灰白色条带样病灶（图 9-2A ～图 9-2C）。全身麻醉下 FFA 显示右眼近乎全周大范围视网膜血管无灌注区，颞下方新生血管晚期荧光素渗漏明显；左眼颞侧周边小片状视网膜血管无灌注区（图 9-2D ～图 9-2F）。基因检测结果显示 *IKBKG* 基因致病性突变。

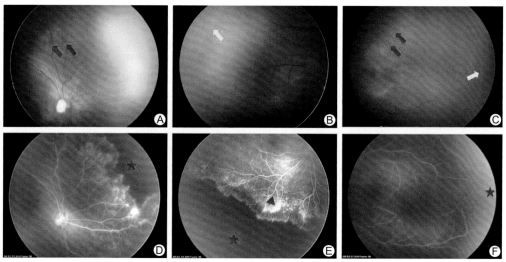

A、B. 右眼中周部视网膜血管轻度迂曲，片状出血（红箭头），颞上方无血管区伴灰白色条带状灶（黄箭头）；
C. 左眼中周部视网膜血管略迂曲伴点状出血（红箭头），颞侧周边见灰白色条带状灶（黄箭头）；D、E. 右眼 FFA 见近全周大范围视网膜血管无灌注区（红星），无血管区周围视网膜血管增多密集，下方视网膜新生血管晚期荧光素渗漏明显（红箭头）；F. 左眼 FFA 见颞侧周边小片状视网膜血管无灌注区。

图 9-2　患儿双眼眼底广角彩色照相及 FFA 检查结果

### 📋 诊断思维

本例患儿因出生后全身皮肤损害，于外院行眼底筛查时发现视网膜病变，为求进一步诊治转诊至我科。专科检查发现患儿双眼视网膜散在点片状出血，中周部视网膜血管轻度迂曲、分支增多，颞侧周边存在无血管区。全身麻醉下进行 FFA 检查，显示双眼周边部存在不同范围的视网膜血管无灌注区，右眼伴视网膜新生血管形成。患儿眼部病变的特点主要是视网膜血管发育异常，出现周边视网膜无血管区和新生

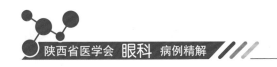

血管形成，并伴有视网膜出血。因此，应当通过出生史、家族史等与早产儿视网膜病变（retinopathy of prematurity，ROP）、家族性渗出性玻璃体视网膜病变（familial exudative vitreoretinopathy，FEVR）等进行鉴别。此外，患儿的皮肤病变及转归过程表现为十分典型的色素失禁症皮损（incontinentia pigmenti，IP）改变，进一步进行基因检测显示 *IKBKG* 基因致病性突变。根据 2018 年 Rosser 等提出的 IP 最新诊断标准（表 9-1），本例患儿存在致病基因突变，并具有特征性的新生儿皮疹及色素沉着灶，结合其眼底表现，可明确诊断为 IP，眼底病变为 IP 相关视网膜病变。

表 9-1　IP 最新诊断标准（2018，Rosser）

| 主要诊断指标 | 次要诊断指标 | 建立 IP 诊断的标准 |
|---|---|---|
| 典型的沿 Blaschko 线分布的皮疹<br>（1）红斑水疱期<br>（2）疣状增生期<br>（3）色素沉着期<br>（4）萎缩期 | 眼异常<br>中枢神经系统异常<br>牙齿异常<br>毛发异常（羊毛样卷发、头发稀少、眉毛和睫毛异常）<br>秃发<br>指（趾）甲异常<br>上颚异常<br>乳头和乳腺异常<br>典型的皮肤病理变化<br>多次男胎流产史 | **无一级女性亲属 IP 证据者的诊断**<br>（1）如果缺少 *IKBKG* 基因突变资料，需要至少 2 个或以上主要指标，或者 1 个主要指标加 1 个以上次要指标<br>（2）如果有 *IKBKG* 基因突变，任何 1 个主要指标或 1 个次要指标即可<br>**有一级女性亲属 IP 证据者的诊断**<br>有任何 1 个主要指标或者至少 2 个次要指标即可诊断<br>在所有情况下，嗜酸性粒细胞增多和偏态 X 染色体失活均支持诊断 |

## 诊疗思路和经过

患儿眼部 IP 相关视网膜病变诊断明确。右眼视网膜血管发育欠佳，周边存在大范围视网膜无血管区，并伴有视网膜新生血管形成。若病情进展，出现玻璃体积血、牵拉性视网膜脱离等的风险较大，因此给予玻璃体腔注射抗 VEGF 药物治疗。患儿左眼视网膜血管发育相对较好，周边无血管区范围小，且不伴视网膜新生血管等明显异常，故未行干预性治疗，给予密切随访观察。治疗后 1 个月复查时，双眼视网膜出血基本吸收，灰白色条带样病灶部分消退（图 9-3A ～图 9-3D）。治疗后 2 个月复查时，双眼视网膜血管继续向周边生长，无血管区范围较前减小，原灰白色条带状病灶基本消退（图 9-3E ～图 9-3F）；治疗后 4 个月复查时，双眼视网膜血管化程度明显增加，原灰白色条带样病灶完全消退，FFA 检查显示右眼原视网膜新生血管消失，双眼视网膜血管向周边延伸，血管化良好，视网膜血管无灌注区范围较前明显减小，周边视网膜血管轻度迂曲，分支略多（图9-4）。

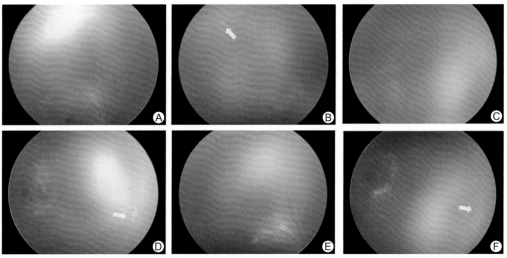

A、B. 治疗后1个月，右眼视网膜血管向周边延伸，无血管区范围减小，原灰白色条带状病灶消退呈小片状（黄箭头）；C、D. 治疗后1个月，左眼周边视网膜无血管区残留，原灰白色条带状病灶部分消退、不连续（黄箭头）；E. 治疗后2个月时右眼视网膜周边无血管区范围减小，原灰白色条带状病灶消失；F. 治疗后2个月时左眼颞侧周边残留灰白色小片状病灶（黄箭头）。

图 9-3 治疗后随访眼底广角彩色照相

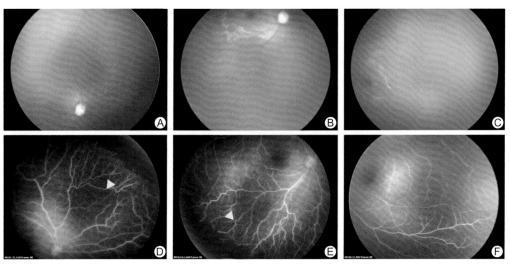

A、B. 右眼视网膜周边无血管区范围明显减小；C. 左眼视网膜血管化良好；D、E. FFA见右眼视网膜血管延伸，周边视网膜血管无灌注区范围较前明显减小，周边视网膜血管轻度迂曲，分支略多（黄箭头）；F. FFA检查左眼视网膜血管化良好，周边未见明显视网膜血管无灌注区。

图 9-4 治疗后4个月时双眼眼底广角彩色照相及FFA检查结果

## 病例解析

IP 又名 Bloch-Sulzberger 综合征，是一种少见的累及皮肤、毛发、牙齿、指甲、眼和中枢神经系统的疾病，由 Garrod 于 1906 年首次报道，并被 Bloch 和 Sulzberger 详细描述。该病较为罕见，发病率仅为 0.0025% 或更低。多为散发病例，仅 10%～25% 有家族史，且家族史为唯一已知的危险因素。位于 Xq28 染色体的 IKBKG 基因（以前也称 NEMO 基因）突变是引起该病的主要原因，60%～80% 的 IP 患者基因检测为阳性。女性因存在 2 条 X 染色体，故可因另一条 X 染色体存在正常基因而存活，但男性仅有 1 条 X 染色体，一旦突变则病变表现严重，多会于胎儿期死亡，所以男性病例极其罕见。但也有少量男性患者存活的报道，目前认为其可能存活的原因为发生克氏综合征（47，XXY）或体细胞嵌合体。

IP 临床表现多样，可累及多个系统或器官。皮肤损害是其首发症状和主要特征，IP 的典型皮损可分为 4 期，临床上各期可重叠出现。第 1 期，红斑水疱期：表现为四肢、躯干呈线性排列的红斑水疱或大疱，见于 90%～95% 的患者，往往发生在出生时或生后 2 周内。第 2 期，疣状增生期：在红斑基础上出现过度角化，线状和轮状的疣状增生性斑块，见于 70%～80% 的患者，在出生数周后出现，可能持续数月。第三期，色素沉着期：沿着 Blaschko 线出现条纹状和漩涡状褐色或青灰色色素斑，通常累及躯干，也可累及四肢、皮肤褶皱处或头颈部，见于 90%～98% 的患者，通常发生在 3～6 月龄，可能持续数月至数年。第四期，萎缩期：特点是条纹状色素减少和（或）萎缩，以下肢屈侧多见，30%～75% 的患者可出现皮肤萎缩，一般见于青春期，极少数发生在幼儿期，可持续一生。此外，28%～38% 的患者可见毛发异常，包括头发稀疏、细软、无光泽和瘢痕性脱发，眉毛和睫毛稀少或缺失；7%～40% 的患者可见指（趾）甲异常，如营养不良、色素沉着或裂缝等，通常多甲受累。30% 的 IP 患儿会出现惊厥性紊乱、痉挛性麻痹、运动迟缓和智力迟钝等神经系统受累表现，为 IP 患儿死亡的首要原因。54%～80% 的患者会出现牙齿和口腔异常，表现为出牙延迟、部分缺牙、牙齿发育不良、圆锥牙或钩状牙、牙齿咬合不正、腭裂、高腭弓和面部不对称等。另外，少数患者可伴有骨骼损害或心肺疾病等其他异常。

眼部异常也是 IP 患者常见的临床表现，IP 合并眼部异常的患者高达 35%～77%，其中约 43% 可造成严重视力损害。患者双眼病变可分为非视网膜病变和视网膜病变，严重程度多不一致。非视网膜病变包括斜视、眼球震颤、视神经萎缩、白内障、葡萄膜炎、结膜色素沉着、角膜上皮炎和基质性角膜炎及虹膜发育不全等。

而视网膜病变为 IP 眼部最具特征性且最严重的损害，常影响患儿出生后最初几个月的视网膜血管形成和视网膜色素上皮的发育。主要表现为视网膜血管异常，包括周边视网膜无血管区、血管异常吻合、周边末梢血管襻样改变、末梢血管扩张，并可能出现视网膜出血、新生血管形成、视网膜前胶质细胞增生和牵拉性视网膜脱离等。相关报道显示，除了周边视网膜血管的变化外，患儿往往会出现黄斑中心凹发育不全、黄斑区异常血管等表现，这可能与黄斑发育过程中视网膜血管闭塞和继发的血管重构有关。

　　本例 IP 患儿的视网膜病变主要表现为周边视网膜无血管区，其中右眼相对严重，无血管区范围广，左眼则相对较轻。患儿双眼眼底中周部视网膜血管迂曲、分支增多，伴有灰白色条带样病灶，这些表现需要与 ROP 和 FEVR 等鉴别。ROP 与 FEVR 均无皮肤病损；ROP 患儿常有早产、低出生体重和明确的吸氧史，视网膜有血管区和无血管区交界处存在明显的嵴样病变，双眼病变严重程度往往一致；FEVR 常有家族史，双眼受累，男女均可发病，周边视网膜血管呈"柳枝样"改变，表现为分支增多、分布密集、走行僵直，基因检测也有助于进一步鉴别。相比之下，IP 患儿 FFA 的荧光素渗漏范围通常较小，在 IP 患儿眼科检查中，FFA 不仅能够发现检眼镜下难以发现的黄斑区血管异常、周边部视网膜血管异常吻合等病变，还可以明确视网膜新生血管的有无和视网膜无血管区的范围，因此有助于 IP 的早期诊断和进一步治疗方案的选择，故推荐可疑的 IP 病例进行 FFA 检查。

　　IP 是一种多系统受累疾病，皮肤损害是其主要特征，但具有自限性，其预后大多数较好，因此通常不需要特殊处理。对泛发而严重的皮疹可给予对症治疗，以减轻炎症和促进愈合。当患儿出现皮肤外的器官如中枢神经系统、牙齿和眼部等的损害时则往往需要进行及时评估和干预。据报道，约 90% 以上的中枢神经系统症状在 2 岁之前出现，故 IP 患儿均应尽早接受神经系统检查评估和脑部核磁共振检查，必要时予以抗癫痫治疗。牙齿和口腔的异常虽不危及生命，但对患儿的生活质量和身心健康也有着不容忽视的影响，因此需要在儿童牙齿发育的各个时期进行全面的口腔检查，早期发现牙齿和口腔问题并进行相应处置。此外值得注意的是，作为 IP 最严重并发症之一的眼部损害具有较高的发生率和致盲率。因此对 IP 患儿应进行眼科检查，尤其在婴儿期和幼儿期，以便及早发现眼部病变并及时治疗。现有的治疗方法主要包括视网膜激光光凝治疗、冷凝治疗、抗 VEGF 药物治疗和玻璃体切割手术等。然而，目前尚缺乏针对治疗方案和疗效的大规模前瞻性临床研究，因此其干预方式和时机仍需进一步探讨。近来，Peng 等将 IP 相关视网膜病变严重程度分为 5 期：1 期，视网膜色素上皮改变；2 期，视网膜血管改变；3 期，黄斑前膜和增殖膜、新生血管；4 期，视网膜脱离（4a 局限性，4b 完全性）；5 期，眼球萎缩、继发青光眼，这可能为治疗时机的选择提供一定参考。既往对于早期的 IP 相关视网膜病变，通常采用光凝或冷凝对视网膜无血管区和新生血管进行治疗，从而减少 VEGF 的释放，降低玻璃体积血或牵拉性视网膜脱离的风险。而当出现不可吸收的玻璃体积血或视网膜脱离等严重并发症时，则需要进行玻璃体切割手术，以尽可能保存患儿的视功能。近年来，随着 VEGF 治疗在 IP 相关视网膜病变中的应用逐渐增多，其安全性和有效性已在部分研究中得到证实。目前抗 VEGF 治疗在减少视网膜结构的破坏，促使周边视网膜继续血管化，降低视野缺损、高度近视等并发症的发生率等方面具有一定优势，但其最佳使用时机、剂量和局部及全身安全性等问题有待更多研究的进一步观察。本例患儿就诊时年龄小，视网膜血管化延迟，右眼视网膜无血管区范围大，且伴新生血管，因此予以 VEGF 治疗，治疗后随访显示右眼血管病变明显减轻，视网膜血管继续向周边生长，直至视网膜血管化完成。而患儿左眼无血管区范围较小，且无明显视网膜新生血管或渗漏，暂不需治疗干预，因此予以密切观察随访，结果显示患儿左眼病变也逐渐消退并完成血管化。末次随访时，患儿双眼病变均较稳定，未出现眼部及全身并发症，目前仍然继续密切随访观察。

## 王雨生教授病例点评

　　IP 病例较为罕见，皮肤病损是其特征性表现和主要诊断依据，但皮肤外器官的损害往往是影响患儿预后和生活质量的重要因素。其中，IP 相关眼部病变较为复杂，眼科医生应提高对其眼部异常，尤其是视网膜病变特征的认识。在接诊患儿时，还需注意皮肤病变随年龄的变化，详细询问病史，仔细进行全身查体，以便及时正确诊断，避免误诊和漏诊。同时，应当加强新生儿科、皮肤科及眼科等多学科间的通力协作，重视 IP 患儿眼部检查。建议 IP 患儿应在出生后进行眼部筛查，以便早期发现眼部病变，及时诊治并密切随访观察。当考虑 IP 相关视网膜病变时，建议进行 FFA 检查，以更好地鉴别诊断、评估病情和视网膜血管发育状况，并可进一步指导治疗和评估疗效。此外，对于一些复杂的视网膜血管病变，在进行鉴别诊断时也应考虑到 IP 相关视网膜病变的可能。本例患儿在出生后 1 个月即发现眼底异常，经过详细的眼底及 FFA 检查，结合病史及全身病变，早期明确了 IP 相关性视网膜病变的诊断，根据病情严重程度对双眼分别予以个体化的治疗方案，经长期密切随访，病情转归良好，患儿视网膜病变消退，视网膜血管继续生长，并完成血管化。

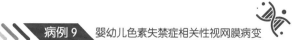

这也凸显了对 IP 相关视网膜病变早期诊断、及时干预的重要性，对临床诊疗方案的制订具有一定参考意义。

# 参考文献

1. ROSSER T. Neurocutaneous disorders. Continuum（Minneap Minn），2018，24（1）：96-129.

2. GOLDBERG M F, Custis P H. Retinal and other manifestations of incontinentia pigmenti（Bloch-Sulzberger syndrome）. Ophthalmology，1993，100（11）：1645-1654.

3. CARNEY R G. Incontinentia pigmenti. A world statistical analysis. Arch Dermatol，1976，112（4）：535-542.

4. THAKUR S, PURI R D, KOHLI S, et al. Utility of molecular studies in incontinentia pigmenti patients. Indian J Med Res，2011，133（4）：442-445.

5. PACHECO T R, LEVY M, COLLYER J C, et al. Incontinentia pigmenti in male patients. J Am Acad Dermatol，2006，55（2）：251-255.

6. FUSCO F, CONTE M I, DIOCIAUTI A, et al. Unusual father-to-daughter transmission of incontinentia pigmenti due to mosaicism in IP males. Pediatrics，2017，140（3）：e20162950.

7. 王宪，汤建萍，李珂瑶，等. 色素失禁症的诊断标准和治疗进展. 中国医师杂志，2021，23（8）：1274-1278.

8. CAMMARATA-SCALISI F, FUSCO F, URSINI M V. Incontinentia pigmenti. Actas Dermosifiliogr Engl Ed，2019，110（4）：273-278.

9. GREENE-ROETHKE C. Incontinentiapigmenti：a summary review of this rare ectodermal dysplasia with neurologic manifestations，including treatment protocols. J Pediatr Health Care，2017，31（6）：e45-e52.

10. SWINNEY C C, HAN D P, KARTH P A. Incontinentia pigmenti：a comprehensive review and update. Ophthalmic Surg Lasers Imaging Retina，2015，46（6）：650-657.

11. MINIĆ S, TRPINAC D, GABRIEL H, et al. Dental and oral anomalies in incontinentia pigmenti：a systematic review. Clin Oral Investig，2013，17（1）：1-8.

12. POZIOMCZYK C S, RECUERO J K, BRINGHENTI L, et al. Incontinentia pigmenti. An Bras Dermatol，2014，89（1）：26-36.

13. WEISS S J, SRINIVASAN A, KLUFAS M A, et al. Incontinentia pigmenti in a child with suspected retinoblastoma. Int J Retina Vitreous，2017，3：34.

14. 王雪，梁建宏. 色素失禁症相关性视网膜病变 5 例的临床分析. 中华眼科杂志，2019，55（4）：294-301.

15. O'DOHERTY M, MC CREERY K, GREEN A J, et al. Incontinentia pigmenti--ophthalmological observation of a series of cases and review of the literature. Br J Ophthalmol，2011，95（1）：11-16.

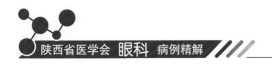
16. 邓丹，陆方，张明 . 男性色素失禁症伴双眼视网膜病变一例 . 华西医学，2018，33（11）：1449-1450.

17. TOMOTAKI S，SHIBASAKI J，YUNOKI Y，et al. Effectiveness of corticosteroid therapy for acute neurological symptoms in incontinentia pigmenti. Pediatr Neurol，2016，56：55-58.

18. PINHEIRO A，MATHEW M C，THOMAS M，et al. The clinical profile of children in India with pigmentary anomalies along the lines of Blaschko and central nervous system manifestations. Pediatr Dermatol，2007，24（1）：11-17.

19. PENG J，ZHANG Q，LONG X C，et al. Incontinentia pigmenti-associated ocular anomalies of paediatric incontinentia pigmenti patients in China. Acta Ophthalmol，2019，97（3）：265-272.

20. 王亮，李曼红，张自峰，等 . 婴幼儿色素失禁症相关眼部病变的临床特征分析 . 中华实验眼科杂志，2021，39（1）：34-41.

（张自峰　严宏祥　李曼红）

# 病例10
## 全氟化碳液体短期眼内填充以治疗漏斗状视网膜脱离

📋 **病例介绍**

患者，男，16岁，右眼突然无痛性视物不见3个月。

专科检查。视力：右眼光感不确定，左眼0.5。矫正视力：左眼 −1.75 DS/−0.50 DC×160°→1.0。右眼视网膜360°完全脱离，重度增生挛缩呈窄漏斗样，无法看到视乳头、黄斑及后极部视网膜，周边视网膜牵拉菲薄（图10-1）。眼部超声（图10-2）：右眼视网膜呈窄漏斗"V"样隆起，仅有视乳头处与球壁相连，眼轴右眼17.24 mm，左眼20.13 mm。

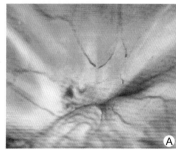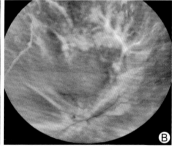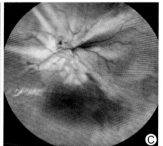

图10-1 右眼眼底超广角照片

既往史：2年前在外院血液科给予腰穿骨髓涂片（图10-3），确诊为"急性B淋巴母细胞白血病/淋巴瘤"。

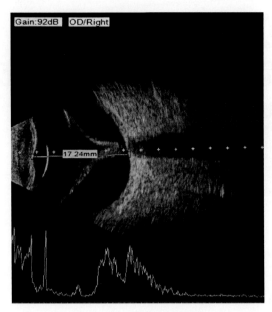

图 10-2 右眼眼部 B 超

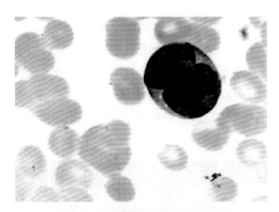

图 10-3 骨髓形态学及活检

眼压：右眼 5 mmHg，左眼 5 mmHg。诊断为右眼漏斗状视网膜脱离；右眼球萎缩。

骨髓形态学检查：骨髓增生活跃，粒系占 27.5%，红系占 6.5%，粒系增生及红系增生减低，原幼淋巴细胞占 34.5%。外围血涂片：白细胞不少，原幼淋巴细胞占 7.0%，形态同骨髓（2020.08.03）。

1 年前在外院血液科给予"异基因造血干细胞移植"手术，术后病情缓解。9 个月前患者突然双眼视物不见，诊断为"双眼玻璃体积血"，给予药物治疗 1 个月后恢复视功能，3个月前再次右眼视物不见，诊断为右眼玻璃体积血，继续给予药物治疗3个月。视功能无任何缓解。入院后，给予患者急诊行玻璃体切割术联合全氟化碳液体注入及全视网膜激光光凝术。术后3天，再次手术，全氟化碳液体置换为硅油填充玻璃体腔。术后1周，患者右眼视力0.05，眼压21 mmHg，视网膜贴附，可见激光斑、鼻上象限巨大裂孔视网膜脱离（giant retinal tear，GRT）（图10-4）。

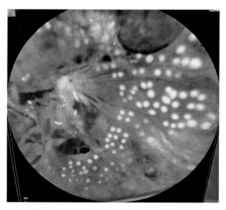

图10-4 术后1周右眼底超广角照片

## 诊断思维

患者全身患有血液系统疾病，既往发生过玻璃体积血，这些病史掩盖了本次视力丧失的真正病因，让医者陷入先入为主的定式思维。同时由于玻璃体积血的存在，致使患者无法进行常规的眼底检查，也影响了眼部超声的图片质量，最终延误了疾病救治的最佳时机。患者本次入院，根据术中发现和描述，眼科确诊为右眼漏斗状视网膜脱离；右眼球萎缩；巨大视网膜撕裂。全身疾病确诊为急性B淋巴母细胞白血病/淋巴瘤；异基因造血干细胞移植术后。

## 诊疗思路和经过

患者入院后，急诊进行玻璃体切割手术，以期保留眼球外观，挽救仅存的视功能。手术中，由于严重的增生性玻璃体视网膜病变（proliferative vitreoretinopathy，PVR），视网膜僵硬，无法达到解剖复位，在全氟化碳液体（perfluorocarbon liquids，PFCLs）的辅助下，视网膜勉强可以达到部分复位，但是依然无法形成激光光凝斑，

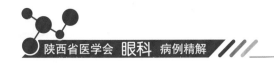

视网膜下依然有少量视网膜下液的存在。如果按照常规手术方法,患者视网膜无法复位,眼球萎缩不可避免。术者在仔细分析病情后,给予患者进行玻璃体腔 PFCLs 填充和短暂保留。术后第 1 天,眼底检查,患者右眼视网膜达到解剖复位,视网膜下液消失,右眼视力指数/眼前。给予患者进行全视网膜激光光凝治疗。术后第 3 天,患者右眼视网膜复位,可见少量的视网膜血管渗血,视网膜激光光凝斑清晰,视力恢复到 0.05,再次手术,置换玻璃体腔 PFCLs,考虑视网膜血管渗血的可能,给予玻璃体腔硅油填充。术后 1 周,患者视网膜平复,可见视网膜激光光凝斑清晰,右眼视力 0.05,自述周边视野范围较前扩大。术后 1 个月,患者视网膜平复,可见视网膜激光光凝斑色素部分形成,右眼视力 0.05。

## 病例解析

在常规玻璃体视网膜手术中,PFCLs 是一种有效且安全的术中填塞物,可获得良好的视网膜解剖复位效果,平均成功率为 97% ~ 100%,在 PFCLs 移除后成功率仍为 63% ~ 100%。当面对 GRT、重度 PVR、外伤性视网膜脱离和复发性视网膜脱离时,由于 PFCLs 的高比重特性,依然可以发挥更优于其余术中填塞物的视网膜复位能力。甚至,将 PFCLs 用于术后短期甚至中长期的填塞,以期达到更高的视网膜复位率和更好的术后视功能。本病例,在术后 PFCLs 短期填塞的观察中发现,术后 PFCLs 的放置获得视网膜解剖复位,降低了视网膜再次脱离的概率,同时,术后 PFCLs 的填塞有效地改善了患者的视功能。当然,这种改善程度受到术前患者黄斑功能的制约,令人惊奇的是,虽本例患者黄斑区脱离时间超过 3 个月,但患者术后视力达到 0.05(1 ~ 5 个 ETDRS 字母 /m),这或许说明,黄斑以外的视网膜可以为患者提供 0.05 的视力。

近年来陆续报道 PFCLs 术后填塞的并发症。当填塞超过 1 周时,会诱发各类炎症反应。当 PFCLs 留在玻璃体腔时,注射后会出现弥散,PFCLs 可能会进入前房,尽管没有证据表明有多少 PFCL 及 PFCLs 在玻璃体腔停留多长时间会导致这种并发症,但 PFCLs 放置会诱导角膜内皮损伤,这些已得到动物实验证实。针对兔眼的观察发现,当一半前房充满 PFCLs 时,兔眼会出现严重炎症。1 周内,出现角膜基质水肿,水肿影响了整个角膜区域,而不仅仅是角膜的下半部分。2 周或 4 周后去除 PFCLs,兔眼出现不可逆角膜瘢痕。此外,半数兔眼出现上皮下新生血管。在 Kirchhof 的观察中,2 周以内的 PFCLs 填塞没有使角膜内皮计数显著性下降,超过 2 周，角膜内皮计数出现显著性差异。人眼的结果明显优于兔眼观察结果，考虑是因为玻璃体腔弥散到前房的 PFCLs 数量较少所致。在对兔眼的 4 周随访期间，视网膜出现组织学改变。随观察时间延长，改变程度和 PFCLs 数量增加。PFCLs 穿透视网膜层更深，涉及感光核层和外段层，并产生形态学变化。本例术后患眼的视网膜神经纤维层（ retinal nerve fiber layer，RNFL）平均厚度，出现轻度增厚，这和术后炎症导致的视神经纤维层水肿有关，当 PFCLs 填塞超过 2 周时，RNFL 厚度出现下降，这可能和 RNFL 长期的压迫有关。在动物观察中，玻璃体腔中的 PFCLs 存在 1 周后，在下视网膜内表面观察到单核巨噬细胞的炎症反应。成纤维细胞形成高度组织化的厚假膜，含有大量新形成的细胞外基质成分。同时，在长期放置 PFCLs 的患眼中没有发现 PVR。观察者认为 PFCLs 具有很强的压迫能力，导致 RPE 细胞、化学引诱剂和血清成分在下视网膜内表面无法聚集，缺乏发生 PVR 的物质基础。

## 梁厚成教授病例点评

自从 1987 年，Chang 等使用 PFCLs 作为玻璃体手术中的填充物以来，PFCLs 已成为复杂玻璃体视网膜手术不可或缺的工具。PFCLs 主要用作术中临时填充物，它可以在视网膜脱离中展平视网膜，在 PVR 中剥离增殖膜，协助去除基底部玻璃体，重新复位 GRT，保护黄斑区或托起掉落的晶状体，引流脉络膜上腔出血，术中停止出血，在增生性糖尿病视网膜病变中分离增殖膜，或剥离内界膜。

然而，当 PFCLs 在眼球内保留超过 48 小时，动物和人类都会因为长时间使用 PFCLs 而产生毒性反应。这种毒性主要表现为炎症反应，严重时会导致人和动物发生角膜失代偿、视神经萎缩、顽固性青光眼等并发症。现状是，人们普遍认为应在手术结束时清除 PFCLs。国内外专家公认 PFCLs 在眼球内保留不能超过 48 小时。近年来，情况发生变化，Okonkwo 等个别术者使用 PFCLs 短期填塞玻璃体腔，并未观察到严重毒性损伤，患者获得视网膜复位和视力改善。

本例患者视力改善，为较成功的救治案例，给我们再认识 PFCLs 眼内填充的安全性和有效性提供依据，对临床救治 PVR、GRT 等复杂玻璃体视网膜策略的制订，均有重要的意义和价值。

### 参考文献

1. CHELAZZI P, AZZOLINI C, BELLINA C, et al. Efficacy and safety of vitrectomy without using

perfluorocarbon liquids and drainage retinotomy associated with postoperative positioning based on residual subretinal fluid for rhegmatogenous retinal detachment. J Ophthalmol, 2021, 2021: 5588479.

2. BENNER J D, DAO D, BUTLER J W, et al. Intravitreal methotrexate for the treatment of proliferative vitreoretinopathy. BMJ Open Ophthalmol, 2019, 4 (1): e000293.

3. BHURAYANONTACHAI P, SEEPONGPHUN U. Outcomes of a postoperative perfluorocarbon liquid tamponade for complex retinal detachments: 12 years of experience in southern Thailand. BMC Ophthalmol, 2020, 20 (1): 358.

4. KIRCHHOF B, WONG D, VAN MEURS J, et al. Use of perfluorohexyloctane as a long-term internal tamponade agent in complicated retinal detachment surgery. Am J Ophthalmol, 2002, 133 (1): 95-101.

5. COCO-MARTIN R M, ANDRÉS-IGLESIAS C, SRIVASTAVA G K, et al. Intraocular toxicity caused by meroctane perfluorocarbon liquid. Sci Rep, 2021, 11 (1): 599.

6. MONDELO-GARCÍA C, BANDÍN-VILAR E, GARCÍA-QUINTANILLA L, et al. Current situation and challenges in vitreous substitutes. Macromol Biosci, 2021, 21 (8): e2100066.

7. TOBALEM S J, WEINBERGER A, KROPP M, et al. Chorioretinal toxicity of perfluorooctane (ala octa): Results from 48 surgical procedures in geneva. Am J Ophthalmol, 2020, 218: 28-39.

8. EIGER-MOSCOVICH M, GERSHONI A, AXER-SIEGEL R, et al. Short-term vitreoretinal tamponade with heavy liquid following surgery for giant retinal tear. Curr Eye Res, 2017, 42 (7): 1074-1078.

9. SAKAMOTO M, KUNIYOSHI K, HAYASHI S, et al. Total retinal detachment and contractile movement of the disc in eyes with morning glory syndrome. Am J Ophthalmol Case Rep, 2020, 20: 100964.

10. OKONKWO O N, HASSAN A O, AKANBI T. Autologous neurosensory retinal transplantation: A report of three cases. J Ophthalmic Vis Res, 2021, 16 (1): 68-76.

11. BABU N, KOHLI P, KUMAR K, et al. Two-staged surgery as an alternative to buckle-vitrectomy for rhegmatogenous retinal detachment complicated by choroidal detachment. Int Ophthalmol, 2021, 41 (1): 135-141.

12. CHANG S. Low viscosity liquid fluorochemicals in vitreous surgery. Am J Ophthalmol, 1987, 103 (1): 38-43.

13. UNG C, LAÍNS I, PAPAKOSTAS T D, et al. Perfluorocarbon liquid-assisted intraocular foreign body removal. Clin Ophthalmol, 2018, 12: 1099-1104.

14. MIKHAIL M A, MANGIORIS G, BEST R M, et al. Management of giant retinal tears with vitrectomy and perfluorocarbon liquid postoperatively as a short-term tamponade. Eye (Lond), 2017, 31 (9): 1290-1295.

15. NAGPAL M, CHAUDHARY P, WACHASUNDAR S, et al. Management of recurrent rhegmatogenous retinal detachment. Indian J Ophthalmol, 2018, 66（12）: 1763-1771.

16. SAMANTA R, SOOD G, WAGHAMARE S R, et al. Management of a unique case of post-traumatic posterior giant retinal tear and macular hole-associated rhegmatogenous retinal detachment. Indian J Ophthalmol, 2020, 68（11）: 2577-2580.

17. LI K X, CARDUCCI N, MOINUDDIN O, et al. Contemporary management of complex and non-complex rhegmatogenous retinal detachment due to giant retinal tears. Clin Ophthalmol, 2021, 15: 1013-1022.

18. ASTIR S, SHROFF D N, GUPTA C, et al. Bimanual 25-gauge chandelier technique for direct perfluorocarbon liquid-silicone oil exchange in retinal detachments associated with giant retinal tear. Indian J Ophthalmol, 2018, 66（12）: 1849-1851.

（郭勇　梁厚成）

# 病例 11
## 以青光眼首诊于眼科的儿童 I 型神经纤维瘤病

## 病例介绍

患儿，男，11岁，左眼视力差伴高眼压1年余。1年前于外院体检发现左眼视力差、眼压高，不规律点用局部降眼压药物（具体不详），控制欠佳，为进一步控制眼压就诊。

专科检查。视力：右眼 0.12，左眼 0.08。矫正视力：右眼 –2.50 DS/–1.25 DC × 165° → 1.0，左眼 –11.00 DS/–2.00 DC × 25° → 0.4。眼压：右眼 14.3 mmHg，左眼 35.7 mmHg。双眼睑闭合良好，无水肿、肥厚或下垂，未扪及肿物。双眼球运动无受限。结膜无水肿、充血。右眼角膜透明，前房中深，虹膜表面散在黄棕色边界清楚的胶样结节（图 11-1A），瞳孔圆，直径约 3 mm，对光反射灵敏，晶状体透明，眼底视乳头边界清、颜色可，杯盘比 0.3，视网膜平伏，部分微血管迂曲，黄斑中心凹光反射可见（图 11-2A）。左眼角膜透明，前房中深，1～5 点位周边虹膜前粘连，虹膜表面散在黄棕色边界清楚的胶样结节，瞳孔欠圆，直径约 4～5 mm，2～3 点位瞳孔缘色素外翻（图 11-1B），对光反射存在，晶状体透明，眼底视乳头大（面积约右眼视盘 3 倍），边界清、颜色稍淡，杯盘比 0.4，视网膜平伏，视乳头鼻上、颞侧和下方见条带状脉络膜萎缩灶，颞侧视网膜血管走行平直，部分微血管迂曲，黄斑中心凹光反射欠清（图 11-2B）。Goldmann 眼压：右眼 16 mmHg，左眼 32 mmHg。24 小时动态眼压监测：右眼 12 mmHg（8 点）～ 18.7 mmHg（23 点）。左眼 16.3 mmHg（2 点）～ 35.7 mmHg（20 点）。视野检查可信度低。A 型超声角膜厚度测量：右眼 576 μm，左眼 580 μm。眼部 B 超检查：右眼眼轴 23.0 mm，左眼眼轴 28.4 mm，双眼玻璃体轻度混浊，双眼球后壁未见明显视网膜脱离条带。超声生物显微镜检查：右眼全周房角开放，左眼 7～8 点位睫状体撕裂，房角增宽，余部位虹膜根部前粘连，房角关闭。光学相干断层扫描检查：右眼视网膜神经纤维层厚度未见明显异常，左眼上方及下方视网膜神经纤维层变薄。角膜内皮细胞检查：双眼角膜内皮细胞大小、形态基本正常。内皮细胞密度：右眼（3660±179）个 /mm²，左眼（3420±153）个 /mm²。近红外扫描激光眼底成像：双眼脉络膜散在斑片状高亮结节灶，部分病灶浅表视网膜微血管迂曲（图 11-3）。

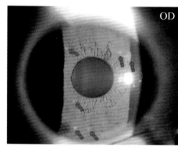
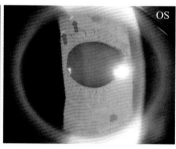

红箭头指向黄棕色胶样结节，即 Lisch 结节。

图 11-1　双眼前节照相

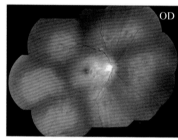
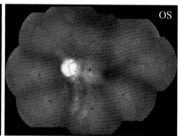

图 11-2　彩色眼底照相

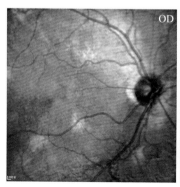
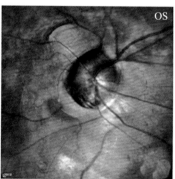

图 11-3　近红外扫描激光眼底成像

## 诊断思维

本例患儿因"视力下降、眼压升高"就诊，专科检查发现左眼高眼压、周边部虹膜前粘连、房角关闭、瞳孔变形、瞳孔缘色素外翻，以及眼轴增长、视网膜神经纤维层变薄等眼部表现，诊断为左眼青光眼。根据患儿病史及眼部表现初步排除原发性青光眼，患儿眼前节体征与虹膜角膜内皮综合征（iridocorneal endothelial syndrome，ICE）的虹膜萎缩、虹膜前粘连、房角关闭等征象类似，但角膜内皮检查可见角膜内皮细胞形态、数量正常，未发现特征性的 ICE 细胞改变，因而排除了 ICE 继发青光眼的可能。那么是否意味着该患儿为青少年型青光眼，或是由其他原因所致的继发性病变呢？经对检查结果的再次仔细回顾，患儿双眼虹膜表面散在分布的黄棕色边界清楚的胶样结节、双眼脉络膜散在斑片状高亮结节灶及视网膜微血管异常为诊断带来了突破。

## 诊疗思路和经过

进一步详细追问患儿病史，家长诉患儿自幼全身多处深色"胎记"。全身查体发现患儿生长发育及营养状态良好，神志清，精神可，全身皮肤散在分布数十个大小不一的咖啡牛奶斑，最大者约 12 cm × 5 cm（图 11-4）。头颅 MRI：左侧额叶、丘脑、基底节区、脑室旁、大脑脚、右侧小脑半球多发片状稍长 $T_2T_1$ 信号，FLAIR

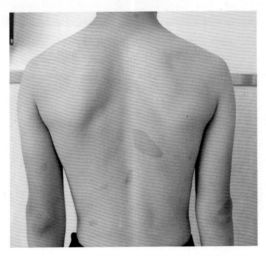

图 11-4　患儿背部、躯干及四肢皮肤外观

像呈高信号；左侧眼球前后径增大，左侧视神经孔及蝶鞍扩大，左侧视神经孔周围软组织影，与视神经分界不清；未见听神经瘤改变（图 11-5）。结合患儿病史、全身及眼部表现和辅助检查结果，临床诊断：神经纤维瘤病Ⅰ型（neurofibromatosis typeⅠ，NF-Ⅰ）合并左眼青光眼。请儿科、皮肤科、神经内科等相关科室会诊后，建议患者定期随访观察。左眼青光眼予以局部点用卡替洛尔滴眼液（2次/天）和1%布林佐胺滴眼液（3次/天）。随访 12 个月，患儿全身病变稳定，视力、眼压维持良好，末次随访眼压：右眼 12 mmHg，左眼 21 mmHg。

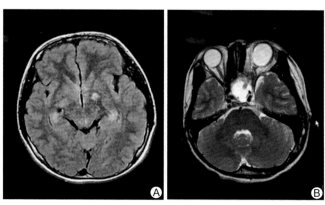

A.经脑桥上部层面；B.第三脑室下部层面。

图 11-5　头颅磁共振

## 病例解析

　　神经纤维瘤病（neurofibromatosis，NF），属于斑痣性错构瘤，是由神经嵴细胞异常分化所致的多系统损害疾病，可累及皮肤、骨骼、肌肉、内脏、神经系统及眼部。1987 年世界卫生组织将其分为Ⅰ、Ⅱ两型（NF-Ⅰ和 NF-Ⅱ）。NF-Ⅰ，又称 Von Recklinghausen 综合征，主要特征为周围神经多发性神经纤维瘤及皮肤咖啡牛奶斑。NF-Ⅰ的患病率约 1/3000，无明显种族、性别差异，其中 50% 有家族遗传史。1988 年美国国家卫生协会提出 NF-Ⅰ的诊断标准：①6 个或 6 个以上的皮肤咖啡牛奶斑（青春期前其最大直径大于 5 mm，青春期后大于 15 mm）；②2 个或 2 个以上的虹膜 Lisch 结节（虹膜错构瘤）；③腋窝或腹股沟雀斑样改变；④视神经胶质瘤；⑤特征性骨损害，如长骨骨质变薄，伴有或不伴有假性关节炎；⑥2 个或 2 个以上任何类型的神经纤维瘤病灶，或 1 个丛状神经纤维瘤病灶；⑦一级亲属中有 NF-Ⅰ患者。具有上述 2 个或 2 个以上临床特征即可确诊 NF-Ⅰ。大约 95% 的 NF-Ⅰ患者

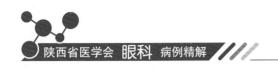

在 8 岁时达到诊断标准，所有患者在 20 岁时都可达到诊断标准。NF-Ⅱ的诊断参考 2017 年 Manchester 提出的标准，至少满足下列 1 项：①在 70 岁前诊断为双侧听神经瘤；②直系亲属在 70 岁前诊断为 NF-Ⅱ或单侧听神经瘤；③直系亲属患有 NF-Ⅱ或单侧听神经瘤或以下病变中至少 2 项：脑膜瘤、白内障、神经鞘瘤、脑钙化；④多发脑膜瘤伴有以下病变中至少 2 项：单侧听神经瘤、白内障、室管膜瘤、神经鞘瘤、脑钙化。NF-Ⅱ与 NF-Ⅰ鉴别的最主要特征为听神经瘤的存在。NF-Ⅱ的眼部受累通常表现为晶状体后囊下混浊。

　　NF-Ⅰ患者眼部表现包括：①眼眶丛状神经纤维瘤，通常在 2 岁后出现，单侧发生，可致不对称性的上睑下垂及睑缘变形。②先天性蝶骨大翼缺失，常为单侧骨缺损，同时累及眶板和额骨，可继发于相关的眼眶丛状神经纤维瘤，也可是孤立的骨性异常。③虹膜错构瘤，又称 Lisch 结节，数量及大小可随年龄而逐渐增加，2 岁前不常见，5～6 岁患儿约 1/2 出现此体征，21 岁以上的成年人均可检出。④结膜神经纤维瘤，罕见，呈粉红色，多侵犯边缘部位的结膜。⑤青光眼，较为罕见，见于 1%～2% 的 NF-Ⅰ患者，多为单眼发病。在同侧眶面部受累的患者中发生率相对较高。⑥眼球增大，NF-Ⅰ患者眼内压升高常引起不对称性、进行性眼球增大。有报道指出神经纤维瘤组织释放的局部生长因子可能导致没有青光眼的患者也可出现眼球增大，此外，眼睑受累的患者也会由视网膜成像受阻导致轴性近视的发展。⑦脉络膜结节灶。⑧视网膜微血管异常，可表现为血管迂曲、"开瓶器"样改变及"烟雾状"改变 3 种模式，通常起源于颞侧视网膜静脉的二级或三级血管，位于浅表毛细血管丛。⑨视神经胶质瘤，为低级别毛细胞型星形细胞瘤，常发生于 7 岁以下儿童中，多无症状，但也可造成视力下降、视野缩小、上睑下垂、突眼等临床症状。

　　本例患儿初步诊断为左眼青光眼，进而根据双眼虹膜 Lisch 结节等细节考虑到全身系统性病变的可能。进一步追问患儿病史后，全身查体发现了皮肤特征性的咖啡牛奶斑，满足了 NF-Ⅰ诊断标准的①②两项。头颅 MRI 检查，见颅内多发斑片状异常信号，符合 NF-Ⅰ的颅内改变；且未见听神经瘤，可与以听神经瘤为特征性表现的 NF-Ⅱ相鉴别；同时，左侧视神经孔周围软组织影且与左侧视神经分界不清，不除外视神经胶质瘤的可能。综上所述明确患儿诊断为 NF-Ⅰ，合并左眼青光眼。NF-Ⅰ伴发青光眼的机制可能有：①神经纤维瘤直接侵犯房角；②神经纤维瘤侵犯睫状体及脉络膜，引起厚度增加；③纤维血管膜增生，虹膜周边前粘连；④前房角先天发育不良。近年来也有报道指出继发于前房角内皮化的眼球血管膜外翻与 NF-Ⅰ合并青光眼的发展有关。多数患者合并青光眼并非由单一机制引起，而是多种潜在因素共同作用的结果。

本例患儿眼部的虹膜 Lisch 结节、眼底脉络膜结节灶和视网膜微血管异常对 NF-I 的诊断有着重要意义。Lisch 结节由黑色素细胞、成纤维细胞和肥大细胞组成，是一种良性色素性病变，通常不会损害视力。一般双眼发生，无血管，有一定颜色变异，可呈白色、黄色或棕色。而脉络膜结节灶则由增殖的施万细胞组成，以后极部多发，一般常规检眼镜或荧光素血管造影检测不到，但近红外扫描激光眼底成像则可显示为脉络膜明亮的斑片状结节灶。本例患儿视网膜微血管异常表现为简单的血管迂曲，且位于脉络膜结节灶的表面。有报道指出血管异常分布与脉络膜结节灶具有一定相关性，其发生机制可能与脉络膜结节分泌的血管生长因子有关，也可能与同样起源于胚胎神经嵴细胞的血管运动神经功能障碍有关。

NF-I 眼部病变可表现为多部位受累，主要进行对症治疗。合并青光眼时可进行药物降眼压治疗，若病情出现进展，则可根据不同的发病机制选择引流阀植入术、小梁切除术、房角切开术等手术或联合治疗，以减少不良预后。近来有报道显示脉络膜病灶与 Lisch 结节及眼压相关，在随访中需要对此加以关注。对于脉络膜病变，由于近红外扫描激光眼底成像具有敏感、无创的优点，因此是重要的随访监测手段之一。此外，鉴于 NF-I 患儿中视神经胶质瘤的高发生率，对于 13 岁以下的患儿，通常需要每年接受一次眼科检查，包括视力、眼底检查等，但对无症状患者常规进行 MRI 检查意义不大。本例患儿影像学检查发现视神经胶质瘤征象，应在发现的第 1 年内至少进行 4 次眼科和 MRI 检查，随后的 2～3 年可逐渐延长检查间隔。目前较为公认的 NF-I 中视神经胶质瘤的干预指征为视力下降低于 4.8（20/32）或进展性的视野缺损，治疗方案首选化疗，手术治疗通常用于晚期疾病的治疗。

## 🗒 胡丹教授病例点评

NF-I 是一种复杂多变的系统性疾病，可造成全身多系统损害，一旦临床确诊，则需要多学科医师共同参与、综合诊治。目前我国 NF-I 患者多于皮肤科、普通外科、儿科等首诊，以眼科症状首发并确诊的报道并不多见，但眼部表现同样是确诊 NF-I 的有力证据，也是疾病进展中不可忽视的环节。本例患儿初诊为单眼青光眼，但经过细致的眼部检查发现虹膜 Lisch 结节等特征性表现，进而考虑 NF-I 的可能性，并随之进行了针对性的全身检查，明确其神经系统和皮肤等全身病变，从而避免了误诊和漏诊。同时，本例患儿的虹膜、视网膜及脉络膜均有受累，病变特征典型，进一步深入了解这些 NF-I 相关的眼部表现将有助于对其准确识别与诊断。综上所述，在临床诊疗中，不能忽视眼部病变与全身疾病的密切关系，应当重视全身查体的重要性；另外，在单眼青光眼婴幼儿的诊疗中，也要考虑有 NF-I 伴发的可能，并且对确诊为 NF-I 的患者，应当详细检查并记录眼部情况，并做好随访监测，从而尽可能保护患者的视功能。

## 参考文献

1. GUTMANN D H, FERNER R E, LISTERNICK R H, et al. Neurofibromatosis type 1. Nat Rev Dis Primers, 2017, 3：17004.

2. Neurofibromatosis. Conference statement. National Institutes of Health Consensus Development Conference. Arch Neurol, 1988, 45（5）：575-578.

3. KINORI M, HODGSON N, ZEID J L. Ophthalmic manifestations in neurofibromatosis type 1. Surv Ophthalmol. 2018, 63（4）：518-533.

4. REN Y, CHARI DA, VASILIJIC S, et al. New developments in neurofibromatosis type 2 and vestibular schwannoma. Neurooncol Adv, 2020, 3（1）：vdaa153.

5. ABDOLRAHIMZADEH B, PIRAINO D C, ALBANESE G, et al. Neurofibromatosis：an update of ophthalmic characteristics and applications of optical coherence tomography. Clin Ophthalmol, 2016, 10：851-860.

6. MORALES J, CHAUDHRY I A, BOSLEY T M. Glaucoma and globe enlargement associated with neurofibromatosis type 1. Ophthalmology, 2009, 116（9）：1725-1730.

7. MORAMARCO A, MIRAGLIA E, MALLONE F, et al. Retinal microvascular abnormalities in neurofibromatosis type 1. Br J Ophthalmol, 2019, 103（11）：1590-1594.

8. HIRBE A C, GUTMANN D H. Neurofibromatosis type 1：a multidisciplinary approach to care. Lancet Neurol, 2014, 13（8）：834-843.

9. ABDOLRAHIMZADEH S, FAMELI V, MOLLO R, et al. Rare diseases leading to childhood glaucoma：epidemiology, pathophysiogenesis, and management. Biomed Res Int, 2015, 2015：781294.

10. EDWARD D P, MORALES J, BOUHENNI R A, et al. Congenital ectropion uvea and mechanisms of glaucoma in neurofibromatosis type 1：new insights. Ophthalmology, 2012, 119（7）：1485-1494.

11. MORAMARCO A, GIUSTINI S, NOFRONI I, et al. Near-infrared imaging：an in vivo, non-invasive diagnostic tool in neurofibromatosis type 1. Graefes Arch Clin Exp Ophthalmol, 2018, 256（2）：307-311.

12. ABDOLRAHIMZADEH S, FELLI L, PIRAINO D C, et al. Retinal microvascular abnormalities overlying choroidal nodules in neurofibromatosis type 1. BMC Ophthalmol, 2014, 14：146.

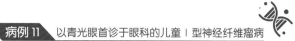

13. CASSIMAN C, CASTEELS I, STALMANS P, et al. Optical coherence tomography angiography of retinal microvascular changes overlying choroidal nodules in neurofibromatosis type 1. Case Rep Ophthalmol, 2017, 8（1）: 214-220.

14. 李倩，王建荣，李忠恩．神经纤维瘤病 I 型合并青光眼一例．中华眼科杂志，2015, 51（2）: 138-139.

15. COLÁS-TOMÁS T, GUTIÉRREZ-DÍAZ E, TEJADA-PALACIOS P, et al. Management of congenital glaucoma in neurofibromatosis type 1: a report of two cases. Int Ophthalmol, 2010, 30（2）: 211-214.

16. MAKINO S, TAMPO H, ARAI Y, et al. Correlations between choroidal abnormalities, Lisch nodules, and age in patients with neurofibromatosis type 1. Clin Ophthalmol, 2014, 8: 165-168.

17. DE BLANK P M K, FISHER M J, LIU G T, et al. Optic pathway gliomas in Neurofibromatosis Type 1: an update: surveillance, treatment indications, and biomarkers of vision. J Neuroophthalmol, 2017, 37 Suppl 1: S23-S32.

（严宏祥　张自峰　王雨生）

# 病例 12
# 青年单眼眼弓形体性脉络膜视网膜炎

## 病例介绍

患者，女，30 岁，左眼眼前黑影伴视力下降 20 余天，于 2020 年 11 月 19 日就诊。患者 1 周前无明显诱因出现左眼眼前黑影，伴视力逐渐下降，无眼痛和眼球转动痛，当地医院考虑为"左眼脉络膜视网膜炎"，给予青霉素和银杏叶提取物注射物静脉滴注治疗，症状无缓解，并进一步加重。

既往史：有双眼屈光不正病史；否认全身用药史；否认猫狗接触史；常吃烧烤类食物。家族史：育有 1 子，4 周岁，未见异常。其他成员身体健康。

专科检查。视力：右眼 0.12，左眼 0.04。矫正视力：右眼 1.0，左眼 0.15。眼压：右眼 15.1 mmHg，左眼 20.1 mmHg，右眼眼前节及眼底未见异常。左眼角膜可见灰白色 KP（＋），房水闪辉（＋），晶状体未见明显混浊，玻璃体混浊，玻璃体细胞（＋＋），眼底模糊可见颞上方血管弓处及鼻上方赤道后灰白色病灶，大小约 1.5 PD(图 12-1A)。左眼 B 超：玻璃体混浊，炎性可能性大，球后壁粗糙（图 12-1B）。左眼 OCT：玻璃体混浊，玻璃体后界膜增厚，后界膜上可见串珠样高反光物质，视网膜表面可见高反光物质沉积，病灶处视网膜内侧组织反射增高（图 12-1C）。FFA 模糊可见视乳头晚期渗漏，周边血管渗漏（图 12-1D）。全身检查血常规（－），尿常规（－），凝血（－），肝肾功能未见异常，免疫八项未见异常，肺部 CT 未见异常，T-SPOT（－）。完善相关眼科检查，于 2021 年 11 月 28 日给予患者左眼抽取前房水检测，此时的眼部情况较 2020 年 11 月 19 日相比并未有加重，房水宏基因组高通量测序，结果显示为弓形虫感染。TORCH 检测结果显示弓形虫 IgG（＋），弓形虫 IgM（－）。

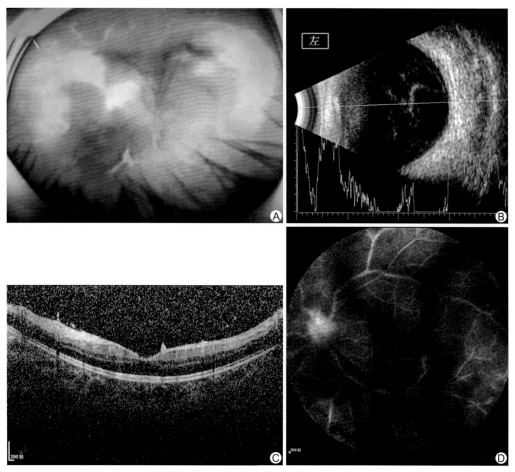

A. 左眼欧堡照相；B. 左眼 B 超；C. 左眼 OCT；D.FFA。

图 12-1　左眼专科检查

## 诊断思维

　　根据目前患者眼科检查及宏基因组高通量测序结果，诊断为左眼弓形体性脉络膜视网膜炎，双眼屈光不正。根据典型的眼底表现，眼弓形虫病可明确诊断，但是本例患者左眼玻璃体混浊严重，眼底窥不清，当临床诊断不能通过眼底检查确定时，可以对眼内液中弓形虫抗体滴度或弓形虫 DNA 进行检测，具有较高的灵敏度和特异性。在临床诊断为眼弓形虫病的免疫功能良好的患者中，通过 Goldmann-Witmer 系数（goldmann-witmer coeifficient，GWC）检测了眼内弓形虫抗体，该系数比较了眼内液和血清中的弓形虫特异性抗体，比值＞4 常用于确诊。也可通过 PCR

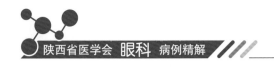

检测眼内液弓形虫 DNA，有报道其特异性为 100%，但灵敏度较低，PCR 技术仅能在 30%～40% 的病例中扩增出弓形虫 DNA。

在本例患者中，我们通过房水宏基因组高通量测序，检测出弓形虫 DNA 并具有高度置信性，虽然 TORCH 检测结果显示弓形虫 IgG（+），弓形虫 IgM（–），其提示全身并没有弓形虫急性感染，结合患者 2020 年 11 月 19 日和 2021 年 11 月 28 日的眼部情况和病程改变，也符合眼弓形虫感染性视网膜脉络膜炎的病变发展过程。

## 诊疗思路和经过

在治疗上，给予患者口服复方磺胺甲噁唑片（复方新诺明），每片含活性成分甲氧苄啶 80 mg 和磺胺甲噁唑 400 mg，每次 2 片，每 8 小时一次。患者于 2021 年 2 月 22 日复诊时眼部（图 12-2）：患者自觉左眼视力提高，眼前黑影减轻，右眼前节及眼底未见异常。视力：左眼 0.2。矫正视力：左眼 0.5。眼压：左眼 14.1 mmHg。左眼角膜可见灰白色 KP（–），房水闪辉（–），晶状体未见明显混浊，玻璃体混浊较前减轻，玻璃体细胞（+），眼底略模糊可见视乳头边界欠清，颞上方血管弓处及鼻上方赤道后可见灰白色病灶边界清晰，病灶范围缩小，其上可见色素沉着，颞上方及鼻侧动脉旁可见白鞘样改变。左眼黄斑区 OCT 示基本恢复正常，病灶处 OCT 可见玻璃体后界膜增厚，视网膜全层组织结构紊乱，反射增强，RPE 层与 Bruch 膜分离。考虑患者病情得到明显缓解，继续给予复方新诺明治疗，剂量同前。于 2021 年 5 月 14 日再次复诊

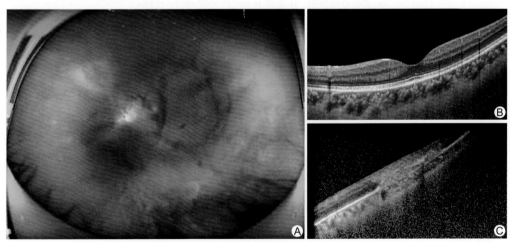

A. 左眼欧堡照相；B. 左眼黄斑区 OCT；C. 左眼病灶处 OCT。

图 12-2 左眼复诊专科检查（2021.02.22）

时（图 12-3）：患者自觉左眼视力显著提高，眼前黑影明显减轻，右眼前节及眼底未见异常；视力：左眼 0.2。矫正视力：左眼 0.8。眼压：左眼 15.3 mmHg。左眼角膜可见灰白色 KP（－），房水闪辉（－），晶状体未见明显混浊，玻璃体轻度混浊，玻璃体细胞（－），眼底可见视乳头边界清，颞上方血管弓处及鼻上方赤道后可见色素紊乱。病灶处 OCT 可见玻璃体后界膜增厚，视网膜层间组织结构渐清晰，RPE 层与 Bruch 膜分离。患者眼部情况基本稳定，停用复方新诺明。

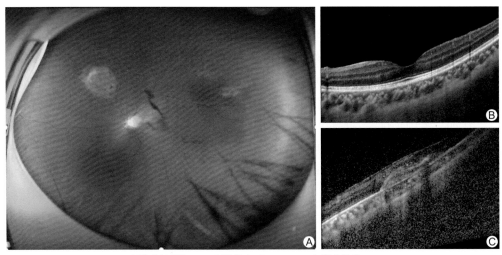

A. 左眼欧堡照相；B. 左眼黄斑区 OCT；C. 左眼病灶处 OCT。

图 12-3　左眼复诊专科检查（2021.05.14）

## 📋 病例解析

　　眼弓形虫病是一种由刚地弓形虫引起的脉络膜视网膜感染，在美国和欧洲国家弓形虫高流行区，弓形体性脉络膜视网膜炎是视力损害的主要原因，占后葡萄膜炎的 30% ～ 55%。准确的诊断在很大限度上依赖于本病的特征性临床表现，但在非典型病例的表现中，可能给诊断带来一定挑战，导致误诊和不适当的治疗。有关诊断眼部弓形虫病的分子生物学技术已存在多年，现在许多国家已将其作为标准实验室检测手段。用 PCR 在房水或玻璃体中检测寄生虫 DNA 可为快速诊断提供可靠的证据。口服乙胺嘧啶和磺胺嘧啶加全身皮质类固醇是治疗眼部弓形虫病的有效方法。

　　猫是弓形虫的最终宿主，而人类和其他哺乳动物则是中间宿主。传播途径有很多，包括摄入感染组织囊肿的生肉或未煮熟的肉、摄入被卵囊污染的食物和水、摄入被速殖子污染的鸡蛋和牛奶等。本例患者为青年女性，突发单眼视力下降伴眼前

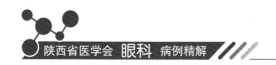
黑影，既往常吃烧烤类食物，可能是其易感染弓形虫的一个原因。本例患者玻璃体混浊特点不明确，从玻璃体混浊的角度来看，与以下疾病引起的玻璃体混浊相鉴别。

（1）感染性葡萄膜炎。对梅毒性葡萄膜炎和结核性葡萄膜炎先进行排除，本病例进行了免疫以及结核相关检测，均为阴性，故先排除这两项感染的可能。病毒感染性葡萄膜炎的玻璃体混浊特点不明确，免疫功能正常的患者常见感染为疱疹病毒性视网膜脉络膜炎，眼底可见周边坏死灶。真菌感染的葡萄膜炎典型的玻璃体混浊特点为串珠样混浊或者蓬松状混浊，且常伴有患者免疫功能低下。眼弓蛔虫感染可伴有严重的玻璃体炎，通过 UBM 可见，周边玻璃体的囊样或片状玻璃体混浊，B 超可见层状玻璃体混浊，典型病例呈现"圣诞树样外观"。本病例不具备典型的真菌或者弓蛔虫感染的玻璃体混浊特点，但不能除外病毒感染的可能。典型的弓形体性脉络膜视网膜炎伴有严重玻璃体混浊时，采用间接检眼镜进行眼底检查可隐约窥见病灶，犹如"雾中头灯"，这是由严重的玻璃体炎引起的，本病例在玻璃体混浊上也不能排除眼弓形体感染，故患者进行房水检测宏基因组高通量测序。

（2）非感染性葡萄膜炎。中间葡萄膜炎多双眼发病，典型的玻璃体混浊为雪球或者雪堤样混浊，通过 FFA 和 ICGA 可进一步鉴别。匍行性脉络膜炎一般玻璃体轻度混浊，伴少量玻璃体细胞，眼底可见视乳头旁青灰色或奶油状视网膜下病灶。本病例具有严重玻璃体炎症，并根据本病例眼前节反应及病程进展程度高度怀疑为感染性炎症。

（3）新生物导致的伪装综合征。常见于淋巴瘤，多见于 50 岁以上患者，玻璃体混浊常表现为致密混浊，眼底 FFA 为豹斑样改变，本病例为青年女性，眼底特征和玻璃体混浊特点也不符合淋巴瘤的改变。

本病例就诊时眼底模糊可见灰白色坏死病灶，FFA 提示视乳头晚期渗漏及血管炎改变，我们又仔细观察患者第 1 次就诊时欧堡照相，模糊可见下方及鼻侧动脉血管白鞘样改变。在细胞内繁殖的病原体中，引起视网膜组织坏死病灶的常见病原体为病毒和弓形体，两者可伴有视网膜血管炎，并表现为视网膜动脉受累，所以本病例从眼底病灶及血管改变上来看，也不能对病毒和弓形体进行鉴别诊断而明确诊断。弓形虫病的典型眼部表现：病灶为单眼边界不清的白色病灶、局灶性坏死性视网膜炎或视网膜脉络膜炎，病灶周围可见脉络膜视网膜瘢痕。前葡萄膜炎的严重程度可以从轻微的反应到强烈的炎症。前葡萄膜炎可以是肉芽肿性或非肉芽肿性炎症。非典型眼后段表现包括多灶性视网膜脉络膜炎、轻度或无玻璃体炎、大于 2 个视乳头直径的病灶且其周围无相关视网膜脉络膜瘢痕、视乳头被累及、浆液性视网膜脱离、视网膜新生血管等。在本病例中，患者眼前节反应轻微，眼底病灶周围未见脉络膜视网膜瘢痕，并且视乳头受累及这些非典型的弓形虫眼底改变也给我们的诊断带来了一定挑战。OCT 作为一个重要的辅助检查工具，可以很好地体现眼弓形虫病患者玻璃体视网膜交界面的异常改变，包括玻璃体后界膜增厚伴有后脱离，玻璃体内形成不规则高反射物，随着病程进展，增厚的玻璃体后界膜可最终形成视网膜前膜，玻璃体腔内高反射物逐渐消失。在本例患者的 OCT 中，我们也看到了玻璃体腔后界膜的增厚伴局部后脱离、玻璃体腔内及后界膜上可见不规则的高反射物质，以及随着病情的缓解高反射物质的消失。在病变的急性期，病灶处 OCT 改变还包括视网膜内侧反射增高、视网膜层间结构不清、视网膜各层水肿增厚、RPE 与 Bruch 膜的分离，神经上皮脱离、病灶下方脉络膜增厚等改变。本例患者在后期玻璃体炎症减轻后，我们也对病灶处进行了 OCT 扫描，也有以上提及的 OCT 改变，也支持眼弓形体性脉络膜视网膜炎的诊断。

在大多数情况下，弓形体性脉络膜视网膜炎是一种自限性疾病。未经治疗的病灶一般在 1 个月或 2 个月后开始愈合，病变过程是可变的，也可能持续数月，有专家建议对不影响视力的眼弓形虫感染可不给予治疗。如果疾病扩展到对视力至关重要的结构，包括黄斑和视神经或严重的玻璃体炎症，需给予治疗。在治疗方案的选择上，我们给予复方新诺明口服治疗，每片含活性成分甲氧苄啶 80 mg 和磺胺甲噁唑 400 mg，患者治疗有效，在整个病程中并未给予激素治疗，是否激素应用会缩短病程或者是预防复发等作用还有待进一步证实。对最近的研究数据提出使用其他治疗方法，包括玻璃体内注射克林霉素。持久而严重的玻璃体混浊、药物治疗无效时或者随病程发展出现牵拉性视网膜脱离或孔源性视网膜脱离时，可进行玻璃体切割手术。

## 王雨生教授病例点评

眼弓形虫病是由刚地弓形虫引起的眼部感染性疾病，可分为先天性和后天性两种，后者居多。典型的临床表现为局灶性坏死性视网膜脉络膜炎，可伴有玻璃体炎和前葡萄膜炎，病灶消退后可留下色素性瘢痕改变；少数患者可表现为视乳头炎和视网膜血管炎等。本病在欧美国家较常见，是眼后节感染的常见原因，但目前在我国相对少见，原因尚不明确，属于疾病流行特征，还是对疾病认识不足。

本例患者为青年女性，喜食烧烤，突发单眼视力下降，眼前节轻度炎症反应，严重的玻璃体炎，眼底视乳头边界不清，有 2 处灰白色视网膜脉络膜坏死病灶，伴眼底周边部血管炎性改变。该患者存在弓形虫感染的易感因素，通过全身和眼部检查排除了结核、梅毒、人类免疫缺陷病毒（human immunodeficiency virus，HIV）及其他病毒等感染引起眼病的可能，结合房水弓形虫 DNA 阳性，以及患者对复方新诺明抗感染治疗应答效果明显等证据，临床诊断成立。本病例就诊时病灶旁无陈旧性改变，可能与疾病首发且尚处于早期阶段有关；在治疗随访中看到了病灶周围出现色素沉着，支持上述推测。在急性期及在病程中对病灶进行 OCT 扫描，精确显示了眼弓形虫病对玻璃体、视网膜和脉络膜结构的损害和恢复情况。本病例从迷雾背后探寻疾病的真相，使患者得到了及时有效的治疗，为较成功的救治案例。病例资料翔实，临床诊疗思路清晰，推理和讨论有据，对提高临床诊疗经验有一定的价值。需要说明 3 点：一是疾病诊断应立足临床特征，尤其是眼部典型的临床表现，血清学抗体检测在人群中阳性率较高、特异性不强，不能仅依此结果下结论，必要的眼内液检测（包括病原学、抗体和 DNA 等）对排除其他疾病和辅助诊断有一定的意义，但仍需基于临床特征性表现之上；二是治疗的时机和方案需个性化，本例患者只使用了抗原虫的复方新诺明，也有联合泼尼松或克林霉素的"三联"或"四联"疗法效果良好的文献或报道，因本病还具有一定的自愈性，因此有关治疗的时机和方案尚需今后在临床积累经验；三是注重长期随访，本病具有一定的复发性，并有引发如视网膜脱离、脉络膜新生血管形成和青光眼等致盲性严重并发症的可能，长期随访很有必要。

## 参考文献

1. JOLTIKOV K A, LOBO-CHAN A M. Epidemiology and risk factors in non-infectious uveitis: a systematic review. Front Med（Lausanne），2021，8：695904.

2. OZGONUL C, BESIRLI C G. Recent developments in the diagnosis and treatment of ocular toxoplasmosis. Ophthalmic Res, 2017, 57（1）：1-12.

3. DUNAY I R, GAJUREL K, DHAKAL R, et al. Treatment of toxoplasmosis: historical perspective, animal models, and current clinical practice. Clin Microbiol Rev, 2018, 31（4）：e00057-17.

4. KIJLSTRA A, JONGERT E. Control of the risk of human toxoplasmosis transmitted by meat. Int J Parasitol, 2008, 38（12）：1359-1370.

5. WU X N, LIGHTMAN S, TOMKINS-NETZER O. Viral retinitis: diagnosis and management in the era of biologic immunosuppression: a review. Clin Exp Ophthalmol, 2019, 47（3）：381-395.

6. TIRPACK A R, DUKER J S, BAUMAL C R. An outbreak of endogenous fungal endophthalmitis among intravenous drug abusers in New England. JAMA Ophthalmol, 2017, 135（6）：534-540.

7. CHEN J, LIU Q, LIU G H, et al. Toxocariasis: a silent threat with a progressive public health

impact. Infect Dis Poverty, 2018, 7（1）: 59.

8. BUTLER N J, FURTADO J M, WINTHROP KL, et al. Ocular toxoplasmosis II: clinical features, pathology and management. Clin Exp Ophthalmol, 2013, 41（1）: 95-108.

9. TOUHAMI S, AUDO I, TERRADA C, et al. Neoplasia and intraocular inflammation: From masquerade syndromes to immunotherapy-induced uveitis. Prog Retin Eye Res, 2019, 72: 100761.

10. ROSENBAUM J T, SIBLEY C H, LIN P. Retinal vasculitis. Curr Opin Rheumatol, 2016, 28（3）: 228-235.

11. OREFICE J L, COSTA R A, SCOTT IU, et al. Spectral optical coherence tomography findings in patients with ocular toxoplasmosis and active satellite lesions（MINAS Report 1）. Acta Ophthalmol, 2013, 91（1）: e41-47.

12. CASOY J, NASCIMENTO H, SILVA L M P, et al. Effectiveness of treatments for ocular toxoplasmosis. Ocul Immunol Inflamm, 2020, 28（2）: 249-255.

13. JASPER S, VEDULA S S, JOHN S S, et al. Corticosteroids as adjuvant therapy for ocular toxoplasmosis. Cochrane Database Syst Rev, 2017, 1（1）: CD007417.

（白淑玮　王海燕　毕春潮）

# 病例 13
# 不典型前部型永存原始玻璃体增生症

## 病例介绍

患儿，男，7 岁，摔伤后右眼瞳孔区变白、眼球胀痛伴头痛、呕吐 3 天。

专科检查。矫正视力：右眼光感，左眼 1.0。眼压：右眼 42.3 mmHg，左眼 13.5 mmHg。右眼结膜混合充血（+++），角膜轻度水肿，内皮无皱褶，前房浅，瞳孔欠圆，直径 2 mm，对光反射消失，晶状体乳白色混浊，囊膜表面不光滑，色素粘连，后节窥不见（图 13-1）。左眼前后节无异常。随即诊断为"右眼外伤性白内障，右眼继发性青光眼"收入院。

入院后追问病史，7 年前曾发现右眼瞳孔区变白，于当地医院诊断为右眼先天性白内障。故修正诊断为"右眼继发性青光眼，右眼先天性白内障"。

入院后给予降眼压药物控制眼压后，进一步检查。B 超检查提示：右眼玻璃体腔内自晶状体后方至视盘前宽条带样混浊，左眼未见异常。眼轴：右眼 26.32 mm，左眼 22.30 mm。UBM 提示：右眼前房正中深 1.05 mm，3～7 点虹膜向上膨隆，房角关闭，后房消失，晶状体前囊膜回声不规则，不光滑，向瞳孔区凸向前房，其余可见片状中低回声。视觉电生理 F-VEP 提示：右眼 P2、P3 峰时较左眼延迟。再次修正诊断：右眼先天性白内障？右眼持续性胎儿血管化？右眼继发性青光眼。

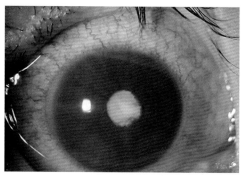

结膜混合充血，角膜轻度混浊，前房浅，瞳孔欠圆，晶状体乳白色混浊。

图 13-1　入院第 1 天右眼前节像

## 诊断思维

由于患儿有明确外伤史及白内障、青光眼体征，初步诊断时考虑为右眼外伤性白内障、右眼继发性青光眼，经过进一步的病史追问及辅助检查完善，患儿的诊断也经过了一波三折的修正。B 超检查中特异性的玻璃体腔内自晶状体后方至视盘前宽条带样混浊成为不容忽视的突破口，考虑患儿是否为右眼持续性胎儿血管化（persistent fetal vasculature，PFV）。PFV 是由于原始玻璃体内血管没有消退，继续增殖所导致的玻璃体先天异常。B 超检查显示晶状体后方紧贴后囊与玻璃体前部、视乳头之间典型的蘑菇状回声，是其典型体征及重要诊断依据（图 13-2）。但仍需要与先天性白内障外伤后晶状体破裂继发青光眼相鉴别。

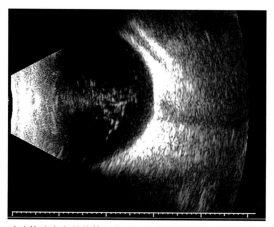

玻璃体腔内自晶状体后方至后极部视网膜前宽条带样混浊。

图 13-2　右眼 B 超

## 诊疗思路和经过

　　排除禁忌证后，全身麻醉下行"右眼白内障摘除＋前部玻璃体切割术"，术前（图 13-3）散瞳后右眼瞳孔直径 5 mm，不规则，虹膜后粘连，晶状体囊膜表面凹凸不平，色素粘连，周边大量粗大的血管组织覆盖。术中（图 13-4）分离虹膜后粘连，见晶状体前囊膜缺失，晶状体乳白色盘状皱缩，剥离后直径约 3 mm，后囊灰白色混浊，增厚质韧，大量血管翳长入。截囊针辅助下打开后囊，眼内剪剪除直

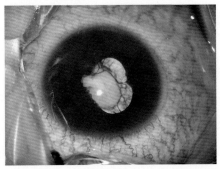

瞳孔不规则，虹膜后粘连，晶状体表面凹凸不平，大量粗大的血管组织覆盖。

图 13-3　术前右眼散瞳相

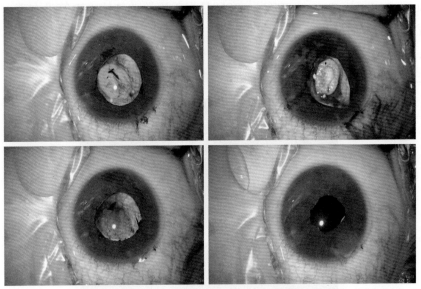

晶状体前囊膜缺失，晶状体乳白色盘状皱缩，剥离后直径约 3 mm，后囊灰白色混浊，增厚质韧，血管覆盖。
剪除直径约 5 mm 的后囊膜。

图 13-4　右眼术中

径 5 mm 后囊膜。观察玻璃体腔轻混，红光反射未见，行前部玻璃体切割术。术后晶状体及囊膜病理学（图 13-5）检查提示右眼晶状体及囊膜少许结缔组织伴纤维结缔组织增生，透明变性、钙化及灶状囊性变，部分纤维细胞增生活跃。术后（图 13-6）专科检查：矫正视力：右眼光感，左眼 1.0。眼压：右眼 17.3 mmHg，左眼 14.1 mmHg。右眼角膜透明，前房中深，瞳孔类圆，直径 3 mm，晶状体缺如，玻璃体轻混，右眼视盘边界不清，色淡红，C/D 约 0.1，视网膜平伏，色红，血管走形良好，黄斑结构大致正常。视盘 OCT 提示：右眼 RNFL 厚度为 0 um，右眼黄斑 OCT 形态大致正常。最终诊断：右眼前部型 PFV，右眼继发性青光眼。建议进一步视觉康复训练，患儿家属拒绝。半年后复查：右眼视力光感无提高，余前后节同术后。

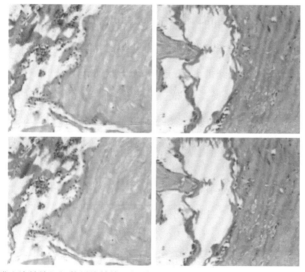

右眼晶状体及前后囊膜少许结缔组织伴纤维结缔组织增生，透明变性、钙化及灶状囊性变，部分细胞增殖活跃。

**图 13-5 右眼病理检查**

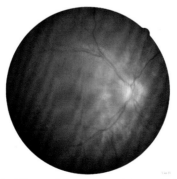

视乳头边界不清，色淡红，杯盘比约 0.1，视网膜平伏，色红，血管走行良好，黄斑结构大致正常。

**图 13-6 术后右眼眼底**

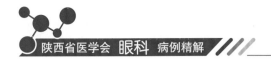

## 病例解析

永存原始玻璃体增生症（persistent hyperplastic primary vitreous，PHPV）也称PFV，是一种先天眼部发育异常，是由胚胎期原始玻璃体未能正常退化或持续增生所致的先天性玻璃体异常。临床症状包括小眼球、小角膜、向中央拉长的睫状体、晶状体后纤维膜及持续存在的玻璃体动脉等，是婴幼儿白瞳征的常见病因之一，易被误诊为先天性白内障。现有的分类方式根据眼部结构的受累部分分为3型：①单纯前部型PHPV（约占25%）：晶状体混浊或后囊下皮质混浊、晶状体后纤维血管膜持续增生及拉长的睫状体；②单纯后部型PHPV（约占12%）：与视乳头相连的玻璃体纤维血管膜及小眼球，同时伴视乳头、黄斑及视网膜的发育不良；③混合型PHPV（约占63%）：同时包含前部型和后部型的特征，最为常见。

前部型PFV的主要病理特征是晶状体后纤维血管膜的增生，其不仅覆盖于晶状体后表面，常同时侵犯睫状突，晶状体后纤维血管膜的增生和收缩可使眼前节结构发生改变，它将睫状体向中央部牵拉，部分患者散瞳后可见被拉长的睫状突。纤维血管膜覆盖于晶状体的后囊膜，从后囊膜破口长入，可引起晶状体自发出血，随着增殖膜的牵拉及张力的增加，晶状体后囊膜可发生破裂，引起白内障迅速形成，晶状体膨胀后推挤晶状体虹膜隔向前，前房变浅，甚至消失，导致继发性青光眼发生。随着前房的变浅，出现广泛的虹膜后粘连及周边虹膜前粘连等葡萄膜反应，最终可引起角膜混浊。

在PFV的治疗上，以往观点认为手术治疗很少能有好的预后，保守治疗可使PHPV患者保持一定视力且并发症较手术治疗少，只有难治性高眼压才是手术的绝对指标。新的观点认为手术干预的时机及预后与儿童视觉发展时间窗存在相关性，对于年幼患儿，手术治疗及之后的屈光矫正和弱视治疗可以很大概率地恢复一定视力。即使对部分成年人患者，除了严重并发症等绝对手术指征外，玻璃体切割及晶状体切除也可能有光到指数的视力提升。可见，随着现代医学和显微外科技术的发展，PFV的治疗已经朝着改善外观、修复视功能和减少并发症的方向发展。Kanigowska等报道了1例3月龄的混合型PFV患儿因晶状体全脱位引起瞳孔阻塞导致继发性青光眼，经手术治疗后眼压恢复正常并为视力康复创造条件；Brennan等报道了1例成年人PFV患者晶状体后囊膜破裂继发青光眼发作，行手术治疗后并发症缓解并有轻微的视力提升。同样，本例患者也因青光眼急性发作，状态及异常的晶状体形态是手术绝对适应证。但不同点在于，上述病例报道均为混合型PFV，但本例却是1例少见的单纯性前部型 PFV，且他的诊断是一波三折的，手术治疗及病理结果在最终诊断的确立上有着决定性的作用。另外，本例患者 7 岁，处于重要的视觉发育阶段，手术治疗严重白内障对挽救视功能和外观的改善均有着积极的意义。

本例患者临床体征及眼部结构中，晶状体混浊、晶状体后纤维血管膜增生均符合前部型 PFV 的诊断，但其中包含不典型特征：①患者术前右眼 B 超提示玻璃体腔内自晶状体后方至视乳头前宽条带样混浊，但术中未见典型的自晶状体后方与视乳头相连的玻璃体纤维血管膜，考虑为胚胎期原始玻璃体退化基本完成，但遗留玻璃体混浊所致；②典型 PFV 患者多为小眼球，该患者不仅眼球直径无缩短，反而较正常眼变长，考虑为长期高眼压使患儿角膜、巩膜扩张或先天发育异常所致；③术后发现患者视乳头发育异常，虽符合后部型 PFV 视乳头及视网膜发育不良的特点，但根据该患者特点，考虑其视盘 RNFL 层厚度极低的原因不排除长期高眼压压迫视乳头。因此此例患者最终诊断为右眼前部型 PFV，右眼继发性青光眼，但其不典型的临床特征、异常的发育过程及特殊的解剖结构仍值得我们进一步探讨。

## 严宏教授病例点评

以往，我们多见以混合型或后部型为主要特征的 PFV，其典型特征是 B 超检查中玻璃体无回声区出现圆锥形或漏斗状强回声团块，底部位于晶状体之后并向睫状体部扩展，尖端连于视乳头，CDPI 可见红色血流信号。此病例是 1 例少见的单纯性前部型 PFV，且存在让人迷惑的影像学检查结果。

如今，我们已不再保守地认为 PFV 不适合手术治疗。如本病例中，无论是针对患儿"7 岁"这个视觉发育期，治疗严重的白内障对改善视功能和外观的积极意义，还是针对青光眼问题，均体现了手术治疗 PFV 的重要性及可行性。

该病例的诊断经历了一波三折，即便后期诊断考虑 PFV 时，也并未能快速明确其是前部型、后部型还是混合型，可见疾病的诊断不能仅仅依靠临床经验及影像学检查，且 PFV 的治疗是否可以通过手术需结合患者病情多方面分析，不能以固有的思维去判断其是否有手术适应证，这是所有临床医生应该高度重视的。

### 参考文献

1. GOLDBERG M F. Persistent fetal vasculature（PFV）: an integrated interpretation of signs and symptoms associated with persistent hyperplastic primary vitreous（PHPV）. LIV Edward Jackson

Memorial Lecture. Am J Ophthalmol, 1997, 124（5）: 587-626.

2. 田蓓, 卢炜. 永存原始玻璃体增生症. 眼科, 1999, 8（3）: 172-174.

3. 华启云, 孔蕾. 永存原始玻璃体增生症的临床特点. 世界最新医学信息文摘, 2015, 15（94）: 45-46.

4. POLLARD Z F. Results of treatment of persistent hyperplastic primary vitreous. Ophthalmic Surg, 1991, 22（1）: 48-52.

5. DASS A B, TRESE M I. Surgical results of persistent hyperplastic primary vitreous. Ophthalmology. 1999, 106（2）: 280-284.

6. MORSE PH. Vitreoretinal disease. Medical Publishing Incorporated, 1989: 408.

7. GIESER D K, GOLDBERG M F, APPLE D J, et al. Persistent hyperplastic primary vitreous in an adult: case report with fluorescein angiographic findings. J Pediatr Ophthalmol Strabismus, 1978, 15（4）: 213-218.

8. GULATI N, EAGLE R C JR, TASMAN W. Unoperated eyes with persistent fetal vasculature. Trans Am Ophthalmol Soc, 2003, 101: 59-65.

9. CERON O, LOU P L, KROLL A J, et al. The vitreo-retinal manifestations of persistent hyperplastic primary vitreous（PHPV）and their management. Int Ophthalmol Clin, 2008, 48（2）: 53-62.

10. YUSUF I H, PATEL C K, SALMON J F. Unilateral persistent hyperplastic primary vitreous: intensive management approach with excellent outcome beyond visual maturation. BMJ Case Rep, 2015, 2015: bcr2014206525.

11. BRENNAN N, PETROU P, REEKIE I, et al. Vitrectomy for phacoanaphylactic glaucoma secondary to posterior capsular rupture in an adult with persistent hyperplastic primary vitreous. Retin Cases Brief Rep, 2018, 12（2）: 103-105.

12. KANIGOWSKA K, GRAŁEK M, GRAJKOWSKA W, et al. Pupillary block glaucoma in child with persistent hyperplastic primary vitreus-case report. Klin Oczna, 2008, 110（7-9）: 297-300.

（王珏　郭辰峻　王为农）

# 病例14
## 以前葡萄膜炎为主要表现的初发福格特－小柳－原田综合征

### 📋 病例介绍

患者，男，24岁，双眼红、疼痛、畏光、流泪20天。

现病史：患者于20天前无明显诱因出现双眼红、疼痛、畏光、流泪症状，就诊后给予"氧氟沙星滴眼液"治疗，患者自觉症状无明显缓解，遂来院就诊。

既往史：既往体健，否认发病前感冒史、猫狗接触史、自身免疫性疾病史。

专科检查。视力：右眼0.8，左眼1.0。眼压：右眼19 mmHg，左眼23 mmHg。双眼结膜混合充血，结膜囊内未见异常分泌物，右眼角膜后可见大量羊脂状KP，房水闪辉（++），细胞（++），虹膜颞侧血管扩张，瞳孔部分后粘连，对光反射消失。左眼角膜后可见尘状KP，房水闪辉（+），细胞（+），瞳孔部分后粘连，对光反射消失，双眼晶状体透明，晶状体前可见色素颗粒，玻璃体透明，眼底视乳头边界、清晰颜色可，视网膜平伏，黄斑中心凹反光可见（图14-1）。

辅助检查：双眼黄斑OCT提示未见明显后极部视网膜隆起（图14-2），胸片显示心肺膈未见异常，肝肾功能、血常规、感染四项（－），HLA-B27（－），风湿系列（－），免疫五项（－），弓形虫IgG（－）、IgM（－），巨细胞病毒IgG（+）、IgM（－），风疹病毒IgG（+）、IgM（－）。

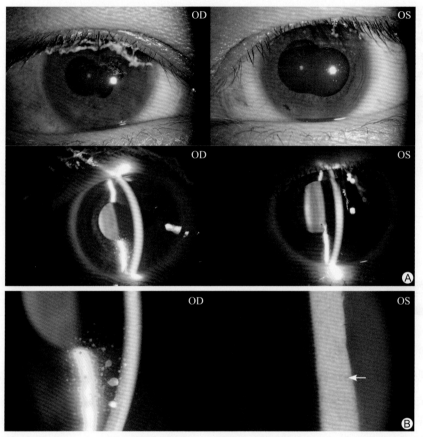

A. 双眼予以散瞳治疗后，可见瞳孔部分后粘连；B. 右眼可见大量羊脂状 KP 及虹膜血管扩张（箭头）。

图 14-1　双眼前节照相

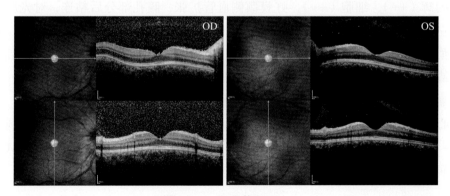

图 14-2　双眼黄斑 OCT

## 诊断思维

对于葡萄膜炎病例，通常可根据典型临床表现进行诊断，对于怀疑感染因素引起者，应行相关检查以确定或排除感染性疾病；考虑为非感染性时，应根据眼内炎症累及的部位、程度结合患者年龄、病程、发病频率、有无其他系统合并症、是否为某一特定类型葡萄膜炎来诊断。本患者为青壮年男性，首诊以双眼急性特发性前葡萄膜炎为主要临床表现，因没有判断准确炎症累及眼底，也没有判断出特定临床类型，导致给的药物治疗方案不能有效控制炎症，患者病情反复，经完善相关检查，最后诊断为双眼福格特 – 小柳 – 原田综合征。

## 诊疗思路和经过

初步诊断：双眼急性特发性前葡萄膜炎，遂将患者收住院治疗。入院后给予妥布霉素地塞米松滴眼液、溴芬酸钠滴眼液点双眼抗感染，复方托吡卡胺滴眼液、硫酸阿托品眼用凝胶点双眼散瞳，在双眼球结膜下注射散瞳合剂，考虑患者眼前节炎症反应重，虹膜血管扩张明显，全身给予甲泼尼龙琥珀酸钠 500 mg 冲击治疗，3 天后改为泼尼松片 70 mg 口服并逐渐减量，1 周后患者症状好转出院（图 14-3）。

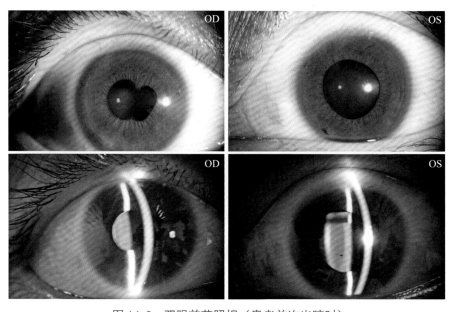

图 14-3　双眼前节照相（患者首次出院时）

1个月后患者再次出现双眼红、疼痛、畏光、流泪，伴有明显视力下降，以右眼为著，专科检查：视力：右眼 0.1，左眼 0.3。眼压：右眼 15 mmHg，左眼 15 mmHg。双眼结膜混合充血，结膜囊内未见异常分泌物，角膜透明，右眼角膜后可见大量羊脂状 KP，房水闪辉（++），细胞（++），瞳孔上方及下方部分后粘连，瞳孔散大呈横"8"字形。左眼角膜后可见尘状 KP，房水闪辉（+），细胞（+），虹膜上方少许后粘连，瞳孔呈类圆形散大，对光反射消失，双眼晶状体透明，晶状体前可见色素颗粒，玻璃体透明，双眼眼底视盘肿胀，边界不清，血管迂曲，后极部视网膜隆起，黄斑中心凹反光不见。辅助检查结果见图 14-4、图 14-5。

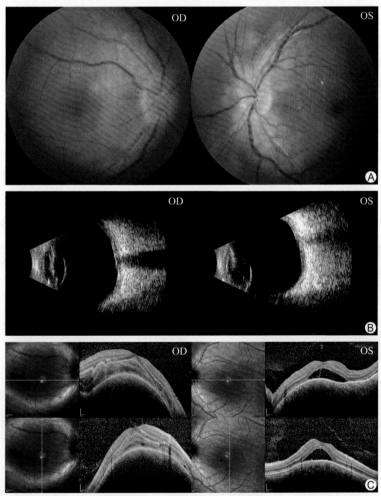

A.眼底照相可见双眼底视乳头肿胀，边界不清，血管迂曲，后极部视网膜隆起；B.眼部 B 超：双眼球壁增厚；

C.黄斑 OCT：双眼脉络膜水肿，视网膜多灶性脱离，视神经纤维层增厚。

图 14-4 患者复发时眼底照相、眼部 B 超、黄斑 OCT 检查

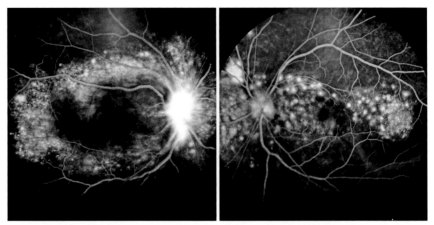

造影可见视乳头渗漏，后极部及视乳头周围多发细密针尖样 RPE 层面渗漏。

**图 14-5 患者复发时眼底荧光素血管造影**

追问病史，患者诉长期有脱发现象，否认皮肤、神经系统及听觉系统等方面异常，否认眼外伤及内眼手术史。综上所述，修正诊断为：双眼 VKH，给予甲泼尼龙片 72 mg 口服 1 次/天（每周减少 4 mg），阿达木单抗注射液皮下注射（第 0 周 80 mg；第 1 周 40 mg；第 3 周起 40 mg，1 次 /2 周），吗替麦考酚酯胶囊 0.75 g 2 次/天，醋酸泼尼松龙滴眼液点双眼 2 次/天，复方托吡卡胺滴眼液隔日点 1 次双眼。目前患者仍在治疗随访中，拟行第 4 次阿达木单抗治疗后，患者眼底状况及视力均较前明显好转（图 14-6）。

## 📋 病例解析

VKH 是一种累及眼、皮肤、内耳和脑膜的全身多系统自身免疫性疾病，常表现为脑膜刺激征、听力下降和皮肤毛发改变，眼部通常为双眼发病，表现为双眼弥漫性肉芽肿性全葡萄膜炎和浆液性视网膜脱离，具有发病急、发病机制复杂不清、治疗困难、治疗周期长、致盲率高等特点。典型病例易于确诊，但通常因本病早期表现不典型或临床医生对本病认识不足，极易导致误诊、漏诊，从而失去最佳的治疗时机或导致病情反复，造成患者视功能严重受损，治疗难度加大。该病例在初次发病时，视力下降及眼底改变不明显，OCT 检查也没有提示典型的后极部视网膜脱离，因此初步诊断为急性特发性前葡萄膜炎，同时制订治疗方案时糖皮质激素减量及停药过快，以致患者出院后 1 个月病情复发且出现典型后节异常。

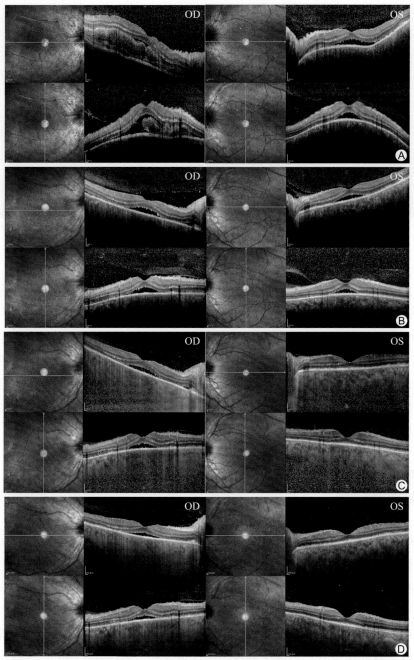

A. 治疗后1周，双眼后极部视网膜隆起，右眼视神经视网膜下可见大量纤维素性渗出，双眼脉络膜水肿，神经纤维层增厚；B. 治疗后2周，双眼后极部视网膜隆起及脉络膜水肿程度较前好转，右眼视神经视网膜下纤维素性渗出已基本吸收；C. 治疗后3周，双眼脉络膜水肿及视神经视网膜渗出较前好转；D. 治疗后4周，双眼脉络膜水肿及视神经视网膜渗出明显好转。

图 14-6　患者接受治疗后黄斑 OCT

有文档 VKH 治疗首选激素，发病初期应该使用大剂量糖皮质激素治疗，缓慢减量。治疗周期最短为 6 个月，通常 1 年以上。如果有复发，治疗期会根据情况显著延长。国际上多推荐联合应用免疫抑制剂，如环孢素等药物治疗。

## 陈颖教授病例点评

　　本病例初次就诊时，尽管 OCT 没有显示双眼后极部视网膜隆起，但可以从 OCT 上见到右眼视盘水肿。此时，应该完善 EDI 模式 OCT 以观察脉络膜厚度，完善 B 超检查以观察球壁厚度，有可能及时诊断出 VKH，制订出更加适合患者的治疗方案。当患者复发时，出现典型 VKH 后节表现，在应用高剂量激素的同时，给予生物制剂阿达木单抗及吗替麦考酚酯治疗，其主要目的是在激素减量的过程中，维持炎症不复发，减少激素的不良反应。已有研究表明，阿达木单抗作为新型治疗非感染性葡萄膜炎药物，对复发性 VKH 有较好的治疗效果。

### 参考文献

1. BORDABERRY M F. Vogt-Koyanagi Harada disease：diagnosis and treatments update. Curr Opin Ophthalmol, 2010, 21（6）：430-435.

2. FANG W, YANG P. Vogt-Koyanagi-Harada syndrome. Curr Eye Res, 2008, 33（7）：517-523.

3. DAMICO F M, KISS S, YOUNG L H. Vogt-Koyanagi-Harada disease. Semi Ophthalmol, 2005, 20（3）：183-190.

4. YANG P, ZHONG Y, DU L, et al. Development and evaluation of diagnostic criteria for Vogt-Koyanagi-Harada disease. JAMA Ophthalmol, 2018, 136（9）：1025-1031.

（刘擎　陈颖　严宏）

# 病例 15
## 以眼红为首发症状的眼缺血综合征

### 病例介绍

患者，女，83岁，左眼红、痛，伴头痛1个月。

现病史：1个月前因"左眼胀痛2天"来眼科就诊，专科检查：左眼视力手动/眼前 30 cm，眼压 52 mmHg，虹膜可见新生血管，瞳孔中度散大，诊断左眼 NVG，建议手术。患者考虑手术风险，选择用药保守治疗。1周前因"左眼胀痛伴头痛"再次就诊，眼压 60 mmHg（使用噻吗洛尔滴眼液、布林佐胺滴眼液、酒石酸溴莫尼定滴眼液后测量），前房积血液平 4 mm。与患者及家属沟通后，接受入院手术。眼科会诊记录：4个月前曾在眼科会诊，当时专科检查：视力：右眼 0.6，左眼 0.15。眼压：右眼 16 mmHg，左眼 15 mmHg。双眼前房 2 CT，瞳孔 3 mm，对光反射（+），虹膜未见新生血管，左眼晶状体混浊（$C_3N_3P_3$），左眼眼底窥不清。散瞳后检查：仅见上方少许血管影，可见范围未发现出血。眼部 B 超：未显示明显异常。会诊意见：建议手术治疗。

既往史：2型糖尿病病史 20年，高血压病史 20年，目前血压、血糖控制正常，冠心病病史3年并曾行冠脉支架植入术，平素口服硫酸氢氯吡格雷（波立维）及降血糖药物，无眼部外伤及眼部手术史。

专科检查。视力：右眼 0.15，左眼 HM/10 cm（均矫无助）。眼压：右眼 19 mmHg，左眼 54 mmHg。裂隙灯检查：右眼前节正常，晶状体皮质不均匀混浊，核黄色混浊，$C_2N_3P_1$（LOCS Ⅱ 分级），玻璃体及眼底窥不清。左眼球结膜混合充血（+）。角膜水肿，内皮血染，角膜后散在细小沉着物 KP（++）。前房积血，积血液平约 4 mm。虹膜表面纹理不清，可见大量卷发样新生血管，虹膜后粘连。瞳孔散大固定呈竖椭圆形，直径约 7 mm。晶状体皮质不均匀混浊，核黄褐色混浊（$C_4N_3P_3$），玻璃体及眼底窥不清。房角镜检查：静态下右眼房角入口约 10°，窄Ⅲ～Ⅳ。动态下全周房角开放。左眼房角窄Ⅳ，下方周边虹膜前粘连，可见房角积血，虹膜表面纹理不清，有新生血管芽。

OCT：左眼虹膜膨隆，前房中央深度 1.861 mm，全周房角关闭，下方积血，虹膜根部前粘连。右眼虹膜膨隆，房角窄，前房中央深度 2.19 mm，全周房角开放（图 15-1）。B 超：双眼玻璃体混浊，左眼明显混浊（考虑积血）。

颈动脉彩色多普勒超声：双侧颈动脉粥样硬化合并双侧斑块形成。

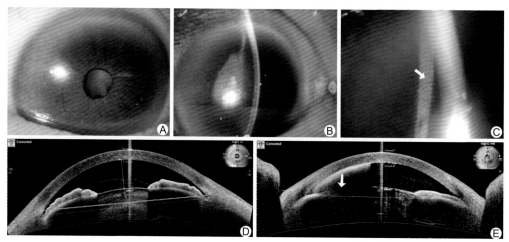

A、D. 右眼；B、C、E. 左眼。C 中箭头所示为虹膜表面卷发样新生血管，E 中箭头所示为左眼前房积血。

图 15-1　术前眼前节照相及前节 OCT

## 诊断思维

根据患者症状、眼部检查及辅助检查，拟诊断为左眼 NVG，那么患者的原发病是什么呢？导致 NVG 的原因中，前两大原因——糖尿病视网膜病变和视网膜中央静脉阻塞各占 1/3，另 1/3 的原因中最常见的为眼缺血综合征（ocular ischemic syndrome，OIS）。

究其根本原因，该患者为 83 岁的老年女性，考虑患者既往存在冠状动脉粥样硬化性心脏病、高血压、糖尿病及颈部粥样硬化合并斑块形成等情况，上述几种病因均有可能导致患者此次 NVG 的发病，因此颈动脉、眼动脉、FFA 等检查结果的完善可能会为我们的诊断提供线索。但是由于患者双眼晶状体混浊明显，无法窥见眼底情况，建议患者入院行双眼白内障手术，排除屈光间质混浊因素后完善眼底相关检查以进一步明确病因。

## 诊疗思路和经过

入院后行"左眼玻璃体腔注药术联合前房冲洗及前房注药术"。首先玻璃体腔注入雷珠单抗 0.05 mL，等待 5～10 分钟，接下来完成角膜缘 11 点及 5 点位两个前房穿刺口，11 点位穿刺口进入 5 mL 一次性针头连接灌注吊瓶，5 点位穿刺口轻压切口后唇，缓慢脉冲式冲洗出积血，此过程需要非常缓慢，始终维持前房一定压力，防止再次出血。待积血全部清理，前房内注入雷珠单抗 0.05 mL。术毕球周注射地塞米松注射液 3 mg。术后第 1 天，视力：右眼 0.15，左眼 HM/10 cm（均矫无助）。眼压：右眼 18 mmHg，左眼 28 mmHg。左眼前房积血消失，虹膜表面新生血管明显消退（图 15-2）。注药后，分别完成"右眼白内障超声乳化吸除＋人工晶状体植入术"及"左眼白内障囊外摘除＋人工晶状体植入＋复合式小梁切除术"。术后眼部检查：视力：右眼 0.5，左眼 FC/10 cm（均矫无助）。眼压：右眼 17 mmHg，左眼 19 mmHg。右眼 ACD 3 CT，瞳孔 3 mm，对光反射（＋），人工晶状体位正。左眼结膜混合充血，角膜水肿，内皮皱襞，瞳孔同术前，人工晶状体位正，眼底窥不清（图 15-3）。球周注射地塞米松注射液 3 mg，连续 3 天，局部使用抗感染眼药，口服改善循环药物。术后第 3 天拆除 1 根可调节缝线，滤过泡按摩，每日 3 次。

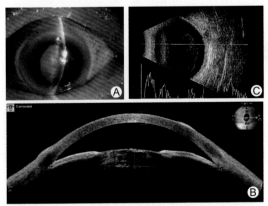

A. 左眼前节照相；左眼前房积血消失，虹膜表面新生血管明显消退。B. 左眼前节 OCT。C. 左眼 B 超。

图 15-2　术后左眼前节照相、OCT 及 B 超检查

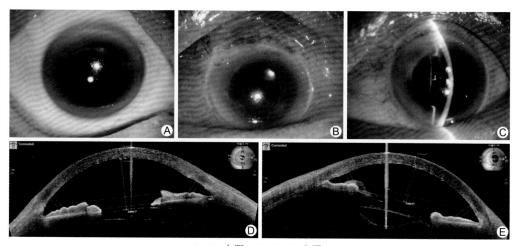

A、D.右眼；B、C、E.左眼。

图 15-3 术后眼前节照相及前节 OCT

出院后 1 周复查，拆除另一根可调节缝线。视力：右眼 0.8，左眼 FC/10 cm。眼压：右眼 15 mmHg，左眼 12 mmHg，左眼角膜水肿减轻。完善眼底照相检查：右眼视乳头颜色可，边界清，动脉充盈欠佳，静脉迂曲。A/V：1∶3，视网膜未见明显出血灶。左眼视乳头颜色淡，边界清，动静脉血管均狭窄，分支明显减少，动脉纤细色淡呈缺血状态，静脉未见迂曲扩张，视网膜多处散在深层出血斑点（图 15-4A，图 15-4B）。经心内科医师会诊：患者高龄，心脏病多年，冠状动脉支架植入术后，全身情况差，行 FFA 检查的风险大，最终放弃 FFA 检查。RNFL 厚度：右眼结果正常，左眼稍有变薄。双眼黄斑视网膜神经节细胞复合体（macular ganglion cell complex，mGCC）厚度：均弥漫性变薄（图 15-4）。黄斑 OCT：左眼黄斑区全层视网膜萎缩。进一步做眼球后血流超声多普勒检查显示双侧视网膜中央动脉流速减低，左侧睫状后短动脉流速减低（图 15-5）。以上共同提示患者存在双眼的眼后段缺血。为了明确眼部供血改变的根本原因，复查颈部血管彩超，提示双侧颈动脉粥样硬化斑块形成，双眼颈动脉管腔狭窄。综上所述，可以明确诊断：左眼 NVG，左眼 OIS。结合患者检查结果给予左眼分次完成全视网膜光凝术（PRP）。PRP 治疗 NVG 的主要原理是光凝封闭了大片视网膜无灌注区，从而改善视网膜缺血，降低由于缺血而诱导的新生血管因子分泌，从而长期降低视网膜和虹膜新生血管的形成。出院后 1 个月复查：右眼 0.6，左眼 HM/30 cm。眼压：右眼 16 mmHg，左眼 13 mmHg。左眼角膜清，ACD 3 CT，虹膜表面未见新生血管，人工晶状体位正，已经完成 PRP，右眼无特殊。

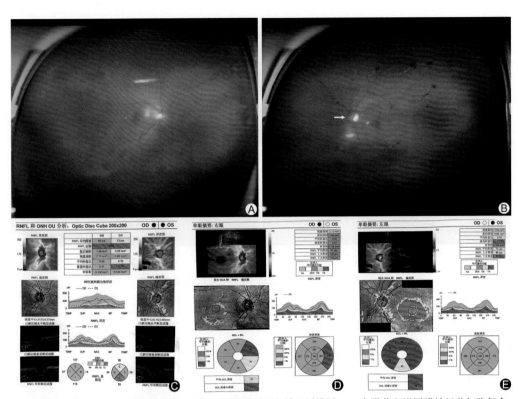

A. 右眼眼底照相；B. 左眼眼底照相；C. 双眼视网膜周围的神经纤维层；D. 右眼黄斑视网膜神经节细胞复合体；E. 左眼黄斑视网膜神经节细胞复合体；B 中红箭头显示深层出血点，白箭头显示视乳头新生血管。

图 15-4　双眼相关检查

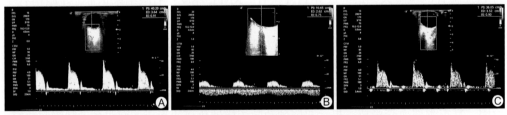

双侧视网膜中央动脉流速减低；左侧睫状后短动脉流速减低。

图 15-5　眼球后血流超声多普勒检查

### 病例解析

　　OIS 是由颈动脉狭窄或闭塞引起的眼部血液循环障碍或灌注不足性疾病，目前已发展成为一类涉及眼科和神经科的交叉学科疾病。OIS 是眼前节和后节及眼动脉所供血的眼眶结构由慢性缺血导致的严重病理状态，目前认为其主要是颈动脉严重狭窄造成眼动脉长期慢性灌注不足，致使视网膜中央动脉压长期降低引起的。颈动脉狭窄的主要发病原因是动脉粥样硬化，其发病与患者年龄、性别、高血压、高血糖、高血脂等因素相关，患者往往患有高血压、糖尿病或心脑血管性疾病等基础疾病。OIS 多为老年男性，单眼多发，患者存在不同程度的眼部前节缺血，使得视网膜大量 VEGF 和炎性因子聚集，并随房水系统作用于虹膜和房角而诱导这些组织形成增生性新生血管，造成房角结构受损、房水引流受阻，同时伴随着眼压的增高，最终导致 NVG 的发生。

OIS 临床表现复杂多样，容易误诊、漏诊，需要与以下疾病相鉴别。①糖尿病视网膜病变：视网膜静脉迂曲扩张呈串珠样，视网膜后极部可见点状出血、硬性渗出及散在微血管瘤。OIS 可与糖尿病视网膜病变同时存在。②视网膜静脉阻塞：视网膜可见大量出血及棉绒斑，视盘、视网膜明显水肿，FFA 可见毛细血管无灌注区、动静脉短路、微血管瘤及新生血管形成。③前部缺血性视神经病变（AION）：相对性传入性瞳孔功能障碍、局限性或弥漫性视盘水肿、可伴视乳头充血和视乳头周围线状出血，与生理盲点相连的绕过中心注视点的象限性视野缺损，FFA 表现为视乳头局限性或弥漫性充盈迟缓，可伴有臂 - 视网膜循环时间延长。鉴别于糖尿病视网膜病变和视网膜中央静脉阻塞（central retinal vein occlusion，CRVO）的关键点 OIS 多为单眼发病，眼底静脉扩张但不迂曲，FFA 显示脉络膜充盈延迟或呈斑片状。

左眼术后眼底照相，视乳头色淡，边界清，视网膜血管狭窄，分支减少，尤其是动脉狭窄显著。视网膜散在的斑状出血表现为 Roth 斑，考虑减压性视网膜病变的表现，仅有少部分是糖尿病微血管瘤。所以该患者的 NVG 病因可以排除，视网膜静脉阻塞及糖尿病视网膜病变。根据眼底表现及眼部和颈部彩色多普勒检查，可以确诊 OIS。

目前 OIS-NVG 治疗棘手，且预后较差，其治疗分为眼科治疗和病因治疗两部分。眼科治疗实则是针对并发症的治疗，依据 NVG 分期采取相应的治疗措施，包括 PRP、抗 VEGF 及抗青光眼治疗等。

该患者眼压高，房角关闭，前房积血，属于 NVG 晚期。玻璃体腔注药术联合前房积血冲洗及前房注药术（抗 VEGF 药物），可以更好地消退前房内积血和新生血管，尽量避免后续联合手术并发症的发生。采用滤过手术联合白内障手术，降低眼压并解决屈光间质混浊问题，以便顺利地进行 PRP 治疗。对于眼部缺血综合征的唯一有效途径是治疗颈动脉狭窄，包括病因治疗、改善循环药物及相关手术治疗，手术治疗是解除颈部动脉狭窄恢复血流灌注的有效治疗方法，主要包括颈动脉内膜剥除术、颈动脉支架术及颅内外血管搭桥术等。该例患者由于存在心脏相关基础疾病，未行上述手术治疗，主要针对高血压、糖尿病、冠心病等相关疾病给予降压、降糖、抗凝药物等治疗，由于上述因素常为 OIS 的危险因素，因此相关的全身药物治疗极为重要。

## 王建萍教授病例点评

晚期 NVG 出现前房积血使治疗非常棘手，即使玻璃体腔注射抗 VEGF 药物，接下来的抗青光眼手术也容易再次出血，且术后并发症多。该患者采取"玻璃体腔注药术联合前房冲洗及前房注药术"，积血的清理使前房注入的抗 VEGF 药物得以充分起效，眼压得到缓解，角膜内皮得以修复，给后续的联合手术创造了机会。

寻找原发病是该患者入院治疗的目的之一。左眼眼底检查显示血管普遍狭窄，分支严重减少，尤其是动脉，静脉未见迂曲扩张，以上均是眼底缺血的表现。结合左眼眼部彩超检查显示，眼动脉血流明显降低，同时伴有视网膜中央动脉和睫状后动脉供血不足。颈动脉彩超显示颈总动脉内中膜局限性增厚，颈动脉斑块形成，椎动脉阻力指数增高，结合以上检查及病史即可诊断 OIS。OIS 起病隐匿，合并 NVG 后预后更差。

病因治疗，即早期再灌注干预。颈动脉粥样斑块的存在是 OIS 的主要原因，研究显示，颈动脉狭窄程度为 NASCET 5 级或更高，OIS 患者发生 NVG 的可能性增加。颈动脉内膜切除术、颈动脉支架术等在预防 NVG 中发挥关键作用，并且可以影响远期的预后，若患者全身状况允许，可以接受内科的进一步治疗。双侧颈内动脉狭窄严重的患者有突发死亡的风险，当患者存在动脉粥样硬化及颈动脉狭窄时，眼科医生要想到患者发生 OIS 的风险，应对患者进行血液、心电图、颈动脉超声、FFA 等在内的全面检查，与神经内外科、心内科进行多学科协作，做到早发现、早治疗。

## 参考文献

1. TERELAK-BORYS B, SKONIECZNA K, GRABSKA-LIBEREK I. Ocular ischemic syndrome - a systematic review. Med Sci Monit, 2012, 18（8）: RA138-144.
2. YANG H, YU X, SUN X. Neovascular glaucoma: handling in the future. Taiwan J Ophthalmol, 2018, 8（2）: 60-66.

3. 何之城 . 新生血管性青光眼治疗的研究进展 . 国际眼科杂志, 2019, 10（19）: 1685-1687.

4. BENJANKAR M, SITAULA S, KARKI P. Ocular ischemic syndrome; A case report. Nepal J Ophthalmol, 2019, 11（21）: 86-90.

5. KIM Y H, SUNG M S, PARK S W. Clinical features of ocular ischemic syndrome and risk factors for neovascular glaucoma. Korean J Ophthalmol, 2017, 31（4）: 343-350.

6. MENDERINOS E, MACHINIS T G, PROURMARAS C J. Ocular ischemic syndrome. Surv Ophthalmol, 2010, 55（1）: 2-34.

7. LUO J, YAN Z, JIA Y, et al. Clinical analysis of 42 cases of ocular ischemic syndrome. J Ophthalmol, 2018, 2018: 2606147.

8. 中华医学会眼科学分会神经眼科学组 . 我国非动脉炎性前部缺血性视神经病变诊断和治疗专家共识（2015 年）. 中华眼科杂志, 2015, 51（5）: 323-326.

9. 中华医学会眼科学分会青光眼学组 . 中国新生血管性青光眼诊疗专家共识（2019 年）. 中华眼科杂志, 2019, 55（11）: 814-817.

10. 狄宇, 叶俊杰 . 眼缺血综合征二例 . 中华眼科杂志, 2019, 55（6）: 454-457.

（杨瑾　王建萍）

# 病例 16
## Ahmed 引流阀暴露后眼内炎成功治疗并置换 Ex-Press 引流钉

### 病例介绍

患者，女，37 岁，右眼视力下降伴眼红、眼痛 5 天。

现病史：5 天前，患者揉眼后出现右眼视力下降，伴眼红、眼痛，不伴畏光、流泪等不适，于我院门诊就诊，门诊以"右眼青光眼引流管脱位、双眼抗青光眼术后、右眼玻璃体切割术后"收入院。8 年前，患者无明显诱因出现左眼视物模糊伴胀痛，于当地医院就诊后诊断为"青光眼"，给予布林佐胺滴眼液（派立明）、盐酸卡替洛尔滴眼液（美开朗）降眼压眼药水治疗 2 周自觉症状稍有缓解。进一步前往当地眼科医院就诊，诊断为"左眼原发性开角型青光眼（primary open-angle glaucoma，POAG）"，于 2012 年 11 月行左眼青光眼 Ahmed 引流阀植入术，术后眼压控制可。2013 年 1 月，右眼无明显诱因出现视物模糊伴胀痛，于当地眼科医院再次行右眼青光眼 Ahmed 引流阀植入术，术后眼压控制可。2013 年 3 月，患者左眼引流阀植入术后 4 个月眼压再次升高，于当地眼科医院就诊后诊断为"左眼青光眼引流阀机化物包裹"，并行青光眼引流阀机化物包裹切除术。8 年期间患者双眼间断出现眼压升高，自行使用降眼压眼药水治疗后症状缓解，未曾于眼科进一步详细诊治。2021 年 6 月，患者自诉不当睡姿后出现右眼视物模糊，伴眼红、眼痛，3 天后于我院急诊就诊，急诊以"右眼眼内炎、右眼青光眼引流管脱位、双眼抗青光眼术后、双眼视神经萎缩"收入院。一期行右眼玻璃体腔万古霉素注药术，二期行右眼青光眼引流管复位、结膜滤过泡修补术、玻璃体切割术、玻璃体腔万古霉素注药术，术后恢复良好。

专科检查。视力：右眼手动 /30 cm，左眼 0.2。眼压：右眼 32 mmHg，左眼 14 mmHg。右眼结膜混合性充血，颞上方结膜下可透见引流管，角膜缘处引流管暴露，脱出于前房（图 16-1），角膜轻度水肿，前房中深，虹膜纹理欠清，晶状体混浊，玻璃体腔水填充，眼底视乳头色淡、边界清，杯盘比约 0.4，视网膜平伏，黄斑中心凹光反射清楚。左眼结膜无充血，颞上方结膜下可透见引流管，止端位于前房内（图 16-2），角膜透明，前房中深，虹膜纹理欠清，晶状体混浊，玻璃体透明，眼底视乳头色淡、边界清，杯盘比约 0.7，视网膜平伏，黄斑中心凹光反射清楚。

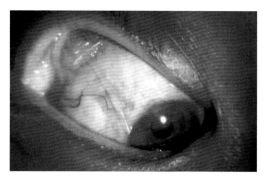 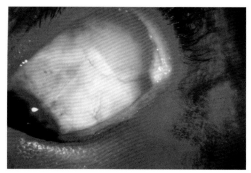

图 16-1　右眼植入引流阀暴露眼前节照片　　图 16-2　左眼植入引流阀暴露眼前节照片

## 诊断思维

按照临床表现和病史，可以诊断为：右眼眼内炎；右眼青光眼引流管脱位；右眼玻璃体切割术后；双眼抗青光眼术后；双眼视神经萎缩。

## 诊疗思路和经过

患者 8 年前于当地眼科医院对双眼先后行青光眼 Ahmed 引流阀植入术，第 1 次于我院就诊时可见双眼颞侧结膜菲薄，青光眼引流管直接位于结膜下，其中右眼引流管已脱位暴露，右眼眼内炎症反应明显。于我院急诊一期行玻璃体腔万古霉素注药术，术后给予抗生素、抗感染眼药水点眼以控制眼部炎症反应。4 天后二期行右眼玻璃体切割、剥膜、注药术，并行青光眼引流管复位、结膜瓣交替遮盖青光眼引流管，术后眼压及眼部情况恢复良好。本次入院是由患者不当睡姿挤压右眼导致青光眼引流管再次脱位，入院后右眼眼压高，波动于 28 ～ 32 mmHg，给予盐酸卡替洛尔滴眼液 2 次/天，布林佐胺滴眼液 3 次/天，酒石酸溴莫尼定滴眼液 3 次/天降眼压药物治疗控制可。考虑到患者右眼为玻璃体切割术后"水眼"，且已行 3 次手术，颞侧结膜瘢痕较重，为了良好的远期降眼压效果，故行右眼青光眼引流阀取出术、青光眼 Ex-Press 引流钉植入术。

术后第 1 天，右眼视力 0.1，眼压 5 mmHg，右眼颞上方结膜充血，缝线在位，12 点位可见结膜滤过泡隆起，角膜透明，前房内可见引流钉，虹膜纹理欠清，晶状体混浊，玻璃体腔由水填充，眼底视乳头色淡、边界清，杯盘比约 0.4，视网膜平伏。术后给予球周注射地塞米松 2.5 mg，加压包扎治疗，1 周后患者右眼眼压逐步恢复至 10～12 mmHg，视力 0.3。向患者本人及家属交代病情后，患者表示为避免左眼出现青光眼引流管暴露问题，强烈要求行左眼手术治疗。由于目前左眼眼压良好，青光眼引流盘及其上结膜情况尚可，手术拟针对引流管及其上方菲薄的结膜进一步处理，故考虑决定行左眼巩膜瓣成形、结膜修补术。术中沿角膜缘打开 1～3 点位结膜并向后分离，暴露巩膜表面的青光眼引流管，制作以角膜缘为基底的巩膜瓣（约 1/2 巩膜厚度，4 mm×5 mm 面积），将引流管包埋于新制作的巩膜瓣下，用 10-0 缝线缝合结膜。术后第 1 天，左眼视力 0.2，眼压 9 mmHg，左眼颞上方结膜充血，引流盘位正，引流管走行于巩膜瓣下，2 点位可见引流管位于前房，虹膜纹理欠清，晶状体混浊，玻璃体透明，眼底视乳头色淡、边界清，杯盘比约 0.7，视网膜平伏。

术后 1 个月复查，视力：右眼 0.4，左眼 0.2。眼压：右眼 11 mmHg，左眼 12 mmHg。右眼结膜无充血，12 点位结膜滤过泡隆起，角膜透明，前房内可见引流钉（图 16-3），虹膜纹理欠清，晶状体混浊，玻璃体腔水填充，眼底视盘色淡界清，杯盘比约 0.4，视网膜平伏，黄斑中心凹反光清。左眼结膜无充血，引流盘位正，引流管走行于巩膜瓣下，引流管止端位于前房（图 16-4），虹膜纹理欠清，晶状体混浊，玻璃体透明，眼底视乳头色淡、边界清，杯盘比约 0.7，视网膜平伏。随访至术后 5 个月，双眼眼压波动于 9～13 mmHg。

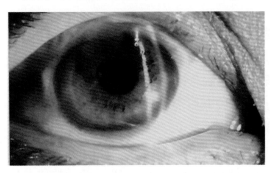

图 16-3　右眼术后眼前节照片

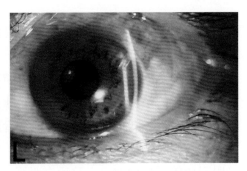

图 16-4　左眼术后眼前节照片

## 病例解析

　　开角型青光眼是一种慢性、进行性、伴有特征性视乳头和神经纤维层形态学改变的视神经病变。手术治疗是重要的手段，手术方式包括传统滤过性抗青光眼手术、基于房水流出通路的微创内引流手术和微小切口抗青光眼手术，对于开角型青光眼患者，传统滤过性手术中小梁切除术为ⅠA类推荐。目前研究证据显示小梁切除术的降眼压效果明显，传统滤过性抗青光眼手术失败者或具有滤过性抗青光眼手术失败高危因素患者（如青少年型青光眼、化学性眼外伤史等）可考虑青光眼引流装置植入术。

　　本例患者 8 年前在当地医院诊断为"双眼开角型青光眼"，经降眼压药物治疗后眼压控制欠佳，便先后行青光眼 Ahmed 引流阀植入术，期间曾行左眼青光眼引流阀机化物包裹切除术，8 年间双眼偶尔出现眼压升高，自行使用降眼压眼药水点眼治疗后缓解，并未去医院进行系统检查诊治。第 1 次于我院就诊时眼科检查可见双眼青光眼引流管直接位于结膜下，且右眼引流管脱出、右眼眼内炎症反应明显。考虑可能与当地眼科医院术中并未制作巩膜瓣或巩膜瓣过薄而未能覆盖硅胶引流管有关，从而造成了引流管暴露，导致继发眼内炎的情况发生。于我院急诊一期行玻璃体腔万古霉素注药术，术后给予抗生素、抗感染眼药水点眼以控制眼部炎症反应。4 天后二期行右眼玻璃体切割、剥膜、注药术，并行青光眼引流管复位、结膜瓣交替遮盖青光眼引流管，术后眼压及眼部情况恢复良好。第 2 次于我院就诊是由于患者不当睡姿挤压右眼导致青光眼引流管再次脱位，且位于后部引流盘表面的结膜组织也异常菲薄，考虑到患者右眼为玻璃体切割术后，且已行 3 次手术，颞侧结膜瘢痕较重，为了良好的远期降眼压效果，行右眼青光眼引流阀取出术、青光眼 Ex-Press 引流钉植入术。右眼术后出现低眼压，经过加压包扎及球周注射激素等保守治疗后，于术后 1 周眼压恢复，波动于 10 ～ 12 mmHg。由于患者左眼青光眼引流管也直接位于结膜下，在患者强烈要求下行左眼巩膜瓣成形、结膜修补术，术中制作以角膜缘为基底的巩膜瓣，将引流管包埋于新制作的巩膜瓣下，用 10-0 缝线缝合结膜。末次随访为术后第 5 个月，视力：右眼 0.4，左眼 0.2；眼压：右眼 13 mmHg，左眼 10 mmHg。

## 宋虎平教授病例点评

　　开角型青光眼的诊断并不难，但在临床诊治中，治疗原则的把握及治疗方式的选择需严格遵循指南。近年来临床涌现出大量微创、青光眼引流阀植入术等新型的抗青光眼手术，在引进和开展这些新型手术的过程中出现了盲目追求新技术而忽视手术适应证，甚至出现不规范操作的现象，给患者身心及经济都造成了很大的负担。

随着 Ahmed 青光眼引流阀植入术在青光眼治疗中越来越普遍，引流阀暴露虽少见，但严重的并发症也引起了人们的关注。研究报道显示引流阀暴露率为2%～9%，有学者分析研究了引流阀植入术后引流阀暴露者，提出了两种机制来解释：①与引流阀与结膜的慢性机械性损伤及导管移动有关；②与免疫和灌注相关的因素及由结膜小血管压迫引起的缺血性因素等有关。目前认为年龄、糖尿病及眼部手术可能是 Ahmed 引流阀暴露的危险因素。年轻患者术后更容易机化包裹引流阀，引流阀与结膜机械摩擦，导致结膜张力增大、破裂，造成引流阀暴露。糖尿病可能导致结膜缺血，并可能导致结膜延迟愈合，使其容易发生暴露。眼部手术使球结膜及眼球筋膜变薄并与巩膜紧密粘连，当植入引流阀时，覆盖于引流管表面的结膜菲薄，易形成局部组织缺损，再加上眼睑开闭产生的摩擦，引流管结膜侵蚀导致引流管暴露。出现暴露或眼内炎要及时修补，以及置换和治疗眼内炎，否则后果严重。

## 参考文献

1. 中华医学会眼科学分会青光眼学组，中国医师协会眼科医师分会青光眼学组 . 中国青光眼指南（2020 年）. 中华眼科杂志，2020，56（8）：573-586.

2. TRUBNIK V, ZANGALLI C, MOSTER M R, et al. Evaluation of risk factors for glaucoma drainage device-related erosions：a retrospective case-control study. J Glaucoma, 2015, 24（7）：498-502.

3. 秦书娟，高传文，贾飞，等 . 青光眼引流阀暴露的临床分析 . 中华眼外伤职业眼病杂志，2021，43（03）：173-177.

4. ZHOU D, ZHOU X Y, MAS-RAMIREZ A M, et al. Factors associated with conjunctival erosions after Ahmed Glaucoma valve implantation. J Ophthalmic Vis Res, 2018, 13（4）：411-418.

5. 韩冰 . 原发性开角型青光眼的手术治疗进展 . 武警医学，2017，28（8）：837-841.

（宋萌　宋虎平）

# 病例 17
## 糖尿病视网膜病变玻璃体切割术后脉络膜渗漏综合征

### 病例介绍

患者，男，40 岁，双眼视物不清 1 个月。无眼胀、眼痛、畏光等不适。

既往史：患 2 型糖尿病 6 年，胰岛素控制血糖。诊断为尿毒症 6 个月，拟行血液透析。高血压病 6 个月，口服药物控制。

专科检查。视力：OU 0.02，矫正不提高。外眼未见异常，眼前节未见异常，双眼玻璃体可见血性混浊。眼底检查（图 17-1）、B 超检查（图 17-2）及右眼 OCT 检查（左眼无信号，图 17-3）。右眼视乳头窥不清，视网膜前可见舟状出血灶，视网膜面可见片状出血灶及棉绒斑；左眼玻璃体内大量积血及增殖条索，眼底窥不清。玻璃体腔内片状弱回声，鼻下方球壁前一弧形、中等强度回声，其与球壁间存在液性暗区，球壁增厚、粗糙，球后组织未见异常回声。玻璃体腔片状弱回声，球壁前一弧形、纤细弱回声，其与球壁间存在弥散点状弱回声，球壁增厚、粗糙，球后组织未见异常回声。

辅助检查：血清实验室检查生化常规显示血清总蛋白 46.5 g/L，血红蛋白 92 g/L，肌酐 677.2 μmol/L。

123

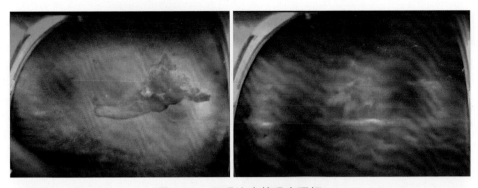

图 17-1 双眼治疗前眼底照相

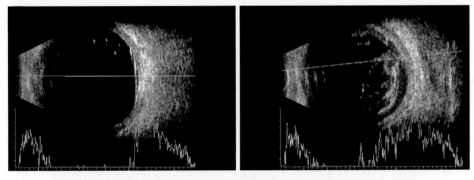

图 17-2 治疗前眼部 B 超

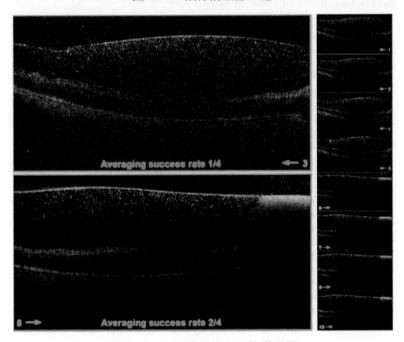

图 17-3 右眼黄斑区 OCT 扫描成像

## 诊断思维

根据病史和眼底表现诊断：①糖尿病视网膜病变（左眼Ⅵ期，右眼Ⅴ期）；②2型糖尿病；③尿毒症；④高血压病2级高危组；⑤低蛋白血症；⑥轻度贫血。需行玻璃体视网膜手术和抗VEGF及眼底激光治疗等。

## 诊疗思路和经过

治疗方案：先行双眼玻璃体腔注射康柏西普0.05 mL。1周后行左眼玻璃体切割术＋全视网膜激光光凝术＋注气术。术中采用23 G玻璃体切割系统，PRP参数：能量200 mW，光斑直径300 μm，曝光时间0.2 s，激光点数1200点。玻璃体腔填充1/3消毒空气。拔管后按摩穿刺口，闭合良好，切口未缝合。

术后第1天，眼压：左眼25 mmHg。因玻璃体腔气体填充，视力：左眼手动/眼前。眼底未查。术后第2天，眼压：左眼4 mmHg。视力：左眼手动/眼前。外眼见球结膜高度水肿（图17-4）。B超检查：脉络膜脱离（图17-5）。眼底照相：左眼前部玻璃体腔内大量灰白色条索样渗出（图17-6）。

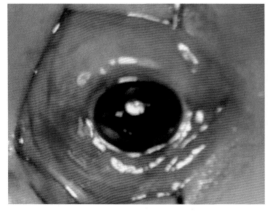

图17-4 左眼球结膜高度水肿（术后第2天）

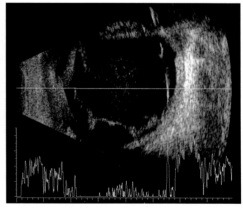

玻璃体内强回声带及条索样回声，颞下方球壁前可见多个粗大环形回声，凸向玻璃体腔，其与球壁间为无回声液性暗区。

图17-5 左眼B超（术后第2天）

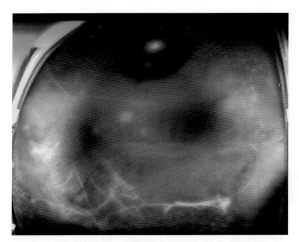

图 17-6　欧堡广角眼底照相（术后第 2 天）

根据以上检查，考虑术后发生了脉络膜渗漏综合征。立即给予球周注射地塞米松 5 mg 1 次/天，外用醋酸泼尼松龙滴眼液 6 次/天，妥布霉素地塞米松眼膏 3 次/天，贝复舒眼液 6 次/天。

治疗 3 天后复查。眼压：左眼 9 mmHg。视力：左眼 0.04，矫正不提高。B 超检查：脉络膜脱离较前明显好转（图 17-7）。眼底照相：玻璃体腔内仍有少量条索样渗出物，隐约可见周边视网膜全视网膜光凝斑（图 17-8）。

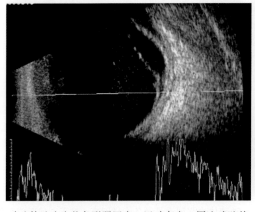

玻璃体腔内点状条形弱回声，运动存在，周边球壁前弧形、粗大中低回声，其与球壁间存在液性暗区

图 17-7　左眼 B 超（术后第 5 天）

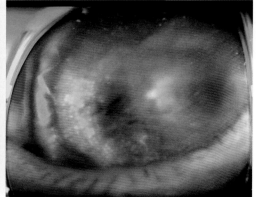

图 17-8　左眼欧堡广角眼底照相（术后第 5 天）

继续球周注射地塞米松 5 mg 1 次/天，连续 3 天，激素眼液逐渐减量。术后第 10 天，裸眼视力：左眼 0.2。矫正视力：左眼 −0.50 DS → 0.5。OCT 检查显示左

眼黄斑中心凹囊样水肿（图 17-9），B 超检查：脉络膜脱离消失（图 17-10），眼底照相：玻璃体腔条索样渗出物已吸收，全视网膜光凝斑清楚可见（图 17-11）。

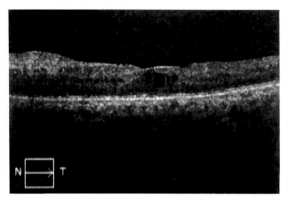

图 17-9　左眼 OCT（术后第 10 天）

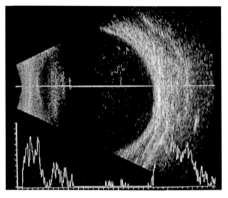

图 17-10　左眼 B 超（术后第 10 天）

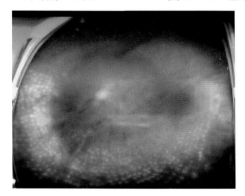

图 17-11　左眼欧堡广角眼底照相（术后第 10 天）

## 病例解析

脉络膜渗漏综合征是以睫状体脱离、脉络膜脱离及视网膜脱离等眼底改变为主要特征的综合征。通常由于涡静脉回流障碍和（或）脉络膜血管通透性增加引起。分为原发性、炎症性（创伤、眼内手术、巩膜炎及全视网膜光凝术后等）、静水压性（硬脑膜动静脉瘘、低眼压、伤口渗漏及小眼球症）。人们多认为炎症性脉络膜渗漏产生机制与涡静脉回流障碍有关，也有人认为是慢性低眼压所致。在糖尿病视网膜病变时血浆白蛋白浓度通过降低将血浆胶体渗透压从而增强视网膜毛细血管内皮细胞的通透性，不仅是视网膜色素上皮层的渗漏或破坏，还有弥漫性的代谢异常或血管异常。

本例患者采用了 23 G 玻璃体切割系统切除玻璃体，玻璃体腔行气体填充并 PRP，术后切口闭合良好，未缝合巩膜穿刺口。术后第 2 天出现低眼压，球结膜高度水肿，并出现脉络膜渗漏综合征及眼内渗出，考虑与以下因素有关：①切口未缝合渗漏造成低眼压。由于切口渗漏造成的逐渐眼压降低使玻璃体腔处于负压状态吸引视网膜和脉络膜，同时低眼压使脉络膜血管内压升高，血管扩张，渗透性增强，大量液体渗漏，引起脉络膜脱离。② PRP 损伤。为预防术后屈光间质混浊错过激光治疗时机，或瞳孔原因导致周边眼底激光困难，在术中也可以一次性完成 PRP。但是，激光造成的急性热损伤，对视网膜内外屏障均造成破坏。同时 PRP 也可以引起脉络膜毛细血管大量扩张、渗漏，最终诱发视网膜脉络膜脱离。③眼内纤维素形成的原因首先是糖尿病患者本身存在血 - 视网膜屏障功能损伤，此患者糖尿病视网膜病变并全身低蛋白血症、尿毒症，而玻璃体切割术进一步加重了屏障功能破坏，诱发眼内纤维素形成，在玻璃体腔形成白色条索或网状的渗出物，在术后第 2 天非常明显。

术后局部应用类固醇皮质激素是促进脉络膜下方液体吸收的最重要手段，故发现脉络膜渗漏后，及时应用局部大剂量糖皮质激素，必要时也可以口服激素治疗。经过及时有效的处理，脉络膜渗出未进一步发展，稳定了病情，预后良好。

## 严宏教授病例点评

浆液性脉络膜渗漏或脱离可发生在玻璃体切割术、白内障摘除术、青光眼滤过等内眼手术的术中或术后，也可发生于巩膜扣带术、眼底全视网膜激光光凝术后等。尤其是患者患有其他全身疾病时，发生概率会增加。这些患者的全身疾病及手术过程或者眼科疾病本身就可以使视网膜及脉络膜的血管发生变化，如血管的脆性增加、血管通透性增加、血管炎性改变、视网膜屏障功能减退等，诸多因素可致眼球张力下降、巩膜血管受压或阻塞、血管壁受损等，可导致漏出或渗出的液体或血液进入脉络膜上腔。

糖尿病患者微血管病变累及全身各组织器官，以糖尿病肾病及视网膜病变最为重要，糖尿病视网膜病变的患者多合并不同程度的糖尿病肾病，并伴发低蛋白血症，从而增强视网膜毛细血管内皮细胞的通透性。PRP 造成的视网膜急性热损伤，诱导 IL-6 产生，可引起炎症反应，过多的 IL-6 也可破坏血管内皮细胞功能，提高血管通透性，术中 PRP 点数过多、能量过大可引起脉络膜毛细血管大量扩张、渗漏，可诱发脉络膜渗漏及脱离的发生。

　　为避免切口闭合不良造成的渗漏，23 G 拔管后按摩穿刺口，若有渗漏不能保持眼压稳定，则建议行穿刺口巩膜缝合术。微创玻璃体手术要确保切口的不渗漏，避免术后低眼压带来的并发症。

## 参考文献

1. 李凤鸣，谢立信．中华眼科学．3 版．北京：人民卫生出版社，2014.

2. 杜宣，邱庆华．渗出性视网膜脱离的手术治疗现状及进展．中华眼外伤与职业眼病杂志，2015，37（1）：69-74.

3. 张承芬．眼底病学．2 版．北京：人民卫生出版社，2010.

4. KLAASSEN I, VAN NOORDEN C J, SCH LINGEMANN R O. Molecular basis of the inner blood-retinal barrier and its breakdown in diabetic macular edema and other pathological conditions. Prog Retin Eye Res, 2013, 34: 19-48.

5. FORRESTER J V, KUFFOVA L, DELIBEGOVIC M. The role of inflammation in diabetic retinopathy. Front Immunol, 2020, 11: 583687.

6. SIDDALL E C, RADHAKRISHNAN J. The pathophysiology of edema formation in the nephrotic syndrome. Kidney Int, 2012, 82（6）：635-642.

7. 陈国辉．脉络膜渗漏综合症及其手术治疗．中华眼外伤职业眼病杂志，1990，12（6）：826-830.

（周海燕　刘莉莎）

# 病例18
## 白内障超声乳化术后囊袋收缩综合征

### 病例介绍

患者，女，68岁，右眼视力下降2周。

现病史：7周前先后行右眼、左眼白内障超声乳化联合人工晶状体植入术，手术顺利，术后视力恢复满意。2周来右眼出现无痛性视力渐进性下降。

既往史：双眼高度近视，眼轴长度29 mm。

专科检查。视力：右眼0.3，左眼0.4。眼压：右眼16 mmHg，左眼17 mmHg。双眼角膜透明，前房约4 CT，瞳孔圆、居中，直径3 mm，右眼瞳孔区可见机化膜。散瞳后：右眼前囊膜皱缩，撕囊口缩小至2 mm，欠圆，囊膜口可见白色机化纤维膜，前囊膜混浊，IOL位于囊袋内（图18-1A）。左眼囊口皱缩至3.5 mm，呈纵椭圆形，囊膜口可见机化物，IOL位于囊袋内（图18-1B）。双眼眼底呈高度近视样的豹纹状改变，视网膜无隆起及其他明显异常。

iTrace检查：右眼DLI为2.64；全眼总高阶像差为2.031，其中彗差为1.246；全眼调制传递函数（modulation transfer function，MTF）值减低至0.173，且主要来自眼内（0.197）；IOL倾斜偏心测量为0.410（图18-2），视觉质量减低。左眼iTrace检查结果与右眼相似。

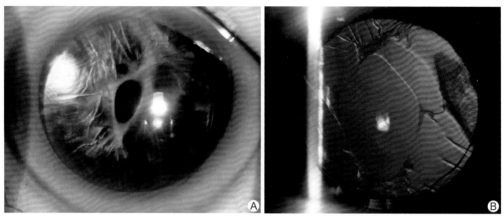

A. 右眼前囊膜皱缩，撕囊口缩小至 2 mm，欠圆，囊膜口可见白色机化纤维膜，前囊膜混浊；B. 左眼囊膜口皱缩至 3.5 mm，呈纵椭圆形，囊膜口可见机化物。

图 18-1　双眼前节照相

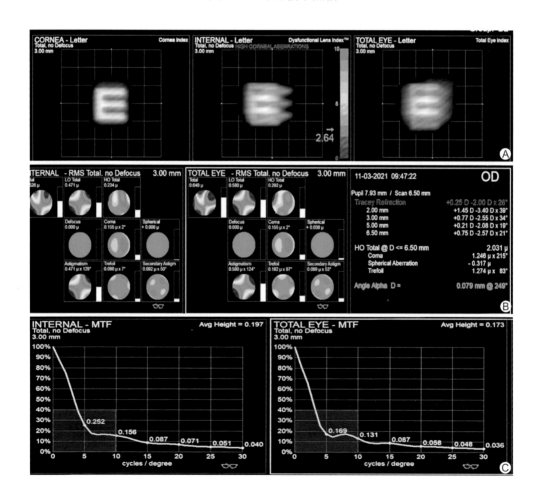

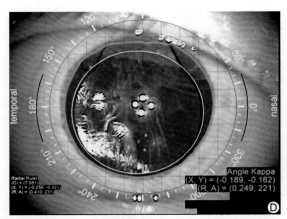

A. DLI 为 2.64；B. 全眼总高阶像差为 2.031，其中彗差为 1.246；C. 全眼 MTF 值减低至 0.173，且主要来自眼内（0.197）；D.IOL 倾斜偏心测量为 0.410。

图 18-2　治疗前右眼 iTrace 检查

## 📋 诊断思维

　　囊袋收缩综合征（capsular contraction syndrome，CCS）是与连续环形撕囊（continuous curvilinear capsulorhexis，CCC）相关的并发症之一。在白内障超声乳化术后 6 周最易发生，高度近视是其危险因素之一。本例患者结合易感因素、发生时间、囊袋形态考虑 CCS 诊断。

## 📋 诊疗思路和经过

　　诊断：①双眼囊袋收缩综合征；②双眼人工晶状体眼；③双眼高度近视。

　　门诊行双眼 Nd：钇铝石榴子石晶状体（yttrium aluminum garnet crystal，YAG）前囊膜切开激光治疗，术后给予百力特滴眼液 3 次/天、布林佐胺滴眼液 2 次/天点眼至术后 1 周，普拉洛芬滴眼液 4 次/天点眼并逐渐减量至术后 4 周。

　　激光治疗后 2 周复查，视力：右眼 0.6，左眼 0.6。右眼 iTrace 检查结果见图18-3。右眼 DLI 为 10；全眼总高阶像差减低至 0.348，其中彗差为 0.072；全眼MTF 值提高至 0.374，眼内 MTF 值提高为 0.353；全眼及眼内各部分像差明显改善。IOL 倾斜偏心测量减低至 0.086。视觉质量显著提高。左眼激光后 iTrace 同样显示视觉质量明显改善。双眼眼前节照相如图 18-4。

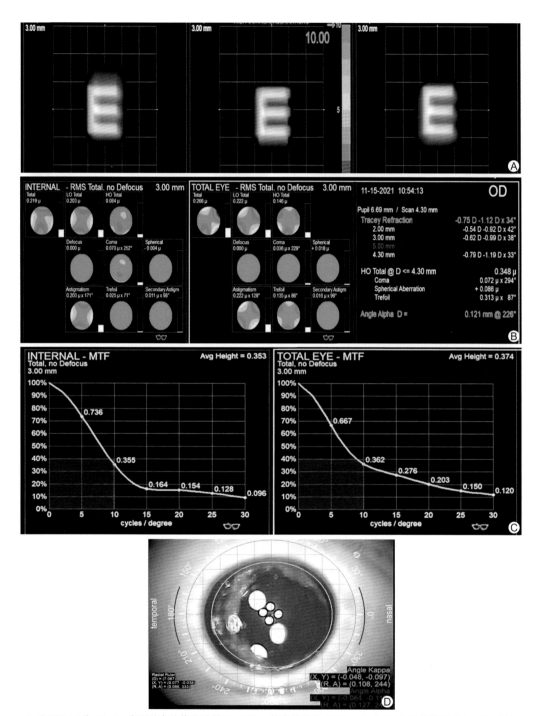

A. 右眼 DLI 为 10；B. 全眼总高阶像差减低至 0.348，其中彗差为 0.072；C. 全眼 MTF 值提高至 0.374，眼内
MTF 值提高为 0.353；D.IOL 倾斜偏心测量减低至 0.086。

图 18-3　激光后 2 周右眼 iTrace 检查

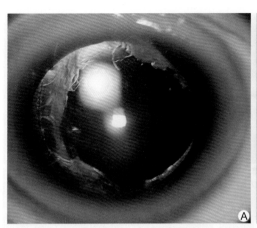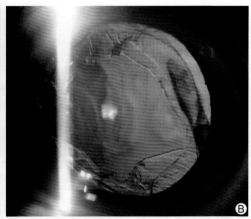

A. 右眼前囊膜 Nd：YAG 激光切开术后 2 周；B. 左眼前囊膜 Nd：YAG 激光切开术后 2 周。

图 18-4　双眼前节照相

## 病例解析

白内障超声乳化吸出联合人工晶状体植入术是目前手术治疗白内障的首选方式，理想和安全的 CCC 是保证手术顺利进行的关键。然而，CCS 是与 CCC 相关的并发症之一。超声乳化手术残留的晶状体上皮细胞增殖、化生，导致晶状体前囊膜纤维化、撕囊口面积缩小、后囊膜皱褶及人工晶状体移位等，最终引起患者视力下降、对比敏感度降低、眩光等现象。该并发症多发生于术后 3 个月内，术后 6 周左右最易发生。CCS 常发生于伴有多种高危疾病的白内障患者，其发病机制是手术导致患眼血 – 房水屏障与血 – 视网膜屏障破坏，引起术后炎症反应等，进而引起晶状体囊袋收缩。这些高危疾病类型包括：高度近视、假性囊膜剥脱综合征、糖尿病性视网膜疾病、青光眼小瞳孔（长期使用毛果芸香碱）、葡萄膜炎、扁平部睫状体炎、肌强直性营养不良、高龄、外伤等。

本例患者双眼高度近视，眼轴 29 mm，于白内障超声乳化术后 6 周左右出现视力下降，眼科检查发现晶状体前囊膜纤维化，撕囊口面积缩小，以右眼为著。这符合 CCS 发生的时间及易感人群，诊断明确。行 iTrace 检查后证实其全眼视觉质量下降，MTF 值减低，总高阶像差大，并且主要来自眼内的人工晶状体。右眼 IOL 倾斜偏心值亦为 0.410。Nd：YAG 激光前囊膜口切开后 2 周复查，全眼及眼内视觉质量各项指标明显改善，右眼 IOL 倾斜偏心值减低至 0.086，患者视物模糊症状明显改善，裸眼视力提高至 0.6。

本病例提示，对 CCS 高危患者术后需严密观察，发现晶状体囊袋收缩、视觉质量减低时，应及时行晶状体前囊膜口 Nd：YAG 切开以改善视觉质量，部分逆转 IOL 倾斜偏心，并阻止晶状体囊袋收缩进一步加重。

### 📋 王建明教授病例点评

囊袋收缩综合征是连续环形撕囊术后特有的一种并发症，如不能及时发现及处理，可能会引发晶状体前囊膜闭锁（图 18-5）、人工晶状体囊袋复合体脱位、睫状体与视网膜脱离等严重并发症。囊袋皱缩造成晶状体偏心和倾斜（图 18-6），进而引起彗差等高阶像差的改变。

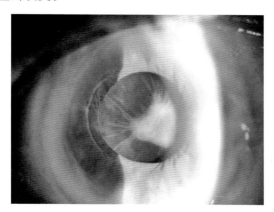

图 18-5　晶状体囊袋收缩致前囊膜闭锁

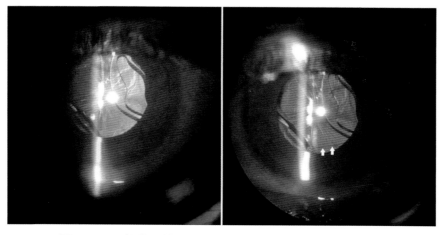

图 18-6　晶状体囊袋收缩致人工晶状体袢折叠于光学面之上

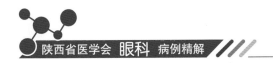
易感因素除前述高度近视、假性囊膜剥脱综合征、糖尿病性视网膜等疾病外，还与撕囊直径小（<5.0 mm 则囊袋收缩明显）、人工晶状体特性（材料、厚度、祥的设计等）、术后炎症等因素相关。因此，从预防 CCS 的角度，建议对于高危患者，CCC 需足够大，避免过小；术中应行前囊抛光，以减少残留的晶状体上皮细胞；建议植入张力环；术后给予足够时长的抗感染治疗，并安排较为频繁的复查。复查时需散大瞳孔，防止收缩的前囊膜口略大于瞳孔直径时造成漏诊。如发现早期晶状体囊袋收缩形成，可及时给予前囊膜口四象限 Nd：YAG 激光切开（图 18-7）。注意前囊膜口切开的大小，避免囊膜口切开过大引发人工晶状体夹持。切开时也需要注意前囊膜口不同钟点位应力大小的不同，收缩显著的部位应该得到足够量切开，以便最大限度地矫正 IOL 的偏心和倾斜。通常情况下，对 CCS 进行正确的 YAG 激光治疗均可获得满意的效果。合并后囊膜混浊的患者可同时行后囊膜切开。如囊袋纤维化致密，无法行激光切开，应及时行手术前囊膜口松解，避免逐渐加重的晶状体囊袋收缩进一步对悬韧带牵拉损伤。如已形成人工晶状体囊袋复合体脱位、睫状体与视网膜脱离等严重并发症应及时手术治疗。

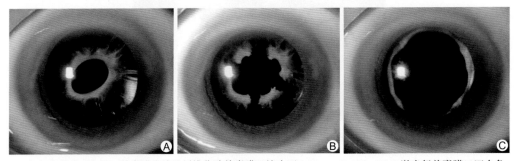

A. 白内障术后 3 个月，前囊膜收缩及纤维化致前囊膜口缩小至 2.2mm；B. Nd：YAG 激光行前囊膜口四个象限切开术后即刻；C. 前囊膜切开术后 27 个月。IOL 居中，前囊膜口直径约 5.5mm。

图 18-7 CCS 患者前囊膜 Nd：YAG 激光切开前后眼前节照片

## 参考文献

1. 傅强，王艳玲.连续环形撕囊术后囊袋收缩的成因及防治.临床和实验医学杂志，2014，13（13）：1480-1481.

2. GIMBEL H V, BRUCKS M, DARDZHIKOVA A A, et al. Scleral fixation of a subluxated intraocular lens - capsular bag complex through a fibrotic continuous curvilinear capsulorhexis. J Cataract Refract Surg, 2011, 37（4）: 629-632.

3. AL-KHARASHI S A, AL-OBAILAN M. Capsular phimosis with complete occlusion of the anterior capsular opening after intact continuous curvilinear capsulorrhexis. Saudi J Ophthalmol, 2009, 23（2）: 175-178.

4. VANAGS J, ERTS R, LAGANOVSKA G. Anterior capsule opening contraction and late intraocular lens dislocation after cataract surgery in patients with weak or partially absent zonular support. Medicina（Kaunas）, 2021, 57（1）: 35.

5. NAIK M, SETHI H, MEHTA A. Capsular bag phimosis. Am J Ophthalmol Case Rep, 2020, 20: 100999.

6. CHOI M, LAZO M Z, KANG M, et al. Effect of number and position of intraocular lens haptics on anterior capsule contraction: a randomized, prospective trial. BMC Ophthalmology, 2018, 18（1）: 78.

7. YANG S, JIANG H, NIE K, et al. Effect of capsular tension ring implantation on capsular stability after phacoemulsification in patients with weak zonules: a randomized controlled trial. CTR implantation in cataract patients with weak zonules. BMC Ophthalmol, 2021, 21（1）: 19.

8. YE H, ZHANG J, QIAN Y. Long-term follow-up of neodymium: YAG laser anterior capsulotomy for the treatment of anterior capsular phimosis. J Int Med Res, 2018, 46（9）: 3692-3697.

9. XU D J, WU H J, ZHANG L J. Application of capsular bag relaxation for capsular contraction syndrome. Exp Ther Med, 2020, 20（2）: 1115-1120.

（柏凌）

# 病例 19
## LASIK 术后角膜层间积液

患者，男，26 岁。左眼视物模糊，伴左眼胀、头痛 1 周。

自诉既往曾于 7 年前行"双眼角膜板层刀辅助 LASIK 手术"，手术前双眼近视程度大致相当。1 个月前因双眼视力下降于外地医院诊断为"双眼 LASIK 术后屈光回退"，行"双眼掀瓣增效 LASIK 手术"，术后第 1 天双眼裸眼视力均恢复至 1.0，给予患者 0.1% 氟米龙滴眼液、0.5% 左氧氟沙星滴眼液、0.1% 玻璃酸钠滴眼液点双眼，均为每日 4 次。增效术后 1 周，患者自觉左眼视力下降，就诊医院诊断为"左眼角膜层间上皮植入"，行"左眼角膜层间上皮植入清除术"，具体手术情况不详，术后配戴角膜绷带镜并于上皮植入清除术后第 2 天摘除。来我院就诊前 1 周自觉左眼视力明显下降，伴左眼胀、头痛，无恶心、呕吐等其他不适，期间用药方法一直延续同前。

眼部检查。视力：右眼 1.0；左眼 0.2，pH 0.5。NCT 测量眼压：右眼 11.6 mmHg；左眼 14.4 mmHg。指测眼压：右眼 Tn；左眼 Tn+1。裂隙灯检查：右眼角膜瓣对位良好无皱褶，层间清亮；左眼全角膜轻度水肿，中下方为著，5～8 点处角膜层间、瓣边缘向瞳孔区内延伸约 3 mm 轻度混浊，形状不规则，色灰白，边界清（图 19-1 A），裂隙光下隐约可见角膜中下方层间裂隙暗区（图 19-1 B），中央区角膜透明。双眼前房深度正常，房水闪辉（－），瞳孔 4 mm，对光反射灵敏，小瞳孔下晶状体及后节检查未见异常。

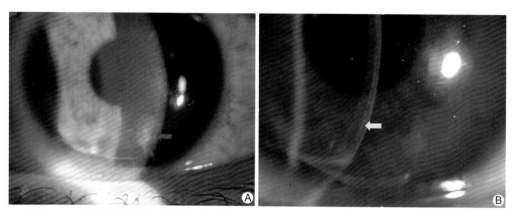

A. 左眼 5～8 点处角膜层间、瓣边缘向瞳孔区内延伸约 3 mm 轻度混浊，形状不规则，色灰白，边界清（红色箭头）；B. 左眼全角膜轻度水肿，中下方为著，隐约可见角膜瓣中下方层间裂隙暗区（黄色箭头）。

图 19-1 裂隙灯检查

Sirius 断层扫描角膜地形图检查显示左眼角膜中央最薄点厚度 523 μm，厚度图不规则，角膜曲率图虽然符合激光术后改变，但中央曲率明显不规则，前后表面高度图未见明显异常（图 19-2）。角膜光学相干断层扫描（OCT）检查显示左眼角膜厚度明显较右眼增厚，中央区双眼相差 109 μm。角膜上皮厚度地形图显示右眼中下

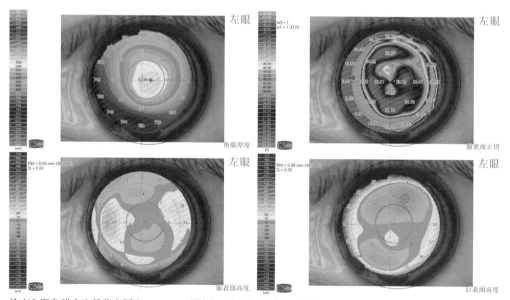

检查左眼角膜中央最薄点厚度 523 μm，厚度图不规则，屈光四图角膜中央曲率明显不规则，前后表面高度图未见明显异常。

图 19-2 Sirius 断层角膜地形图

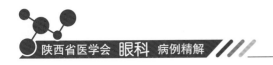

方偏颞侧上皮增厚，符合 LASIK 手术后上皮厚度地形图形态，但左眼全中央区上皮均增厚并呈现明显不规则，颞上至鼻下断层上皮厚度自动识别失败（图 19-3）。单线 OCT 扫描可见角膜瓣下层间异常暗区，角膜瓣边缘层间异常高反光（图 19-4），提示：左眼角膜水肿、角膜层间积液、角膜上皮植入。

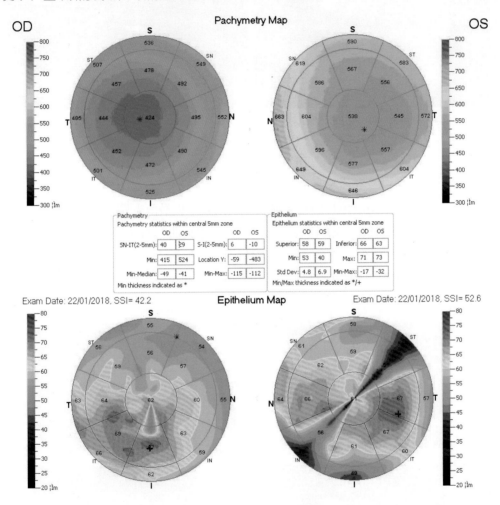

左眼角膜厚度明显较右眼增厚，中央区双眼相差 109 μm。角膜上皮厚度地形图显示右眼中下方偏颞侧上皮增厚，符合 LASIK 手术后上皮厚度地形图形态，但左眼全中央区上皮均增厚并呈现明显不规则，颞上至鼻下断层上皮厚度自动识别失败。

图 19-3 角膜 OCT 检查

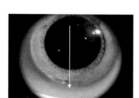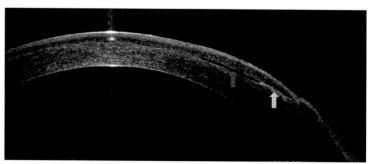

左眼角膜瓣下可见异常暗区（红色箭头），角膜瓣边缘层间异常高反光（黄色箭头）。

图 19-4 单线 OCT 扫描

## 📋 诊断思维

确定诊断：①左眼角膜层间积液综合征（Interface fluid syndrome，IFS）；②左眼角膜层间上皮植入；③左眼激素性高眼压。

诊断依据：①病史明确。既往 7 年前双眼 LASIK 手术病史，回退后近期双眼掀瓣增效手术的经历，加之左眼 1 周前因上皮植入行手术治疗；②左眼局部使用糖皮质激素眼液 1 月余，近期有视力下降、左眼胀和头痛的症状，符合眼压高的症状，虽然 NCT 检查眼压基本正常，但指测为 Tn+1，推测为左眼高眼压状态；③角膜 OCT 检查可看到全角膜增厚，层间有液性暗区和高密度表现的上皮植入；④角膜层间没有明显的弥漫性层间角膜炎（diffuse lamellar keratitis，DLK）特征，也没有感染性角膜炎常见的眼部刺激症状、睫状充血和层间感染的表现。

## 📋 诊疗思路和经过

明确诊断后，治疗方案为首先停用激素治疗，全身和局部使用降低眼压药物，观察角膜层间上皮植入是否进展和诱发角膜瓣溶解，在引起角膜散光和导致最佳戴镜矫正视力下降可能之前，就需要手术清除。

接诊该患者后，立即停用氟米龙滴眼液，给予醋甲唑胺片 50 mg，bid，口服；布林佐胺滴眼液，点左眼，bid；马来酸噻吗洛尔滴眼液，点左眼，bid；左眼局部使用四头带加压包扎。治疗 1 天后左眼全角膜 OCT 检查图中央厚度已由 538 μm 减少至 438 μm（图 19-5），角膜瓣下液性暗区消失，瓣缘上皮植入范围未见明显进展，裸眼视力恢复至 0.8；NCT 测量眼压 14 mmHg，指测 Tn。停用加压包扎。给予醋甲唑胺片服用 3 天后停药。治疗 7 天后，左眼裸眼视力 1.0，NCT 测量眼压 12.8 mmHg，裂隙灯检查角膜水肿完全消失，基质透明，角膜上皮植入局限于边缘 3 mm 范围，未见进展，荧光素染色未见荧光素进入角膜层间（图 19-6），角膜 OCT 检查角膜瓣下无暗区，边缘部高反光区域无扩大（图 19-7），Sirius 角膜地形图检查治疗前后差异图显示角膜中央曲率较前明显规则（图 19-8）。继续点降眼压眼液治疗 2 个月后停药。随诊观察半年后检查，左眼裸眼视力 1.0，NCT 测量眼压：9.0 mmHg，裂隙灯检查角膜 6～7 点位角膜瓣缘向内溶解 1 mm×1.5 mm，角膜层间上皮植入无进展，中央区角膜透明（图 19-9），Sirius 断层地形图检查角膜厚度及曲率符合屈光术后改变，前后表面高度图正常（图 19-10）。

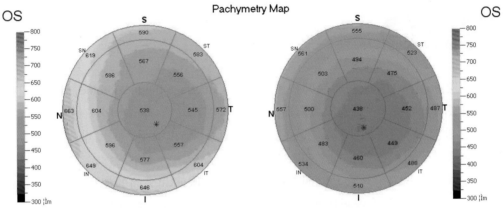

治疗后角膜厚度明显变薄，中央处由 538 μm 减少至 438 μm，相差 100 μm。左图为治疗前，右图为治疗 1 天后。

图 19-5 角膜 OCT 检查厚度

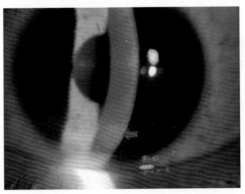

角膜水肿减轻，层间暗区消失，6 点位角膜层间上皮植入（红色箭头），荧光素染色未见荧光素进入角膜层间。

图 19-6 治疗 7 天后裂隙灯检查

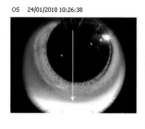
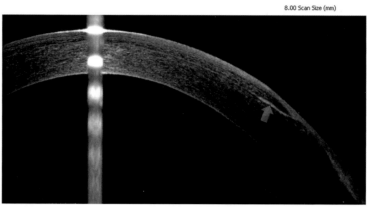

角膜瓣下无暗区，边缘部高反光（上皮植入，红色箭头）无进展。

图 19-7 治疗 7 天后，角膜 OCT 检查

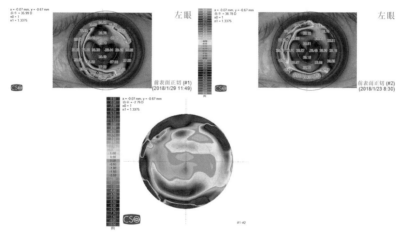

治疗前后差异图显示角膜中央曲率较前明显规则。

图 19-8 Sirius 角膜地形图检查

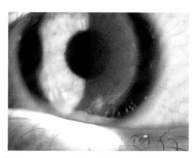

角膜层间上皮植入较前无进展，6 ～ 7 点位角膜瓣缘向内溶解约 1 mm×1.5 mm（红色箭头）。

图 19-9 裂隙灯检查

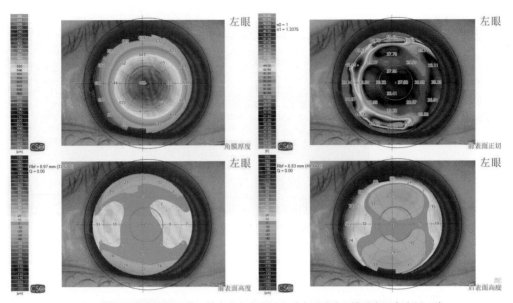

显示角膜厚度及曲率恢复正常，符合激光角膜屈光手术后改变，前后表面高度图正常。

**图 19-10 Sirius 断层角膜地形图检查**

## 病例解析

角膜层间积液综合征（Interface fluid syndrome，IFS）。是一种少见的 LASIK 角膜瓣相关并发症，其特征表现为：①角膜水肿：一般情况下，裂隙灯检查可以发现角膜全层或部分水肿，断层扫描角膜地形图、角膜 OCT 或 A 超角膜测厚可发现全角膜比预期 LASIK 手术后的角膜厚度较厚；②角膜层间积液：当积液量较多时，角膜瓣和基质床之间存在明显的光学空隙，可通过裂隙灯检查发现，也可借助 OCT 检查进行确认，层间有无积液或积液量多与少，程度取决于真实眼压的高低，积液越多，角膜中央眼压测量值越低；③眼压增高：IFS 的发生归因于高眼内压，这种眼压升高程度可达 30 ～ 50 mmHg，而使用传统压平眼压计或 NCT 测量却往往测得较低或正常值，这是因为角膜因水肿较厚和测量接触到层间积液区域而降低了测量的准确性。LASIK 术后长时间使用激素类滴眼液可致眼压增高，除了患者对皮质类固醇升高眼压的不良反应较敏感外，推测原因还有手术切断了部分角膜神经，角膜敏感性降低，致使泪液的质和量下降，激素在眼表的停留时间增加，从而增加了药物的吸收，另外手术造成角膜变薄，角膜通透性增加，使得类固醇皮质激素滴眼液穿透角膜进入前房的量增加。

IFS 可能继发出现在 LASIK 术后早期发生的 DLK 或各种原因导致的迟发性 DLK 治疗后，临床上一般有大量、长期使用或易导致眼压升高的皮质类固醇历史，如妥布霉素地塞米松滴眼液，临床上可表现眼痛、眼胀、视力下降，弥漫性的角膜混浊、水肿，角膜厚度增加，地形图曲率增加。本病例症状、体征和辅助检查均较典型，但角膜层间并没有明显混浊，亦无炎症相关的浸润表现，因此，患者对氟米龙滴眼液的不良反应相对敏感可能是眼压升高的主要原因。

角膜层间积液往往伴有层间的上皮植入，因为层间的液性空隙为上皮的生长提供了空间，可通过角膜荧光染色观察有无进入层间判断上皮植入是否进展，本患者经过降眼压等积极治疗后，角膜层间积液吸收，空隙消失，上皮植入的范围不大并自限，虽后期随访发现角膜瓣边缘的溶解，但未明显影响视力及视觉质量，无须处理。

## 米生健教授病例点评

本病例较典型，证据充分且明晰，诊断不困难，治疗措施得当，疗效好，上皮植入范围小而自限，虽有轻度角膜瓣边缘溶解，但均未影响视力和视觉质量，因此无须处理，预后良好，患者满意。

IFS 诊疗的重点和难点是诊断，后续是否需要继续全身或局部点眼皮质类固醇是鉴别诊断的关键。角膜水肿引起角膜层间弥漫性雾状混浊的情况下极易误诊为 DLK 而继续大量使用皮质类固醇，加之层间积液常使常规眼压测量值正常或偏低，如此甚至有导致激素性青光眼的风险，临床上亦有相关报道，因此当使用皮质类固醇治疗 LASIK 术后 DLK 疗效不佳甚或加重时，要考虑到 IFS 可能。

本病的发生机理尚有争议，一般认为在 LASIK 后，局部使用皮质类固醇引起高眼内压和角膜水肿，液体积聚在 LASIK 形成的角膜层间，液体量可能较小且没有明显的液体层，表现为角膜层间和基质弥漫性混浊，当液体量较大时，可见液体将角膜瓣与基质床分开形成裂隙。但也有观点认为，DLK 和 IFS 之间可能存在因果关系，IFS 是 LASIK 术后角膜层间炎症和非炎症性刺激产生的反应。

本病的命名也存在较大争议和混乱，可能导致混淆和误导。最常见的术语包括压力诱导的基质角膜炎（pressure-induced stromal keratitis，PISK）、压力诱导的层间角膜炎（pressure-induced interface keratitis）、压力诱导的层间基质角膜炎（pressure-induced interlamellar stromal keratitis，PISK）及层间积液综合征（Interface fluid syndrome，IFS）。有观点认为共聚焦显微镜检查表明角膜层间不存在实际的炎

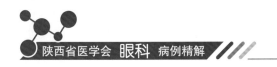
症细胞，"角膜炎"用词不当。当角膜层间明显观察到积液时，命名层间积液综合征（IFS）是正确的，但临床上不伴有显著积液的状况也有发生，此时命名 IFS 就值得商榷，显然本病多样性的临床表现是导致这种混乱的根本原因，因此诊断和鉴别诊断是本病诊疗的难点。

## 参考文献

1. DAWSON D G, SCHMACK I, HOLLEY G P, et al. Interface fluid syndrome in human eye bank corneas after LASIK：causes and pathogenesis. Ophthalmology，2007，114（10）：1848-1859.

2. BAMASHMUS MA, SALEH MF. Post-LASIK interface fluid syndrome caused by steroid drops. Saudi J Ophthalmol，2013，27（2）：125-128.

3. GOTO S, KOH S, TODA R, et al. Interface fluid syndrome after laser in situ keratomileusis following herpetic keratouveitis. J Cataract Refract Surg，2013，39（8）：1267-1270.

4. 何静，姚晓明，黎明. 眼前节 OCT 检查在板层角膜移植术后层间积液观察分析. 中国实用眼科杂志，2014，32（7）：900-902.

5. RANDLEMAN J B, SHAH R D. LASIK Interface Complications：Etiology，Management，and Outcomes. Journal of Refractive Surgery，2012，28（8）：575-588.

6. 张丰菊，孙旭光. 近视矫治相关并发症病例图解与诊疗思维. 北京：人民卫生出版社，2018：16-21.

7. KIM J H, SAH W J, HAHN T W, et al. Some problems after photorefractive keratectomy. J Refract Corneal Surg，1994，10（2 Suppl）：226-230.

8. HAMILTON D R, MANCHE EE, RICH LF, et al. Steroid-induced glaucoma after laser in situ keratomileusis associated with interface fluid. Ophthalmol，2002，109（4）：659-665.

9. JOSE LUIZ BRANCO RAMOS, MD J L, ZHOU S, et al. High-Resolution Imaging of Complicated LASIK Flap Interface Fluid Syndrome. Ophthalmic Surgery，Lasers and Imaging Retina，2008，39（4）：15428877-20080715-04.

10. ALIO J L, AZAR D T. Management of Complications in Refractive Surgery. Cham：Springer International Publishing，2018.

（段宇辉 米生健）

# 病例 20
## 以玻璃体积血为首诊表现的脉络膜黑色素瘤

### 病例介绍

患者，女，46 岁，左眼视力突然下降 40 天。

现病史：40 天前无明显诱因出现左眼视力突然下降，无明显眼痛，无眼红，无头痛等。

既往史：7 年前因"右侧卵巢囊肿"在外院行手术切除。

专科检查。视力：右眼 0.6，左眼 0.04。眼压：右眼 20 mmHg，左眼 10.6 mmHg。右眼睑结膜无充血，角膜透明，前房深，房水闪辉（−），细胞（−），瞳孔圆，直径 3 mm，光反射可，晶状体密度高，眼底视乳头色可，边界清，视网膜平伏；左眼睑结膜无充血，角膜透明，前房深，房水闪辉（−），细胞（−），瞳孔圆，直径 3 mm，光反射略迟钝，晶状体密度高，玻璃体血性混浊，眼底窥不进。B 超（图 20-1）：左眼玻璃体积血。

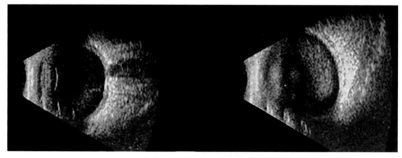

B 超显示左眼玻璃体积血。

图 20-1　术前左眼 B 超

## 诊断思维

　　玻璃体积血多因眼内血管性疾患和损伤引起，也可由全身性疾患引起，常见的病因有：视网膜裂孔、视网膜脱离、玻璃体后脱离、眼外伤、视网膜血管性疾病伴缺血性改变（如增殖性糖尿病视网膜病变、视网膜静脉阻塞、视网膜静脉周围炎、视网膜血管瘤），炎性疾病伴可能的缺血性改变（如葡萄膜炎等），黄斑视网膜下出血，其他引起周边视网膜新生血管疾病、视网膜毛细血管扩张症及 Terson 综合征（蛛网膜下腔玻璃体积血综合征）等。

　　患者玻璃体积血诊断明确，已逾 1 个月，应考虑玻璃体切除手术治疗，为进一步检查眼底、明确病因及治疗创造条件。

## 诊疗思路和经过

　　初步诊断：左眼玻璃体积血。行左眼玻璃体切割术。术中切割部分血性玻璃体后，见大量视网膜下出血，上方见暗黑色圆顶形隆起物，手术暂停。术后眼底照相（图 20-2）。眼底三面镜检查（图 20-3）和复查 B 超（图 20-4）：左眼玻璃体腔可见类圆形中高回声，左眼脉络膜脱离。左眼行血管超声成像（图 20-5）显示：左眼玻璃体腔内占位，大小约 15 mm×3.7 mm，彩色多普勒血流成像（color doppler flow imaging，CDFI）显示其表面可见血流信号，考虑来自脉络膜病变，脉络膜黑色素瘤可能性大，左眼球后壁异常回声，考虑渗出性病变并视网膜浅脱离。眼眶

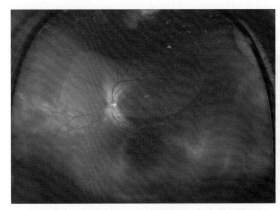

左眼上方实性隆起灶，下方视网膜下出血伴脱离。

图 20-2　首次玻璃体切割术后眼底照相

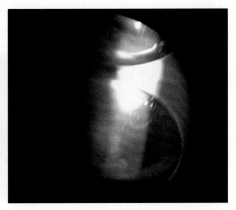

左眼上方隆起的棕色肿物（下方 59°镜内可见）。

图 20-3　首次玻璃体切割术后三面镜检查

MR（平扫＋增强）（图 20-6）：左眼球上壁占位，大小约 10 mm×9 mm，$T_1WI$ 肿物呈高信号，$T_2WI$ 肿物呈低信号，增强扫描可见强化。腹部彩超未见明显异常。胸部 CT 平扫未见明显转移灶。遂修正诊断：左眼球内占位病变，脉络膜黑色素瘤？行第 2 次手术治疗（玻璃体切割＋白内障超声乳化＋肿瘤内切除＋视网膜光凝＋电凝＋注硅油术）。术中取肿瘤组织送病理学检查，提示恶性黑色素瘤（图 20-7）。术后第 1 天，视力：左眼 0.04。眼压：左眼 20 mmHg。眼底荧光造影及吲哚菁绿造影（图 20-8），眼底照相：左眼视盘界清，视网膜平伏，激光斑清晰（图 20-9）。之后转肿瘤科进一步诊治。

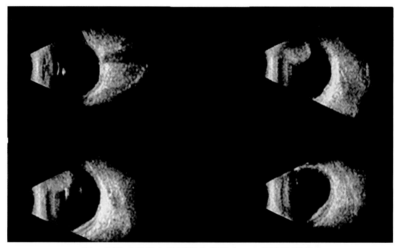

B 超：左眼玻璃体内类圆形中高回声，左眼脉络膜脱离。

图 20-4 首次玻璃体切割术后复查 B 超

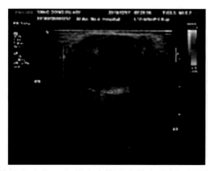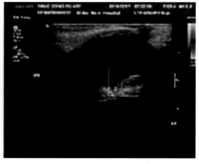

左眼玻璃体腔内占位。左眼玻璃体腔内前方鼻侧可见约 10 mm×9.3 mm×7.3 mm 的异常回声，边界欠清，内回声不均匀，内部可见低回声区，CDFI 提示其内及表面可见血流信号，左眼球后壁毛糙增厚，可见范围约 15 mm×3.7 mm 的局限性隆起，CDFI 提示其表面可见血流信号。考虑左眼玻璃体内异常占位，考虑来自脉络膜病变，脉络膜黑色素瘤可能性大；左眼球后壁异常回声，考虑渗出性病变并视网膜浅脱离。

图 20-5 左眼术后第 1 次血管超声成像

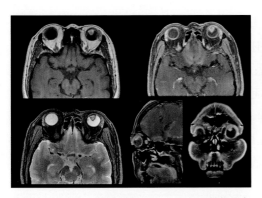

左眼球上壁占位，约 10 mm×9 mm，$T_1$WI 肿物呈高信号，$T_2$WI 肿物呈低信号，增强扫描可见强化。

图 20-6 眼眶 MR 平扫 + 增强

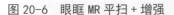

左眼脉络膜小块组织提示符合恶性黑色素瘤改变。

图 20-7 病理学检查

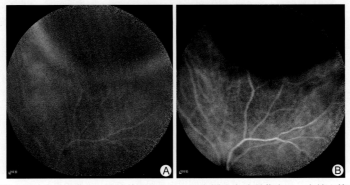

A. FFA：左眼颞上周边大片弱荧光，遮挡其下的组织，下方周边大片弱荧光区，末梢血管晚期荧光渗漏；

B. ICGA：左眼上方及下方弱荧光遮蔽。考虑左眼脉络膜占位性病变。

图 20-8 眼底荧光造影及吲哚菁绿造影

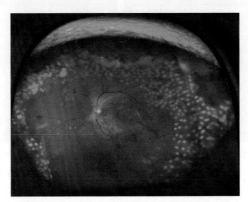

术后左眼视网膜平伏，视网膜切开处周围激光斑清晰。

图 20-9 第 2 次玻璃体切割术后眼底照相

## 病例解析

脉络膜黑色素瘤是成年人最常见的眼内原发性恶性肿瘤。发病部位：脉络膜多见，占 78%～85%；其次为睫状体，占 9%～12%；虹膜占 6%～9.5%。

临床表现：脉络膜黑色素瘤若位于眼底周边部，则早期无自觉症状；若位于后极部，则早期主诉视力减退、视野缺损、视物变形、眼前黑影、色觉异常、持续性远视屈光度增加等。肿瘤增大，继发视网膜脱离时，视力严重下降。整体病程大体可分为眼内期、继发性青光眼期、眼外蔓延期及全身转移期 4 个阶段，但四期演变不一定循序渐进。眼内期肿瘤的生长有结节型和弥漫型两种形式。其中结节型生长的肿瘤起始于脉络膜的大中血管层。外受巩膜、内受 Bruch 膜限制，初期只能沿脉络膜平面向四周缓慢扩展，隆起度不高，呈圆形或类圆形灰黄色或灰黑色斑块，覆盖其上视网膜无明显改变。肿瘤处脉络膜不断增厚，隆起度不断增高，顶起视网膜，一旦突破 Bruch 膜和色素上皮限制，肿瘤则在视网膜神经上皮下迅速生长，形成一个头大、颈窄、基底宽广的蘑菇状团块，在肿瘤颈部斜坡处液体积聚形成浆液性脱离，有时受重力影响，在远离肿瘤处形成低位视网膜脱离。由于肿瘤生长迅速，血供障碍而发生肿瘤组织大量坏死，可诱发剧烈眼内炎或眼压升高，部分合并玻璃体积血，此时眼底无法透见。眼底荧光造影显示早期肿瘤处弱荧光，动静脉期有肿瘤血管与视网膜血管同时显现，呈双循环现象，晚期呈高弱荧光混杂的斑驳状荧光。B 超显示隆起 2 mm 肿物，半圆形或者蘑菇状改变，肿瘤边缘血管呈窦样扩张，声像图上前缘回声光点多而强，向后光点减少，接近球壁形成无回声区，即所谓"挖空现象"。MR 显示因脉络膜黑色素瘤组织内含有的黑色素物质具有顺磁作用，在 $T_1WI$ 玻璃体为低信号，肿瘤为高信号，在 $T_2WI$ 玻璃体为高信号，肿瘤为低信号，增强扫描可见强化。无色素性脉络膜黑色素瘤在 $T_1WI$ 和 $T_2WI$ 均为低信号。

该病的治疗需要考虑多种因素，包括视力、肿瘤大小及部位、肿瘤的生长特点、患者全身状况等。其中对直径小于 10 mm、厚度小于 3 mm 的较小脉络膜黑色素瘤生长并不活跃者，应定期观察；对直径 10～15 mm、厚度 3～5 mm 的中等大小肿瘤，可选择放疗、局部切除或眼球摘除；对直径超过 15 mm 的大肿瘤，最安全的措施是眼球摘除。近赤道部生长活跃的小或中等大小肿瘤，可放疗或局部切除，同样大小肿瘤若位于后极部，通常采用放疗；视盘附近的肿瘤可以放疗，但包绕视神经的肿瘤应行眼球摘除。

该患者因左眼视力突然下降入院，平素体健，玻璃体血性混浊，术前 B 超提示玻璃体积血，未能提示球内占位性病变，给诊断增加了一层迷雾。首次玻璃体手术操作谨慎，发现球内占位后及时中止手术。术后及时全面的检查提示脉络膜黑色素瘤可能，为进一步诊治提供方向。

## 宋虎平教授病例点评

患者中年女性，左眼视力突然下降 40 天入院。既往否认糖尿病、高血压病等病史。术前初次的眼 B 部超检查未能探及肿瘤，给诊断造成了一定的难度。玻璃体积血最常见的 10 类原因包括：①视网膜裂孔和视网膜脱离；②玻璃体后脱离；③眼外伤；④视网膜血管性疾病伴缺血性改变；⑤视网膜血管瘤；⑥炎症性疾病可能的缺血性改变；⑦黄斑视网膜下出血；⑧其他引起周边视网膜新生血管疾病；⑨视网膜毛细血管扩张症；⑩ Terson 综合征等。而脉络膜黑色素瘤引起玻璃体积血较为少见。尽管 Gass 在 1963 年报道了 1 例 52 岁女性患者，以玻璃体积血为首要表现，住院治疗数天后玻璃体积血减少，发现眼底灰色隆起肿物，考虑恶性病变，最终眼球摘除后确诊为脉络膜黑色素瘤，然而以玻璃体积血作为主要表现的脉络膜黑色素瘤仍然少见。Fraser 对 450 例脉络膜黑色素瘤进行回顾性分析，发现以玻璃体积血作为首要表现的患者仅占 2.9%。另外，脉络膜黑色素瘤引起玻璃体积血的原因可能在于肿瘤的生长受到了 Bruch 膜的限制，Bruch 膜起到了类似压脉带的压迫作用，压迫肿瘤的血管，减少了肿瘤的静脉回流，静脉淤滞，血管扩张，最终血管破裂而大量出血。

当遇到突然视力丧失、玻璃体积血，脉络膜黑色素仍需要作为应考虑的鉴别诊断之一，并且术前超声探查需要细致全面，必要时辅助彩超、MR 平扫＋增强扫描等进一步诊断。

### 参考文献

1. OELLERS P, WOLKOW N, JAKOBLEC F A, et al. Hemorrhagic choroidal melanoma. Am J Ophthalmol Case Rep, 2018, 10：105-107.

2. 王子杨，杨文利，李栋军，等. 中小脉络膜黑色素瘤的超声诊断及鉴别诊断分析. 中华眼科杂志，2018，54（11）：843-848.

3. GASS JD. Hemorrhage into the vitreous, a presenting manifestation of malignant melanoma of the choroid. Arch Ophthal, 1963, 69：778-779.

4. STRAATSMA B R, DIENER-WEST M, CALDWELL R, et al. Mortality after deferral of treatment or no treatment for choroidal melanoma. Indian J Ophthalmol, 2018, 66（10）：1395-1400.

（周荣乐　宋虎平）

# 病例 21
## CRVO 早期继发性闭角型青光眼

### 病例介绍

患者，女，54 岁，右眼视物模糊 10 天。

现病史：10 天前出现右眼视物模糊症状，当地医院诊断"右眼 CRVO"，口服药物治疗，3 天后右眼突然胀痛，再次就诊考虑"右眼急性闭角型青光眼"，给予降眼压治疗，眼压不降。我院检查，视力：右眼 0.25$^{-1}$（矫正不提高），左眼 1.0。眼压：右眼 28 mmHg，左眼 13 mmHg。裂隙灯：右眼前房中轴深度 1.5 CT，周边深度<1/4 CT。左眼 ACD 3 CT，PCD 2/3 CT。双眼瞳孔 3 mm，对光反射（+），虹膜未见新生血管。房角镜：右眼房角入口<10°（窄Ⅳ），动态 1/4 关闭。左眼房角入口>25°（宽角）。双眼房角未见新生血管。眼前节 OCT（图 21-1）：ACD：右眼 1.67 mm，左眼 2.51 mm，右眼晶状体虹膜隔前移，虹膜膨隆，3/4 周边虹膜与角膜内面相贴。左眼房角开放。眼底照相（图 21-2）：右眼视盘水肿，边界不清，周边视网膜放射状出血，血管断续，迂曲增粗，其间少许黄白色渗出斑，黄斑中心凹光反射消失。左眼眼底未见明显异常。黄斑 OCT：双眼黄斑形态正常（图 21-2）。

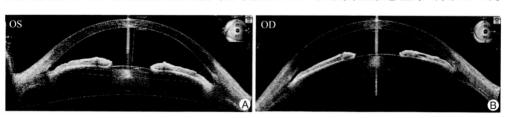

图 21-1　双眼前节 OCT 检查

IOLmaster 测量眼轴：右眼 20.89 mm，左眼 21.83 mm。

既往史：否认高血压、糖尿病等慢性病史，否认其他全身病史，无青光眼家族史。

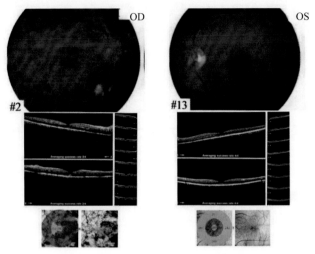

右眼视盘水肿，边界不清，CRVO；双眼黄斑中心凹形态正常。

图 21-2　眼底照相及黄斑 OCT 检查

## 诊断思维

疾病特点：①右眼眼压升高出现在 CRVO 诊断后 3 天；②右眼前房浅、房角窄，左眼前房深度正常、房角宽；③右眼虹膜和房角未发现新生血管；④右眼 CRVO。

诊断思路：双眼前房深度及房角宽度明显不对称（相差 0.84 mm），排除原发性闭角型青光眼。单侧前房变浅可继发于晶状体异常（晶状体脱位、球形晶状体等）、葡萄膜积液、脉络膜肿瘤、脉络膜出血或脉络膜和睫状体脱离等，该患者辅助检查未发现以上问题。是否与 CRVO 有关？CRVO 可以继发闭角型青光眼，如我们熟知的 NVG，但通常发生在 CRVO 后晚期（3 个月），俗称"百日青"，而本例青光眼出现在 CRVO 诊断后早期（3 天）。CRVO 早期继发的没有新生血管的闭角型青光眼临床极少见，以往均是个案报道，简称"一过性青光眼"，临床特征：①单侧亚急性眼压升高；②发生在 CRVO 后 1 个月内；③双眼前房不对称：发作眼前房浅、房角窄，对侧眼房角宽、前房深；④虹膜和房角未发现新生血管；⑤散瞳、激素治疗后眼压、前房、房角均可以在短期内逆转。本例患者右眼发病后眼压始终＜45 mmHg，双眼前房、房角不对称，眼内未见新生血管，是不是发生了"一过性青光眼"，接下来需要医生通过治疗和观察进一步确诊。

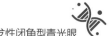

## 诊疗思路和经过

入院后继续药物降眼压，给予妥布霉素地塞米松滴眼液点眼，地塞米松注射液球周注射。担心散瞳后房角关闭导致眼压更高，首先行"激光周边虹膜切除术（laser peripheral iridectomy，LPI）+氩激光周边虹膜成形术（argon laser peripheral iridoplasty，ALPI）"治疗，激光治疗后前房稍有加深（ACD：1.77 mm），再给予托吡卡胺滴眼液点眼，前房明显加深接近左眼，眼压逐渐正常，可见散瞳治疗有效。为了预防新生血管性青光眼，确定先行 FFA 再完善 PRP。FFA 检查后数小时右眼眼压再次升得更高，前房更浅，视力显著下降，裂隙灯检查玻璃体荧光素样混浊，B 超及 OCT 显示黄斑水肿、脉络膜增厚（图 21-3A）。FFA：右眼动脉期 13.3 秒，静脉期 19.8 秒，视网膜循环时间明显延长，视网膜多处出血遮蔽荧光，晚期荧光素渗漏，可见片状无灌注区（图 21-3B）。给予玻璃体腔注射抗 VEGF 药物（康柏西普），术后黄斑和脉络膜水肿均消退，而且前房加深，房角变宽，眼压下降，说明抗 VEGF 治疗达到了一举多得的效果，是此类青光眼较好的治疗方案。后续分次完成 PRP 治疗（图 21-4）。维持散瞳治疗，1 个月后逐渐减停。

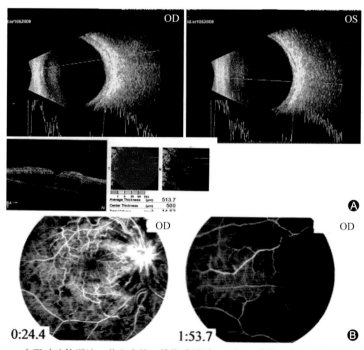

A. 右眼玻璃体混浊、黄斑水肿、脉络膜增厚；B. 视网膜散在大片无灌注区。

图 21-3 眼部 B 超、OCT、FFA 检查

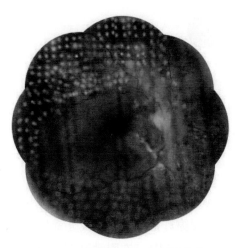

图 21-4　右眼完成 PRP 后眼底像

## 病例解析

研究发现，当一只眼发生 CRVO 时，受累眼的眼压通常稍微低于对侧未受累眼，与睫状体分泌减少有关，一般持续 3 个月，第 4 个月后眼压恢复正常。早期轻度的眼压降低通常没有临床意义，若 CRVO 发生后出现眼压升高则考虑与青光眼有关。

CRVO 是常见的视网膜血管性疾病，易患因素包括年龄、高血压、糖尿病等。近年来相关研究发现青光眼和高眼压症（ocular hypertension，OH）与 CRVO 的发生互为因果。体现在以下四个方面。

（1）预先存在的青光眼使眼睛易患 CRVO。1913 年，Verhoeff 最早注意到青光眼在 CRVO 发展中的作用，青光眼和 CRVO 的发生可能都与血管和机械因素有关。青光眼筛板结构的变化及视网膜血流动力学的改变是 CRVO 的易发因素，变形的筛板和拥挤的筛孔使血管腔变狭窄、血流速度减慢、血流量减少、血液黏度增加及血栓形成。这种情况下，静脉阻塞的位置主要位于视杯及筛板处。Salaun 等研究发现 OH 和 POAG 发生 CRVO/HRVO 的累积患病率为 16.2% ～ 29.4%（OH）和 9.9% ～ 19.6%（POAG）。一项韩国的研究，在 2016—2019 年，经过 3 年的观察，发现初诊 CRVO 人群中，POAG 的发生率明显高于其在普通人群中的发生率。POAG 不仅是 CRVO 的危险因素，而且还影响 CRVO 预后。Wittström 等发现 50 岁以下年轻 CRVO 患者的病因，除了系统性疾病，还有青光眼，强调检测眼压的重要性，包括眼压峰值及昼夜波动。临床中对 CRVO 患者的评估很重要，可以早期发现和预防青光眼。为了解我国 CRVO 患者中青光眼的发生率，吴玲玲纳入了北京大学第三医院 317 例 CRVO 患者，结果显示，CRVO 患者中 POAG 的发病比例为 8.2%，是正常人群的 3 倍多。近期的一项 Meta 分析，描述了青光眼与不同类别 CRVO 的相关性，青光眼和 CRVO 之间的关联比 BRVO 更密切，POAG 会增加 CRVO 的发生，尤其是 CRVO 的发生。

（2）CRVO 可诱发潜在的原发性闭角型青光眼（PACG）（如 PACS、PAC）患者急性发作。

（3）CRVO 晚期可继发 NVG，俗称"百日青"。

（4）CRVO 早期继发的闭角型青光眼，临床上较为罕见，称为"一过性青光眼"。文献报道，发生 CRVO/HRVO 后，21% ～ 22% 的患者房角变窄，其中一半为轻度狭窄（房角入口 ≤ 20°），另一半为中度狭窄（15°～ 20°）和极窄（≤ 10°）。Wu 等纳入 24 例近期发生的 CRVO（1 个月内）患者，发现其平均前房深度明显小于对侧正常眼；其中 4 眼（17%）在 1 个月内出现了房角关闭，这 4 眼的平均前房深度（1.91 ± 0.21）mm 比对侧眼（2.53 ± 0.40）mm 浅很多。据统计，继发于 CRVO 后的"一过性青光眼"发生率极低（0.68%），然而这种疾病发生率可能不止这些，只是很少确诊。"一过性青光眼"需要与 2 种疾病相鉴别：①合并 CRVO 的 PACG：PACG 双眼前房浅（结构对称）。②NVG：发病时间不同，NVG 常发生在 CRVO 后 3 个月，虹膜面和（或）房角可见新生血管。该患者既往查体未发现眼压升高，左眼眼底及视功能检查未见明显异常，根据其疾病特点，可以排除 PACG 和 NVG，确诊为"右眼继发性青光眼（一过性青光眼）"。

关于 CRVO 继发一过性闭角型青光眼的机制，多数专家认为视网膜静脉闭塞时静脉的渗出液进入玻璃体腔或玻璃体后间隙，造成眼后段容积增加，晶状体虹膜隔前移，瞳孔阻滞引起闭角型青光眼；也可能是 CRVO 后睫状体发生痉挛水肿、前移，与恶性青光眼的发病机制类似。该病例行 FFA 后数小时右眼再次出现浅前房、高眼压、视力下降；B 超提示玻璃体混浊加重；裂隙灯下玻璃体荧光素样混浊明显；OCT 提示黄斑水肿、脉络膜增厚，均考虑视网膜静脉渗漏导致眼压升高，更加支持了以上观点。

"一过性青光眼"的治疗：①短效睫状肌麻痹剂；②皮质类固醇；③降眼压药物，包括 β 受体阻滞剂、碳酸酐酶抑制剂、α 激动剂、甘露醇；④LPI 治疗；⑤完成 PRP，防止 NVG。本例患者行 LPI 治疗后前房稍加深，眼压仍高，说明 LPI 未解决根本病因。散瞳后前房显著加深，眼压也逐渐下降，说明散瞳治疗有效，散瞳治疗应持续 1 个月，待病情平稳逐渐停用。对出现的黄斑水肿和脉络膜增厚，给予球内注射抗 VEGF 药物，次日黄斑水肿及脉络膜水肿消退，前房加深，眼压平稳，提示抗 VEGF 治疗可以逆转 VEGF 介导的血管通透性，降低眼球后部的液体量，是治疗"一过性青光眼"的有效方法。此类患者及时行 PRP，可以很好地预防 NVG 的发生。患者于发病 1 个月内逐渐完成 PRP，目前随访 2 年，双眼前房深，眼压正常。

为何众多的 CRVO 患者中仅有极少数人会出现这种青光眼？该例患者的眼轴很短，短眼轴可能也是易发因素之一，以往的病例对眼轴的描述很少。

## 📋 王建萍教授病例点评

CRVO 后早期发生的"一过性闭角型青光眼"在临床上罕见，当出现 CRVO 合并发作眼的眼压升高、前房较对侧变浅、房角关闭时，应考虑该类型青光眼的发生。患者行 FFA 检查后前房变得更浅，眼压再次升高，玻璃体荧光素样混浊加重，证实了视网膜血管渗漏的机制。除了降眼压、散瞳、激素治疗，联合球内注射抗 VEGF 药物可以起到很好的效果。为了避免再次发作，此类患者早期慎选 FFA 检查，可以考虑 OCTA。此类青光眼患者完成 PRP 是预防 NVG 的有效手段，但即使做到了，仍有一部分患者会进展到 NVG，因此长期随访很重要。病程短暂是该类青光眼的特点（一般 6 周左右），散瞳需要维持一段时间，待眼压和前房趋于平稳再缓慢停药。CRVO 后继发的闭角型青光眼有 2 种：①百日青；②一过性青光眼。临床中不难鉴别，除了发生时间不同，虹膜和（或）房角有无新生血管也是鉴别要点。当 CRVO 发生后，我们不仅要预防 NVG，还要关注早期的"一过性青光眼"，早期应仔细评估前房相关参数，行房角镜检查。已经存在的青光眼是发生 CRVO 的一个明确危险因素，当发生 CRVO 时，还应避免原发性青光眼的漏诊。

### 参考文献

1. 叶天才，余敏斌. 视网膜中央静脉阻塞早期继发闭角型青光眼二例报告. 眼科新进展，1991，11（1）：22-24.

2. HAYREH S S, ZIMMERMAN M B, BERI M. Intraocular pressure abnormalities associated with central and hemicentral retinal vein occlusion. Ophthalmology, 2004, 111（1）: 133-141.

3. CĂLUGĂRU D, CĂLUGĂRU M. Intraocular pressure modifications in patients with acute central/hemicentral retinal vein occlusions. Int J Ophthalmol, 2021, 14（6）: 931-935.

4. CHENG C S, LEE Y F, ONG C, et al. Inter-eye comparison of retinal oximetry and vessel caliber

between eyes with asymmetrical glaucoma severity in different glaucoma subtypes. Clin Ophthalmol，2016，10：1315-1321.

5. PARK H L, JUNG Y, HAN K. Health care claims for primary open-angle glaucoma and retinal vein occlusion from an 11-year nationwide dataset. Sci Rep, 2017, 7（1）：8038.

6. SALAUN N, DELYFER M N, ROUGIER M B, et al. Assessment of risk factors for retinal vein occlusions in patients under 60 years of age. J Fr Ophtalmol, 2007, 30（9）：918-923.

7. CĂLUGĂRU D, CĂLUGĂRU M, ŢĂLU Ş. Ocular hypertension in patients with central/hemicentral retinal vein occlusions：cumulative prevalence and management. Int J Ophthalmol, 2018, 11（7）：1173-1178.

8. NA K I, JEOUNG J W, KIM Y K. Incidence of open-angle glaucoma in newly diagnosed retinal vein occlusion：a nationwide population-based study. J Glaucoma, 2019, 28（2）：111-118.

9. 左志琴，周小青，沈志华. 中青年视网膜静脉阻塞危险因素研究进展. 中国中医眼科杂志，2021，31（2）：143-147.

10. Wittström E. Central retinal vein occlusion in younger Swedish adults：case reports and review of the literature. Open Ophthalmol J, 2017, 11：89-102.

11. PARK H L, JUNG Y, HAN K. Health care claims for primary open-angle glaucoma and retinal vein occlusion from an 11-year nationwide dataset. Sci Rep, 2017, 7（1）：8038.

12. 许珂，吴玲玲，马志中. 视网膜静脉阻塞患者中原发性开角型青光眼患者中发病比例研究. 中华实验眼科杂志，2016，34（6）：552-557.

13. YIN X, LI J, ZHANG B. Association of glaucoma with risk of retinal vein occlusion：a meta-analysis. Acta Ophthalmologica, 2019, 97（7）：652-659.

14. MOHAMMADI M, BAZVAND F, MAKATEB A. Comparison of anterior segment optical coherence tomography parameters between central retinal vein occlusion and normal eyes：is primary angle closure a risk factor for central retinal vein occlusion？ Retina, 2015, 35（9）：1795-1799.

15. CĂLUGĂRU D, CĂLUGĂRU M. Correspondence. Retina, 2016, 36（8）：e83-e84.

16. XU K, WU L, MA Z, et al. Primary angle closure and primary angle closure glaucoma in retinal vein occlusion. Acta Ophthalmol, 2019, 97（3）：e364-e372.

17. WU S C, LEE Y S, WU W C. Anterior chamber depth and angle-closure glaucoma after central retinal vein occlusion. BMC Ophthalmol, 2016, 16：68.

18. CĂLUGĂRU M. Central retinal vein thrombosis and glaucoma caused by angle closure without rubeosis. J Fr Ophtalmol, 1987, 10（8-9）：519-520.

19. 叶祖科，尹小芳，罗书科. 视网膜中央静脉阻塞继发一过性闭角型青光眼一例. 中华眼底病杂志，2016，32（1）：82-84.

（杨乐　王建萍）

# 病例 22
# Nd：YAG 激光后囊膜切开后高度近视眼视网膜脱离

## 病例介绍

患者，女，55 岁，左眼视力下降伴视物遮挡 2 天，于 2021 年 9 月 13 日就诊。

现病史：1 年前于外院行左眼白内障摘除联合 IOL 植入术，6 个月前于本院行右眼白内障超声乳化摘除联合多焦 IOL 植入术，并同时因左眼后发性白内障，同期行左眼 Nd：YAG 激光晶状体后囊膜切开术。

专科检查。视力：右眼 0.8，左眼 0.02。眼压：右眼 12.1 mmHg，左眼 10.5 mmHg。左眼角膜透明，前房中深，IOL 位正。眼底：视盘边界清晰，色淡红，其周可见萎缩斑，视网膜 12～5 点位可见视网膜灰白色隆起，累及黄斑区，2 点位见圆形小裂孔（约 1/5 PD），裂孔旁见 U 型增殖膜呈晾衣绳样改变，下方视网膜前增殖条索，呈星状褶皱改变（图 22-1）；左眼黄斑 OCT 结构异常（图 22-2B）。余未见明显异常。

眼部 B 超。眼轴：右眼 23.99 mm，左眼 26.70 mm，左眼图像中可见与眼球壁相连的条索状回声带，提示视网膜脱离（图 22-3）。眼前节照相：左眼晶状体后囊膜切开，晶状体襻周围机化膜（图 22-4A），右眼 IOL 透明、位正，可见 ZMT00 多焦衍射环（图 22-4B）。

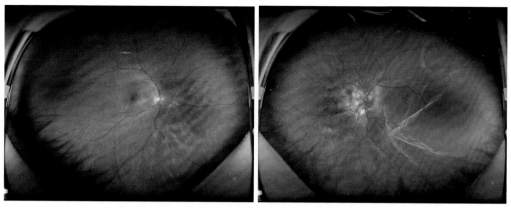

左眼可见颞侧视网膜青灰色隆起，累及黄斑区。

图 22-1　双眼欧堡眼底照相

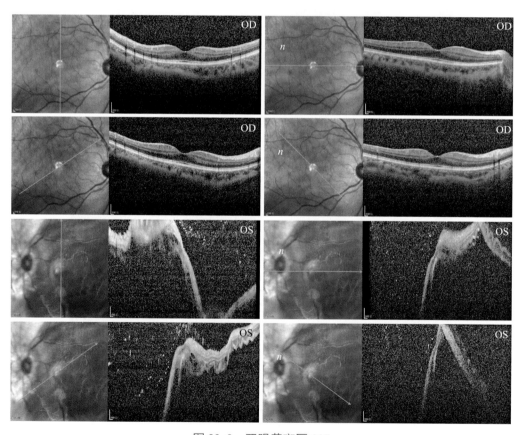

图 22-2　双眼黄斑区 OCT

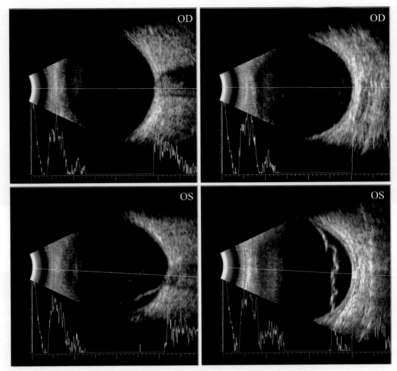

IOL 眼，玻璃体混浊（双眼 PVD），左眼视网膜脱离。

图 22-3 双眼 B 超检查

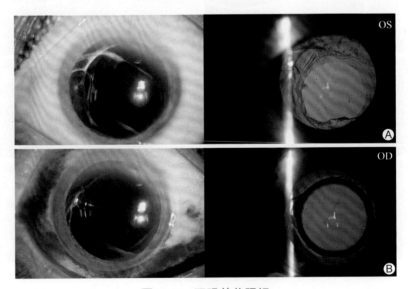

图 22-4 双眼前节照相

## 诊断思维

根据患者眼底表现诊断为左眼孔源性视网膜脱离、左眼增生性玻璃体视网膜病变、双眼 IOL 眼、左眼高度近视。左眼孔源性视网膜脱离原因考虑与视网膜本身变性区裂孔及患者 6 个月前因后发性白内障行 Nd：YAG 激光晶状体后囊膜切开术共同触发有关。

## 诊疗思路和经过

全身麻醉下行左眼 IOL 取出、玻璃体切割、剥膜、注油、虹膜 Endo 造孔术。

术后 1 周复查。视力：右眼 0.8，左眼 0.15。矫正视力：右眼 –1.00 D × 165° → $0.8^{+2}$，左眼 –0.50 DC × 170° → $0.15^{+2}$。眼压：右眼 14.1 mmHg，左眼 15.6 mmHg。左眼结膜轻度充血，角膜透明，晶状体缺如，玻璃体腔硅油填充。眼底视网膜平伏，后极部术中造裂孔周边可见视网膜激光光凝斑（图 22-5）。

术后 2 个月复查。视力：右眼 0.8，左眼 0.03。矫正视力：右眼 –1.00 D × 165° → 0.8，左眼 –2.5 DS/–4.50 DC × 90° → 0.15；左眼角膜透明，前房中深，瞳孔对光反射存在，形状圆，6 点位虹膜根切孔畅通，晶状体缺如，玻璃体腔硅油填充，视网膜平伏。双眼前节照相（图 22-6），左眼黄斑 OCT（图 22-7）。

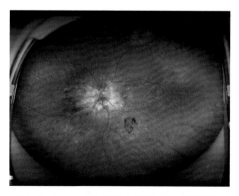

图 22-5　左眼术后 1 周欧堡眼底照相

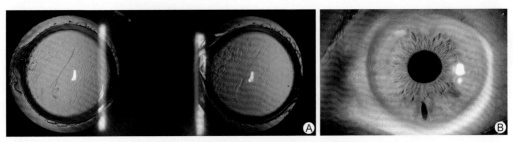

A. 右眼后囊膜下局部珍珠样混浊；B. 左眼下方虹膜可见 Endo 孔。

图 22-6　双眼前节照相

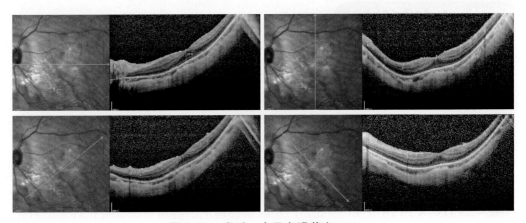

图 22-7　术后 2 个月左眼黄斑 OCT

术后4个月复查。视力：右眼 0.8，左眼 0.02。矫正视力：右眼 −1.00 D × 155°→0.8，左眼 −2.75 DS/−3.50 DC × 85°→ 0.15。左眼欧堡照相（图 22–8），左眼黄斑 OCT（图 22–9）。

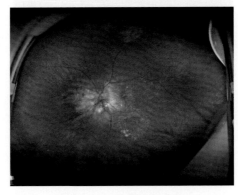

图 22-8　左眼欧堡照相

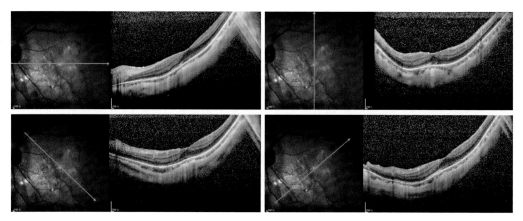

图 22-9　左眼黄斑 OCT

## 病例解析

后发性白内障（posterior capsular opacification，PCO）作为白内障术后常见的并发症，通常应用 Nd：YAG 激光切开后囊膜以提高视力。Nd：YAG 囊膜切开术的并发症包括 RD、视网膜撕裂、IOL 点蚀或破损、葡萄膜炎及瞬时眼压升高等。观察发现 Nd：YAG 激光术后 3 个月、6 个月、9 个月、12 个月的 RD 发生率分别为 0.60%、0.96%、1.19% 和 1.39%，但不同年龄组发生 RD 的风险不同，考虑与玻璃体后脱离（posterior vitreous detachment，PVD）的发展有关，3 个月 RD 发生率在 61 ～ 70 岁（0.17%）年龄组比在 41 ～ 50 岁（0.05%）高 3.4 倍，40 岁以下患者为 0.05%，80 岁以上患者为 0.07%。目前，Nd：YAG 激光后囊膜切开术引起 RD 的机制尚存在争议，尚无直接证据支持其与发生 RD 的风险增加有关，但较高的激光能量水平致玻璃体前界膜破坏可能与发生 RD 的风险增加有关，特别在长眼轴。

任何单一机制都不可能引起 RD。RD 的危险因素包括近视、视网膜格子样变性、眼部手术史等。人工晶状体眼视网膜脱离（pseudophakic retinal detachment，PPRD）是白内障手术后最严重的并发症之一，术后 1 年的 PPRD 发生率在 0.036% ～ 0.656%，普通人群原发性孔源性视网膜脱离（rehgmatogenous retinal detachment，RRD）的发生率为 0.0104% ～ 0.0207%，意味着白内障超声乳化术使 RRD 风险增加了至少 1.7 倍，且术后 10 年内风险仍然显著升高，发生率在 0.36% ～ 2.9%。年龄较轻可能是 PPRD 的危险因素，因大部分年轻患者的 PVD 尚未完成，而多数老年患者 PVD 的完整过程是预防 RD 的保护性因素。白内障超声乳化术中晶状体囊袋的被动运动引起急性玻璃

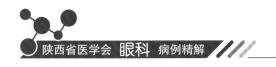

体牵引，可能会改变玻璃体稳定性，使玻璃体蛋白质的组成和结构发生改变，从而加速液化和脱水过程，加速 PVD。

该患者同时具备发生 RD 的几大危险因素，包括左眼眼轴 26.70 mm、眼部手术史、Nd：YAG 后囊膜激光切开术及年龄 55 岁等。对于近视眼 PCO 患者进行 Nd：YAG 激光后囊膜切开手术，实施时机和方式对于预防 RD 尤为重要。PCO 有两种不同的组织表型：纤维化型与再生型。纤维化型 PCO 与肌成纤维细胞的增加、细胞基质沉积及后囊膜皱缩有关；再生型 PCO 是晶状体上皮细胞异常分化为含有高水平结晶蛋白质的纤维样细胞团块，直至发展为珍珠小体，研究认为珍珠小体型 PCO 对患者视力及对比敏感度影响相较于纤维化型更严重。有学者根据 PCO 类型及红光反射将 PCO 分为 4 级，1 级：后囊膜轻微混浊不伴随红光反射降低，或珍珠小体未到达 IOL 边缘；2 级：后囊膜轻度混浊伴随红光反射下降或珍珠小体到达 IOL 边缘；3 级：后囊膜中度纤维沉积或珍珠小体到达 IOL 边缘，但视轴区透明；4 级：重度纤维型混浊或珍珠小体覆盖视轴区。一般主张激光治疗 PCO 应该选择在 3 级混浊形成之前，并距白内障手术结束至少 2 个月（最佳时机为 PCO 形成后 3～6 个月），这一时期后囊膜张力最大，容易裂解，所需激光能量较小，视轴区囊膜碎屑小，易吸收且并发症较少。同时建议将患者视觉质量的客观测量用于 PCO 的量化并作为 Nd：YAG 激光治疗的指标。

中青年、中长眼轴患者在行白内障手术前应完善详细的眼底检查及眼球 B 超等检查辅助判断是否有 PVD。如已经发生完全性 PVD，可以考虑尽早施行后囊膜激光切开术；如存在玻璃体液化及部分性 PVD，则要谨慎或者推迟手术。可以进行裂隙灯显微镜检查以判断 IOL 与后囊膜关系，如两者间距 ≥ 0.5 mm，可以选择切开后囊膜，最低激光能量不致损伤 IOL 为宜，瞄准光聚焦在后囊膜稍前一点，以保证玻璃体前界膜的完整，防止玻璃体前移，综合考虑 PCO 严重程度，必要时还可选择二次后囊抛光手术治疗，以避免后囊膜破损，减少玻璃体的扰动。

## 📋 严宏教授病例点评

Nd：YAG 激光晶状体后囊膜切开术是治疗 PCO 的常用方法，对于高度近视眼，合并眼底周边视网膜病变、部分性 PVD、年轻患者等需要特别关注。高度近视白内障术后 PCO 的激光治疗需求和时机，与常规白内障的情况不同，可能存在高度近视视觉功能的"先天不足"，无论如何选择激光治疗的时机和方式，都要仔细监测激光治疗前后眼底周边视网膜的变化，这是减少并发症的要素。出现视网膜脱离需要尽快手术处理，但对于存在屈光参差的高度近视眼，因视力差，患者容易忽视，早期发现病变比较困难，可能造成延误治疗，导致陈旧性 RD 时有发生。在处理眼后节手术中存在手术方式选择和决策（如巩膜外路或玻璃体手术、硅油填充、IOL 取出术等），将会为预后带来诸多问题，包括双眼视平衡。PPRD 患者对侧眼的 RRD 风险可能会增加，故需要重视对侧眼的白内障手术时机及术后的密切随访观察。

## 参考文献

1. WESOLOSKY J D，TENNANT M，RUDNISKY C J. Rate of retinal tear and detachment after neodymium：YAG capsulotomy. J Cataract Refract Surg，2017，43（7）：923-928.

2. ELBAZ U，HAKKALA L，HECHT I，et al. Nd：YAG capsulotomy is not a risk factor for retinal detachment after phacoemulsification cataract surgery. Acta Ophthalmol，2021，99（7）：e1018-e1026.

3. LAUBE T，BROCKMANN C，LEHMANN N，et al. Pseudophakic retinal detachment in young-aged patients. PLoS One，2017，12（8）：e0184187.

4. QURESHI M H，STEEL D H W. Retinal detachment following cataract phacoemulsification-a review of the literature. Eye（Lond），2020，34（4）：616-631.

5. KRONSCHLäGER M，SIEGL H，PINZ A，et al. Automated qualitative and quantitative assessment of posterior capsule opacification by Automated Quantification of After-Cataract II（AQUA II）system. BMC Ophthalmol，2019，19（1）：114.

6. ZHANG H，WANG J. Visual quality assessment of posterior capsule opacification using optical quality analysis system（OQAS）. J Ophthalmol，2017，2017：9852195.

（曲来强　梁娇娇　谢雪）

# 病例 23
## 以角膜穿孔为首诊症状的双眼 BKC

### 📋 病例介绍

患者，男，26 岁，双眼红痛 2 年，左眼红、视力下降 5 天。

现病史：5 天前左眼被自己的手压后出现左眼红、视力下降、流泪，于眼科急诊就诊时诊断为"左眼角膜穿通伤"，拟收住入院行眼外伤清创缝合手术，但患者自行于第 2 天来角膜病门诊就诊。眼部检查：左眼刺激症状较重，无法自行睁眼，检查配合欠佳，裂隙灯下见左眼结膜充血，角膜中央约 5 mm×6 mm 的穿孔，其余角膜轻度混浊，虹膜嵌顿并堵塞于穿孔部位，周边新生血管长入角膜，前房消失，眼内情况窥不见（图 23-1）。

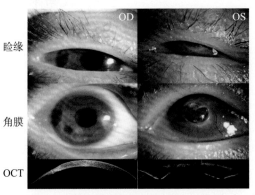

左眼角膜中央约 5 mm×6 mm 的穿孔，虹膜嵌顿并堵塞于穿孔部位，周边新生血管长入角膜，前房消失，前节 OCT 提示左眼角膜穿孔并虹膜嵌顿。

图 23-1　初诊时患者双眼前节情况

## 📋 诊断思维

根据患者的描述及眼部检查所见，"左眼角膜穿孔"的诊断是明确的，患者的确可能经历了左眼的外伤史（被手压），但并无明确的剧烈钝挫伤或者异物击伤史，并且已历经 5 天。询问患者既往史，"双眼角膜炎"反复发作已有 2 年，于当地医院不定期诊治，给予抗生素及抗病毒药物治疗。那么对侧眼情况如何，这一次角膜穿孔是否与角膜炎病史有关？进一步完善眼部检查，双眼睑缘明显充血，睫毛根部大量鳞屑，对侧眼结膜稍充血，角巩膜缘 4 点、8 点位可见新生血管翳长入角膜，伴尖端灰白色斑翳，角膜下方 2 mm×2 mm 大小斑翳，前房中深，房水闪辉（-），虹膜纹理清，瞳孔圆，直径 3 mm，对光反射存在，晶状体透明，玻璃体轻度混浊，眼底视网膜平伏。这样较大范围的角膜穿孔，并不确切的外伤史，以及眼科急诊"角膜穿通伤"的诊断，如何明确诊断和进一步处理是面临的主要问题。

## 📋 诊疗思路和经过

因患者以"角膜穿通伤"为首诊，缺乏既往角膜炎的诊疗资料。但通过对侧眼的体征，以及双侧睑缘炎症的体征，推测该患者的原发病变是睑缘炎症和睑缘炎相关的角结膜病变，因病史较长，未规律就诊，反复发作后导致角膜变薄，角膜无法承受"手压"带来的压力，随即发生较大范围穿孔。为了印证推测并排除潜在的眼内异物可能，此时眼眶 CT 检查是最优选择。眼眶 CT 提示左眼前房变浅、晶状体向前移位、外伤性白内障可能（图 23-2），并排除了眼内异物。因此，以"①左眼角膜穿孔；

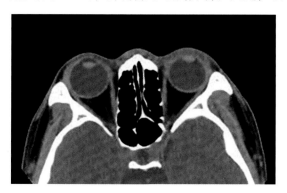

左眼前房变浅，晶状体前移，晶状体密度增高。

图 23-2 眼眶 CT

②左眼眼内炎；③左眼白内障？④双眼睑缘炎；⑤双眼睑缘炎相关角结膜病变"为初步诊断，将患者收入院进一步治疗。因角膜穿孔时间长，入院后给予全身抗感染治疗，并包眼防止眼内容物脱出，但不给予抗生素眼膏包眼，每天查房并换药。因睑缘炎症和睫毛鳞屑的表现，患者是否也存在蠕形螨感染？为了减少左眼的操作以免造成进一步损伤，仅检查了右眼睫毛毛囊蠕形螨及睑板腺的情况（图23-3）。螨虫检查：右眼4只/6根睫毛（含有1只虫卵）；睑板腺照相：右眼上下睑缺失面积均约为1/3。

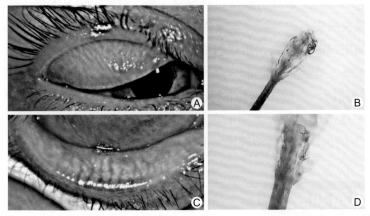

A、B. 右眼红外线睑板腺照相（增强后）；C、D. 光学显微镜下右眼睫毛毛囊蠕形螨。

图23-3 睑板腺和螨虫检查

　　该患者排除了明确的外伤史及眼内异物，联合病史及各项检查所见，角膜穿孔主要是角膜长期、反复的炎症所造成，角膜炎症则继发于蠕形螨感染和睑缘的炎症。角膜可能存在大范围缺损，不能简单地按照眼外伤清创缝合的思路进行手术，而是以恢复眼球完整性、最大限度维持视觉功能为主要目标，进行穿透性角膜移植手术。

　　完善术前相关检查，等待角膜材料到位后，在神经阻滞麻醉下行左眼穿透性角膜移植术。术中术者见角膜穿孔处与虹膜组织粘连较紧密，但虹膜血运良好，为了尽量保护虹膜，术中术者仔细分离粘连，虹膜完整还纳后，见晶状体混浊，修正诊断为左眼并发性白内障，手术过程顺利（图23-4）。术后给予抗生素静脉滴注抗感染治疗，地塞米松10 mg治疗3天抗感染抗排斥治疗，妥布霉素地塞米松眼膏联合小牛血去蛋白提取物眼用凝胶包术眼2天，每天查房换药，开放点眼后，配戴角膜绷带镜，给予抗感染、激素、角膜修复剂点眼治疗。

　　术前患者左眼视力HM/眼前，术后2周左眼视力0.05，眼压指测Tn，角膜植片透明、无水肿，上皮完整，绷带镜在位，植片与植床对合好，缝线未松动，前房安静，颞下虹膜前粘连，晶状体混浊。术后50天，角膜植片保持透明，左眼视力达0.1

（图 23-5）。术后 1 个月复诊时补充检查左眼睫毛毛囊蠕形螨及睑板腺的情况，螨虫检查：左眼 6 只 /6 根睫毛；睑板腺照相：左眼上、下睑缺失面积均介于 1/3 ～ 1/2 （图 23-6）。角膜穿孔时首要目的是恢复眼球完整性，避免严重的感染发生，因此先进行手术治疗，术后 1 个月植片生长情况良好，按照睑缘炎治疗规范，继续治疗睑缘炎。

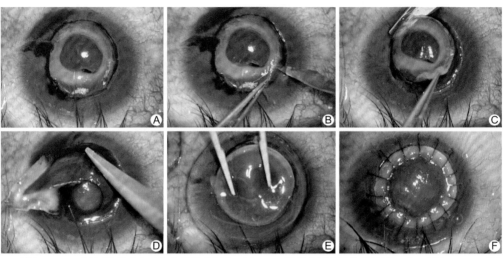

A. 选择 6.5 mm 环钻围绕角膜穿孔部位做植孔划痕，用 15° 刀沿植孔划痕做角膜板层切开，选择 7.0 mm 环钻自供体角膜内皮面钻取角膜植片，粘弹剂保护内皮，置于钻台上备用；B. 10 点位穿刺进入前房，注射适量粘弹剂维持眼压及前房；C. 沿角膜板层切开处环周剪下病变角膜；D. 见虹膜组织与角膜穿孔部位粘连紧密，小心分离粘连，注意勿损伤虹膜及晶状体；E. 放置角膜植片，用 10-0 尼龙线间断缝合固定；F. 置换前房粘弹剂，前房及瞳孔均成形，手术完毕。

图 23-4　角膜修补手术步骤

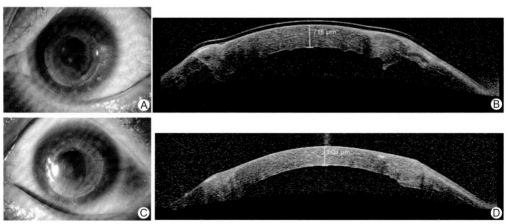

A、B. 术后 2 周情况，眼前节 OCT 测角膜植片中央厚度约为 715 μm；C、D. 术后 50 天情况，眼前节 OCT 测角膜植片中央厚度约为 609 μm。

图 23-5　术后眼前节和角膜情况

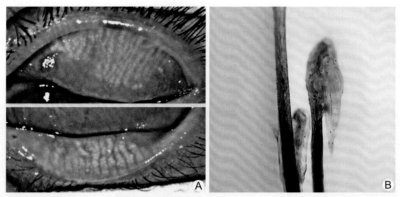

A. 术后1个月复诊时左眼红外线睑板腺照相（增强后）；B. 光学显微镜下左眼睫毛毛囊蠕形螨。

图 23-6　术后睑板腺和螨虫检查

## 病例解析

　　睑缘炎相关角结膜病变（blepharokeratoconjunctivitis，BKC）是指由睑缘慢性炎症性疾病引起的继发性角结膜病变，临床表现主要有结膜充血、结膜乳头及滤泡增生、泡性角结膜炎、边缘角膜炎、角膜点状上皮糜烂、角膜溃疡、角膜瘢痕及角膜新生血管，严重可致角膜穿孔。该疾病在临床中，很多患者呈长期慢性炎症过程，睑缘病变容易被忽视。加之其角结膜的并发症容易与其他疾病混淆，因此临床上很多患者难以得到及时和正确的诊断治疗。BKC 的病因是睑缘炎，因此针对睑缘炎的治疗是治疗 BKC 的关键。对轻度 BKC 患者，推荐基础治疗方案：抗生素＋非甾体抗炎药＋人工泪液＋物理治疗；对中－重度 BKC 患者：先给予激素冲击治疗，待炎症控制后，改用基础治疗方案维持治疗；对于角膜穿孔或瘢痕位于中央区、严重影响视力的患者，应及时行板层或穿透角膜移植等手术治疗。治疗 BKC 时角膜状况的改观多早于、快于睑缘。BKC 的复发也常由睑缘炎症的复发引起，因此睑缘清洁的长期维持较为重要。

　　该患者为年轻患者，且存在蠕形螨感染，蠕形螨也是导致睑缘炎发生的重要原因，有研究表明，眼睑蠕形螨感染可导致健康儿童和年轻的成年人发生慢性睑缘炎和 BKC，病毒性角膜炎和过敏性结膜炎是这一类人群患 BKC 时最常见的误诊。

　　本例患者角膜穿孔时间较长，增加了眼内感染的风险，术中见虹膜组织与角膜穿孔部位粘连紧密，不易分开，使手术风险和手术时间大大增加，尤其是在穿透性角膜移植术中"打开天窗"的时刻；如果在早期未能准确诊断出角膜穿孔，可能会造成更远期的角膜损伤、并发性白内障，以及由周边虹膜前粘连导致的继发性青光眼。该患者在急诊就诊时被诊断为角膜穿通伤，随后自行至角膜病门诊就诊，如不仔细询问病史、观察睑缘并查看对侧眼病情，而是按照角膜穿通伤的诊断进行清创缝合术，在术中恐将无法缝合角膜并回纳虹膜，甚至损伤晶状体，直接影响患者的预后。因此，尽早、准确地做出诊断并行角膜移植手术，对该患者的预后十分重要。

本病例是以急性角膜穿孔为诊断，BKC 所造成的角膜穿孔属非创伤性角膜穿孔。非创伤性急性角膜穿孔的诊疗仍然是一个挑战，急性角膜穿孔修复手术的选择取决于穿孔的大小和位置、眼表情况、有无感染存在、穿孔原因、可用的手术材料，以及患者对疾病的理解和依从性。本例患者在入院后等来了新鲜的角膜材料，而在角膜移植材料匮乏的情况下，结膜瓣手术可以提供一种临时的手术方法来保护和稳定角膜穿孔后眼球和眼表的完整性，并可以为将来的角膜手术提供机会和条件。在预后方面，一项 30 年的回顾性研究分析表明，非创伤性角膜穿孔的预后较外伤导致的角膜穿孔的预后更差，可能与非创伤性角膜穿孔大多为感染或免疫反应引起的角膜溶解有关。因此，临床医生在决定治疗方案之前，仔细检查和思考造成角膜穿孔的主要原因至关重要。

## 高伟教授病例点评

角膜穿孔是常见的眼科急症之一，是一种严重的致盲性眼病，其发病率逐年增加，可能造成继发性青光眼、眼内炎等严重并发症，甚至眼球毁损。除眼外伤导致角膜穿孔外，多种疾病的进展可引起角膜穿孔的发生。对于非外伤性角膜穿孔，感染性角膜病是导致角膜穿孔最多见的疾病，其次为免疫相关性角膜病。

近年来，BKC 的发病率逐年升高，临床表现复杂，诊断困难。但以角膜穿孔为首发症状的 BKC 实属罕见，临床上可被误诊为角膜穿通伤或感染性角膜溃疡穿孔。该患者为年轻患者，病程迁延，"角膜炎"病史 2 年，病情反复，说明该患者此前可能并未得到明确诊断，或没有得到积极、正确的治疗。此次患眼受外部挤压力后即发生较大范围的角膜穿孔，可见 BKC 可以对角膜造成严重损害。在临床工作中，对反复发作的角膜病变，要密切关注患者的睑缘，早诊断、早治疗，避免 BKC 引起角膜穿孔等严重并发症。早期诊断、治疗可导致急性角膜穿孔的常见病对于预防角膜穿孔的发生具有重要的临床意义。同时，关注并重视非创伤性角膜穿孔，遇

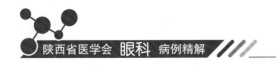

到此类患者应注意仔细检查、分析，因治疗方案的选择极大程度上影响了患者的预后结局。

## 参考文献

1. 翟华蕾，谢立信，董晓光，等.非外伤性角膜穿孔的原发病临床分析.中国实用眼科杂志，2008，26（5）：438-440.

2. 冯鑫媛.睑缘炎相关角结膜病研究现状.中华实验眼科杂志，2018，36（9）：719-723.

3. DANIEL M C, O' GALLAGHER M, HINGORANI M, et al. Medical management of blepharokeratoconjunctivitis in children: a delphi consensus. J Pediatr Ophthalmol Strabismus, 2017, 54（3）: 156-162.

4. 孙旭光.睑缘炎与睑板腺功能障碍.1版.北京：人民卫生出版社，2015：74-94.

5. PATEL N V, MATHUR U, GANDHI A, et al. Demodex blepharokeratoconjunctivitis affecting young patients: a case series. Indian J Ophthalmol, 2020, 68（5）: 745-749.

6. SUN Y C, KAM J P, SHEN T T. Modified conjunctival flap as a primary procedure for nontraumatic acute corneal perforation. Ci Ji Yi Xue Za Zhi, 2018, 30（1）: 24-28.

7. LOYA-GARCIA D, SERNA-OJEDA J C, PEDRO-AGUILAR L, et al. Non-traumatic corneal perforations: aetiology, treatment and outcomes. Br J Ophthalmol, 2017, 101（5）: 634-639.

8. TAKAHASHI S, ONO T, ABE K, et al. Prognosis and etiology of traumatic and non-traumatic corneal perforations in a tertiary referral hospital: a 30-year retrospective study. Graefes Arch Clin Exp Ophthalmol, 2022, 260（2）: 629-635.

（王玉倩　高伟）

# 病例 24
## 双眼霜枝样视网膜血管炎

### 病例介绍

患者，女，23 岁，发热 8 天，视物模糊 1 天，于 2019 年 4 月 21 日于我院呼吸科住院，2019 年 4 月 22 日又因眼部症状及体征入住眼科治疗。

现病史：患者入院 8 天前受凉后出现发热，体温最高 39℃，伴发冷、头痛、头晕，口服"磷酸奥司他韦、头孢克肟" 3 天，仍每日发热，口服退热药物后体温下降，次日下午再次升高，于当地住院治疗，静脉滴注"青霉素、利巴韦林" 3 天，效果不佳，换用"阿奇霉素、头孢、利巴韦林、喜炎平、醒脑静" 3 天，仍发热，但最高体温有下降，转为隔日发热。1 天前出现颜面部水肿、视物模糊。

既往史：患者屈光不正，其他无特殊。个人史无特殊。

入院查体：血压正常，咽红，颜面部水肿，双肺呼吸音粗。其他系统检查未见异常。

实验室检查：白细胞计数 $14.18 \times 10^9$/L，中性粒细胞 62%，血小板计数 $570 \times 10^9$/L，抗核抗体（＋）；C 反应蛋白＜10 mg/L，肾病综合征出血热病毒抗体 IgG 弱阳性，肾病综合征出血热病毒抗体 IgM 阴性；降钙素原、肝肾功能、心肌酶谱、血凝、肌钙蛋白、输血前四项（HBV、HIV、HCV、RPR）、呼吸道病毒四项、红细胞沉降率、革兰阴性菌内毒素、EB 病毒 DNA 测定、肺炎支原体滴度均正常；结核及耐药快速诊断阴性，脑脊液生化、抗酸染色（－）。

影像学检查：胸部 CT（－）、颅脑 CT（图 24-1）提示双眼视神经增粗。

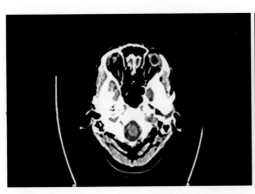
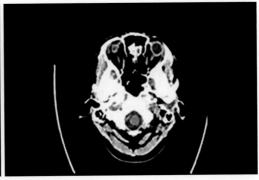

图 24-1　颅脑 CT 提示双眼视神经增粗

专科检查。视力：右眼 0.06，左眼指数 /30 cm，双眼矫正视力不提高。IOP：右眼 15 mmHg，左眼 14 mmHg。双眼结膜无充血，角膜透明，KP（＋），前房深，Tyn（＋），瞳孔药物性散大，晶状体透明，双眼玻璃体混浊，细胞（＋＋）。双眼视盘水肿，色红，边界不清，后极部视网膜水肿，黄斑中心凹反光不清，静脉迂曲，血管周围白色渗出物，围绕血管形成白鞘，以中周部为著（图 24-2，图 24-3）。FFA：视网膜动静脉充盈稍延迟，视乳头轻度渗漏（图 24-4）。OCT：双眼视网膜黄斑区囊样水肿，神经上皮层水肿增厚（图 24-5）。B 超：双眼视盘水肿，向玻璃体凸起（图 24-6）。

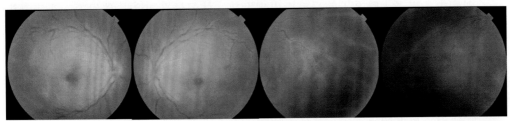

双眼视盘水肿，色红，边界不清，后极部视网膜水肿，黄斑中心凹反光不清，静脉迂曲，血管周围白色渗出物，围绕血管形成白鞘，以中周部为著。

图 24-2　眼底照相

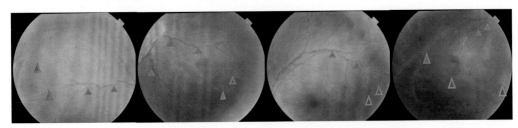

图 24-3　眼底照相（▲指示静脉迂曲，△指示血管白鞘）

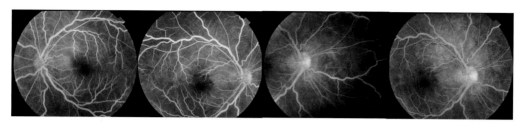

图 24-4　FFA 检查显示视网膜动静脉充盈稍延迟，视乳头轻度渗漏

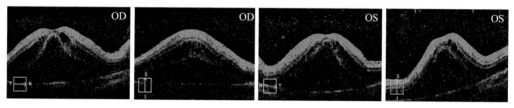

图 24-5　OCT 检查显示双眼视网膜黄斑区囊样水肿，神经上皮层水肿增厚

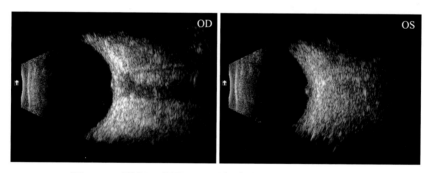

图 24-6　眼部 B 超显示双眼视盘水肿，向玻璃体凸起

## 诊断思维

　　患者发病最先表现为全身症状，发热、寒战、头痛、头晕，类似感冒症状，经过抗病毒治疗及抗生素治疗后效果不佳，但最高体温有下降，转为隔日发热。发病 1 周后出现颜面部水肿、视物模糊。同时，查体显示咽红、颜面部水肿、双肺呼吸音粗。其他系统检查未见异常。实验室检查显示白细胞及中性粒细胞比例较高，血小板 $570 \times 10^9/L$、抗核抗体（＋），其余病毒及细菌感染指标均为阴性，提示感染可能性不大。患者双眼视力下降明显，眼部检查主要为视网膜病变，视盘、视网膜水肿，静脉迂曲，血管周白鞘形成，伴随轻微眼前节及玻璃体炎性反应。眼部影像学检查：FFA、OCT、B 超均提示视网膜病变。

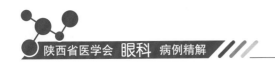
综上所述，本病例全身检查未见明显异常，视力下降明显，排除了全身其他系统疾病后最终考虑为眼部疾病，结合眼部特征性霜枝样外观的视网膜血管鞘等体征、眼部各项辅助检查及发热、抗核抗体（+）、白细胞增多，考虑眼部病变可能与自身免疫或病原菌感染后引起的免疫反应有关，排除了急性视网膜坏死、病毒性视网膜炎、Eales 病等需要鉴别的眼部疾病外，诊断为双眼霜枝样视网膜血管炎。Kleine 将此病分为 3 种类型：①淋巴瘤和白血病患者眼底出现的类似病变，称为霜枝样眼底，并非真的霜枝样血管炎病变；②由自身免疫功能异常或病毒感染引起的眼底霜枝样血管炎病变，称为霜枝样反应或称继发性霜枝样血管炎；③不伴有任何眼病或全身性疾病者，则称为急性特发性霜枝样血管炎或霜枝样视网膜静脉周围炎。这 3 种类型眼病的发病机制各不相同。本病例不伴有全身性疾病及其他眼部疾病，最终诊断归于急性特发性霜枝样血管炎。

## 📋 诊疗思路和经过

本病例诊断为双眼急性特发性霜枝样血管炎，发病机制与自身免疫或病原菌感染后引起的免疫反应有关，故治疗上以使用激素为主，控制免疫反应，后期维持治疗效果并避免病变反弹，激素逐渐减量。治疗期间密切注意患者的病情变化及是否出现激素不良反应。

治疗方案。全身：醋酸泼尼松片 60 mg［1.5 mg/（kg·d）］每日晨顿服（每 14 日减量 10 mg，减量至 30 mg 时每月减量 10 mg）；局部：妥布霉素地塞米松滴眼液、普拉洛芬滴眼液、复方托吡卡胺滴眼液。治疗后，双眼视力逐渐提升，葡萄膜炎症、视网膜水肿及静脉迂曲逐渐好转。治疗 1 周（图 24-7），视力：右眼 0.3，左眼 0.1，双眼前节（−）。治疗 2 周（图 24-8），矫正视力：右眼 0.8，左眼 0.2，视

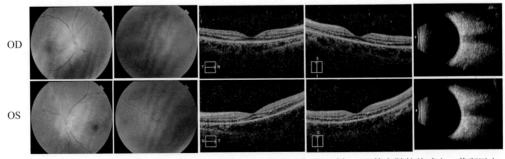

眼底：视乳头色淡红，边界略欠清，后极部视网膜水肿及静脉迂曲明显减轻，血管白鞘较前减少，黄斑区少许黄白色点状渗出物；黄斑区 OCT：仍有轻度水肿；眼部 B 超：视盘影像见水肿消退。

图 24-7　治疗 1 周眼部专科检查

盘水肿完全消退，边界清晰，血管白鞘消失。治疗 6 周（图 24-9），矫正视力：右眼 0.8，左眼 0.8，后极部网膜水肿消退，静脉无迂曲，黄斑区大量黄白色点状渗出物。治疗 10 周（图 24-10），视力及眼前节后节情况同治疗后 6 周，病情稳定。

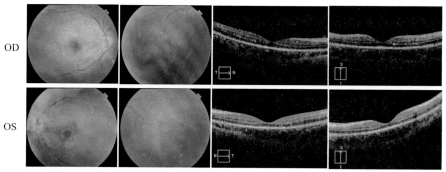

眼底：视盘色淡红，边界清，后极部视网膜水肿及静脉迂曲显著减轻，血管白鞘消失，黄斑区大量黄白色点状渗出物。黄斑区 OCT：水肿消退，厚度恢复正常。

图 24-8　治疗 2 周眼部专科检查

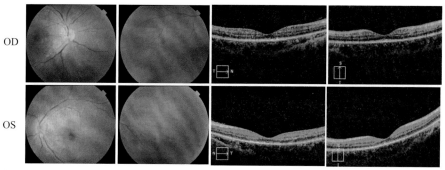

眼底：视盘色淡红，边界清，后极部视网膜水肿消退，静脉无迂曲，血管白鞘消失，黄斑区大量黄白色点状渗出物。黄斑区 OCT：水肿消退，厚度恢复正常。

图 24-9　治疗 6 周眼部专科检查

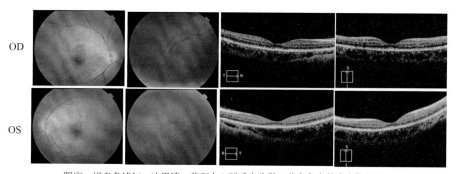

眼底：视盘色淡红，边界清，黄斑中心凹反光弥散，黄白色点状渗出物可见。

图 24-10　治疗 10 周眼部专科检查

## 病例解析

FBRV 主要临床表现：①急性视力丧失；②严重的视网膜血管鞘和视网膜水肿，以周边部明显，闭塞血管呈霜枝状是其特征性眼底表现；③不同程度的虹膜睫状体炎和玻璃体炎症；④既往身体健康；⑤对皮质类固醇反应良好，治疗后视力明显好转；⑥预后留有永久性视网膜脱色素；⑦无复发。眼底血管造影所见：荧光造影早期动脉充盈迟缓，后期静脉血管渗漏，视盘强荧光。血管迂曲扩张或变窄，但无血管阻塞或淤滞征象。可出现毛细血管无灌注区和动静脉吻合支。ICG 造影可见脉络膜血管渗漏。视网膜色素上皮层出现的黄色鳞状病灶表现为弱荧光区。

霜枝样血管炎是一类侵犯视网膜动脉和静脉的血管炎症，以静脉炎常见，主要鉴别疾病应包括可引起视网膜静脉炎的所有疾病。主要鉴别疾病和实验室检查项目：类肉瘤病（X 线胸透、血管紧张素转化酶、血清钙、磷、溶菌酶）、梅毒（血清学检查）、结核（X 线胸透、结核菌素试验）、多发性硬化（MRI 检查）、系统性红斑狼疮（抗核抗体）、淋巴瘤或白血病（全血细胞计数）、睫状体扁平部炎、Eales 病、各种病毒感染（HSV、VZV、CMV 血清抗体）等。

本例患者为青年女性，着凉后急性发病，先有发热、头晕、头痛等全身症状。发病 1 周后出现眼部症状，视力下降，眼部检查可见轻度葡萄膜炎症、典型的视网膜病变：双眼视盘水肿，色红，边界不清，后极部视网膜水肿，黄斑中心凹反光不清，静脉迂曲，血管周围白色渗出物，围绕血管形成白鞘，以中周部为著。FFA 显示视网膜动静脉充盈稍延迟，视盘轻度渗漏。OCT 显示双眼视网膜黄斑区囊样水肿，神经上皮层水肿增厚。患者症状及体征典型，结合发热、抗核抗体（+）、白细胞增多，考虑眼部病变可能与自身免疫或病原菌感染后引起的免疫反应有关，排除了需要鉴别的其他眼部疾病，诊断为急性特发性霜枝样血管炎。全身及局部使用激素治疗，效果良好，治疗 6 周时病情稳定，无反复。

## 李蓉教授病例点评

FBRV 是一种以类似挂满冰霜树枝表现为特征的视网膜血管周围炎，分为特发性霜枝样视网膜血管炎和继发性霜枝样视网膜血管炎，前者仅有眼部改变，后者伴有全身性疾病。主要表现为视力下降、眼红、畏光、眼前黑影等。本病一般通过药物治疗，经积极治疗后，大多数患者预后良好。

FBRV 是由日本眼科医生伊藤（Ito）等于 1976 年首次报道的一种视网膜血管疾病，除了上述的临床特点和造影表现外，还要注意该病的视野主要改变有生理盲点扩大、中心暗点、向心性缩小（中心暗点类似于视神经炎改变，但主要是由黄斑区水肿和渗出所致，并非由视神经损害引起）；视觉电生理视网膜电图（electroretinogram，ERG）显示 a 波和 b 波降低，在发病第 1 周几乎无 ERG 反应，VEP 也可降低。

此病分为 3 种类型：①霜枝样眼底；②霜枝样反应或称继发性霜枝样血管炎；③急性特发性霜枝样血管炎或霜枝样视网膜静脉周围炎。特发性霜枝样血管炎主要由免疫复合物损伤所致。仅眼部出现血管炎，而机体其他器官不出现病变（引发免疫反应的抗原在眼部），由于视网膜血管狭窄和缺血，使流经视网膜的血流过缓，红细胞不能及时地清走免疫复合物，从而造成血管炎性反应和损害。血清学检查有病毒（HSV-1、HSV-2、VZV、EBV、CMV 和风疹）抗体升高、抗核抗体阳性或抗链 O 升高（病毒或细菌是引发炎症的抗原）。对激素治疗反应良好。

FBRV 是一种少见的葡萄膜炎类型，文献报道较少，主要见于日本、美国、土耳其和印度。好累及既往身体健康的青少年，在日本以儿童多见（6～16 岁），在其他国家多为 23～29 岁青年人，男性略多于女性（0.52∶0.48），常为双眼发病，少部分（28%）为单眼发病。

眼科医生在遇到患者急性视力下降、眼底见视网膜血管白鞘呈霜枝样外观时，需要完善眼底荧光血管造影、视野检查、视网膜电流图检查及血清免疫方面的检查以确诊。该疾病需要与中间葡萄膜炎、视网膜静脉周围炎、急性视网膜坏死综合征、病毒性视网膜炎进行鉴别。糖皮质激素是特发性霜枝样视网膜血管炎的首选药物，通常选用泼尼松口服，但如果糖皮质激素治疗效果不佳时，可用硫唑嘌呤或环磷酰胺等免疫抑制剂治疗。特发性霜枝样视网膜血管炎经积极治疗后，大多数患者预后良好，并发症少见，一般不复发。而继发性霜枝样视网膜血管炎则视合并的全身疾病而定，可有复发。

## 参考文献

1. KLEINER R C. Frosted branch angiitis: clinical syndrome or clinical sign? Retina, 1997, 17（5）: 370-371.

2. SUGIN S L, HENDERLY D E, FRIEDMAN S M, et al. Unilateral frosted branch angiitis. Am J Ophthalmol, 1991, 111（6）: 682-685.

（姚国敏 邓颖）

# 病例 25
# 中西医结合治疗甲状腺手术后 Horner 综合征

## 病例介绍

患者，男，41 岁。飞行员，右眼上睑下垂、瞳孔缩小（图 25-1A）伴右侧颜面部皮肤无汗 5 个月。

现病史：患者 5 个月前主因查体发现甲状腺结节（TI-RADS 4b 级），诊断为"甲状腺癌"，行甲状腺癌扩大根治术（中央区 + 右颈侧区淋巴结清扫），术后当日患者出现右眼上睑下垂（覆盖角膜缘 4.0 mm），双侧瞳孔不等大（右侧 2.5 mm，左侧 3.0 mm，图 25-1B），右侧颜面部皮肤无汗、皮温较左侧略高，双眼瞳孔对光反射灵敏，眼球各向运动自如，考虑存在 Horner 综合征，给予甲钴胺片、复合维生素 B 等营养神经治疗。甲状腺癌术后 5 个月复查，患者右侧眼睑下垂较前略有好转，右侧瞳孔缩小和颜面部皮肤、腺体症状较前未见明显好转。

专科检查。视力：右眼 1.5，左眼 1.2。眼压：右眼 13 mmHg，左眼 13 mmHg。右眼上睑下垂，覆盖角膜缘约 3.0 mm（图 25-1C），对比甲状腺术后患者眼部照片（图 25-1B，图 25-1C），上睑下垂程度有所减轻。双眼瞳孔不等大（图 25-2），明视觉环境下双眼瞳孔直径分别为 2.81 mm（右）和 3.61 mm（左），中间视觉环境下双眼瞳孔分别为 4.34 mm（右）和 6.60 mm（左）。患者诉右侧颜面部无汗，运动后更为明显，且上睑下垂遮挡视野情况偶有发生。据此判断患者 Horner 综合征症状仍较明显，且影响视觉功能，尚无法胜任飞行岗位任务。继续给予营养神经药物治疗（甲钴胺片 500 μg，口服，3 次/天；复合维生素 B 片 3 片，口服，3 次/天），同时增加中医针灸和飞罐等治疗。

## 诊断思维

根据患者的症状、体征及甲状腺手术史，诊断为 Horner 综合征。甲状腺癌术后当天患者便出现了眼睑下垂、瞳孔缩小和同侧颜面部无汗的颈部交感神经损伤典型表现，符合 Horner 综合征的诊断，属于甲状腺手术后较为罕见的一种并发症。Horner 综合征是不会危及生命的并发症，主要是影响患者的外貌，一般不会导致视觉功能的丧失。但是由于患者职业的特殊性，Horner 综合征是否对其视觉功能产生一定的影响，该患者是否还能胜任岗位任务成为面临的主要问题，如上睑下垂是否影响其视野，瞳孔缩小是否影响其暗适应等。

## 诊疗思路和经过

结合营养神经和中医治疗 1 周后，患者主诉颜面部皮肤、腺体症状有所好转。继续巩固治疗 1 个月后进行复查，右眼上睑下垂较前减轻，覆盖角膜缘约 2.0 mm（图 25-1D）。患者诉上睑下垂遮挡视野情况不再发生，双眼视野检查（图 25-3）基本正常，未见右眼上方视野改变。粗测双眼瞳孔仍不等大，右侧约 2.5 mm、左侧约 3.0 mm。基于 Horner 综合征双侧瞳孔不等大在低照度情况下更为明显，考虑到瞳孔缩小可能对暗适应功能产生一定的影响，因此分别对双眼的暗适应阈值进行了检测，在 $10^{-6}$ cd/m$^2$ 的亮度水平时，右眼的暗适应时间（27.18 min）较左眼（23.28 min）略长，但双眼暗适应阈值曲线均在正常范围（图 25-4）。此外，通过视觉电生理检查客观地评估了双眼的暗视觉功能（图 25-5），右眼暗适应 0.01 反应的 b 波幅值略低于左眼（右眼 366.2 μV，左眼 398.2 μV），但均明显高于该年龄段该指标的正常值。至此，可判断该患者目前的视觉功能可基本满足常规飞行工作岗位需求，给予飞行合格的结论。但仍存在瞳孔缩小和轻度的眼睑下垂，可继续营养神经和中医治疗。

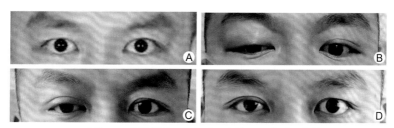

A. 术前；B. 术后当天；C. 术后 5 个月；D. 术后 6 个月。

图 25-1 患者甲状腺癌术前和术后不同时间点眼部

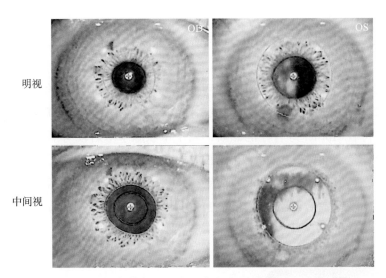

图 25-2　甲状腺癌术后 5 个月患者双眼瞳孔大小测量结果

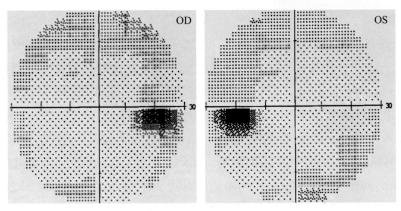

图 25-3　甲状腺癌术后 6 个月患者双眼视野检查结果

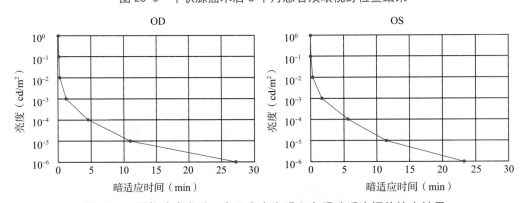

图 25-4　甲状腺癌术后 6 个月患者右眼和左眼暗适应阈值检查结果

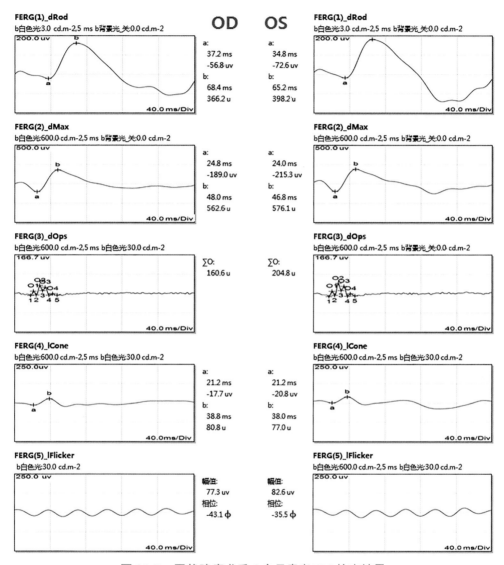

图 25-5　甲状腺癌术后 6 个月患者 ERG 检查结果

## 病例解析

Horner 综合征于 1869 年首次被正式提出，主要与颈部交感神经损伤相关，其发生率约为 2.93/10 万人。目前已报道的甲状腺手术相关病例也仅有 25 例（表 25-1）。Horner 综合征的典型临床表现包括上睑下垂、瞳孔缩小和同侧面部无汗，这些体征可同时或独立发生，其中上睑下垂是患者最常见的主诉，瞳孔缩小在眼科检查时也较为容易被发现，而同侧面部无汗症状的主诉相对较少，一般于运动后才较为明显。值得注意的是双侧瞳孔不等大体征在黑暗环境中更为明显，因为明亮光线通常会导致双侧瞳孔均收缩，使得双侧瞳孔大小差异不太明显。因此本病例在瞳孔检查时不仅检查了明视觉环境下的瞳孔直径，也检查了中间视觉环境下的瞳孔直径，如图25-2 所示，结果表明在环境光线减弱后双侧瞳孔不等大体征更为明显。因此在怀疑有 Horner 综合征而瞳孔变化不明显时，可降低环境光线，在低照度环境下进行检查可能更容易发现瞳孔运动异常。根据以往关于甲状腺手术相关 Horner 综合征患者病例报告，Horner 综合征的临床表现通常在手术后几个小时到 3 天内开始出现。本例患者于手术后数小时便出现了一侧上睑下垂和瞳孔的缩小。结合患者明确的头颈外科手术史和术后住院期间的明显症状，Horner 综合征的诊断并不十分困难。

关于甲状腺手术相关 Horner 综合征的治疗，目前主要采用神经营养治疗，如甲钴胺和维生素 $B_1$ 等。大多数症状可在 1 年内好转，但是也有少数病例在长期随访期间都未见明显改善。本病例中患者于术后便开始接受甲钴胺和 B 族维生素的神经营养治疗，但是治疗 5 个月后症状改善并不明显。为了提高治疗效果，于第 5 个月起增加了中医针灸和飞罐等治疗。在中西医结合治疗 1 个月后，患者自觉症状及相应体征均明显好转。因此，在甲状腺手术相关 Horner 综合征的治疗过程中可尝试采用中西结合的治疗方案，或许可以加快 Horner 综合征症状好转的进程。

Horner 综合征患者因瞳孔调节障碍可能会影响视物，但是不会引起明显的视觉功能异常。故对于普通人群而言，Horner 综合征主要影响其面部外观，同时可能带来一些心理健康的问题。所以，在对普通人群 Horner 综合征的治疗过程中应注意对其心理健康问题给予足够的重视。本例患者由于其职业的特殊性，我们对其进行了更为详细的检查，发现其患眼暗适应功能和视觉电生理功能均轻度下降，且在治疗 6 个月后仍无明显改善。这种视觉功能下降是否原来就存在的功能低下或甲状腺手术并发症所致不能确定。本病例从事飞行工作，目前其患眼的夜间视觉功能仍在正常范围之内，尚能够胜任其岗位工作，但是仍需要对患眼视觉功能和瞳孔变化进行随访观察。临床上对于典型 Horner 综合征病例的关注点在于瞳孔运动功能变化情况，但是对于特殊职业者还应该注意检查其视觉功能情况，应结合主要的临床表现（上睑下垂和瞳孔缩小），评估其视野、暗适应和视觉电生理学功能，并基于检查结果给出医学鉴定结论，以确保其在生产工作中的安全。

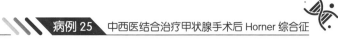

表 25-1　文献报道的甲状腺手术继发 Horner 综合征病例汇总

| 研究 | 病例数 | 报道年份 | 手术范围 | 症状 | 恢复时间 |
|---|---|---|---|---|---|
| Cozzaglio | 1 | 2008 | 甲状腺全切除 | 瞳孔缩小、上睑下垂 | 3 天 |
| Tan | 1 | 2009 | 甲状腺全切除 | （未提及） | 3 个月 |
| Kang | 1 | 2009 | （未提及） | （未提及） | （未提及） |
| Lee | 5 | 2010 | 2 例：甲状腺全切除 + 中央淋巴结清扫 + 单侧淋巴结清扫<br>3 例：甲状腺全切除 + 中央淋巴结清扫 + 双侧淋巴结清扫 | （未提及） | （未提及） |
| Lee | 1 | 2011 | （未提及） | （未提及） | （未提及） |
| Italiano | 1 | 2011 | 甲状腺全切除 | 瞳孔缩小、上睑下垂、眼球内陷 | 2 个月 |
| Aslankurt | 1 | 2013 | 甲状腺次全切除 | 上睑下垂、无汗症 | 无好转 |
| Sandoval | 1 | 2015 | 甲状腺全切除 + 中央淋巴结清扫 | 上睑下垂、眼球内陷 | （未提及） |
| Meng | 2 | 2015 | 甲状腺全切除 + 中央淋巴结清扫<br>甲状腺全切除 + 中央淋巴结清扫 | 瞳孔缩小<br>瞳孔缩小、上睑下垂 | 11 个月<br>1 个月 |
| Seneviratne | 1 | 2016 | 甲状腺全切除 | 上睑下垂、眼球内陷 | 12 个月 |
| Mastronikolis | 1 | 2016 | 甲状腺全切除 + 双侧淋巴结清扫 | 瞳孔缩小、上睑下垂 | 4 周 |
| Foma | 1 | 2017 | 异位甲状腺切除 | 瞳孔缩小、上睑下垂、眼球内陷 | 12 个月 |
| Hu | 1 | 2017 | 甲状腺单叶切除 + 中央淋巴结清扫 + 单侧淋巴结清扫 | 瞳孔缩小、上睑下垂、眼球内陷 | 12 个月 |
| Demiral | 1 | 2017 | 甲状腺全切除 | 瞳孔缩小、上睑下垂 | 6 个月 |
| Zheng | 1 | 2018 | 甲状腺结节切除 | 瞳孔缩小、上睑下垂 | 不完全恢复 |
| Perreard | 1 | 2019 | 甲状腺次全切除 | 瞳孔缩小、上睑下垂 | 3 个月 |
| Sapalidis | 1 | 2019 | 甲状腺全切除 + 中央淋巴结清扫 + 单侧淋巴结清扫 | 瞳孔缩小、上睑下垂 | 3 天 |

续表

| 研究 | 病例数 | 报道年份 | 手术范围 | 症状 | 恢复时间 |
|---|---|---|---|---|---|
| McCrory | 1 | 2020 | 甲状腺单叶切除 | 瞳孔缩小、上睑下垂、无汗症 | 不完全恢复 |
| Punda | 1 | 2021 | 甲状腺全切除+中央淋巴结清扫+双侧淋巴结清扫 | 瞳孔缩小、上睑下垂、无汗症 | 不完全恢复 |
| Yu | 1 | 2021 | 甲状腺全切除+中央淋巴结清扫 | 瞳孔缩小、上睑下垂 | 3个月 |

## 📋 张作明教授病例点评

该病例患者是一名飞行员，医疗依从性非常好，且有条件在西医治疗基础上进行规范性的中医辅助治疗，治疗效果好，飞行员最终重返了蓝天。该病例报告诊疗过程规范，对 Horner 综合征的诊断技术、可能存在的视觉功能损伤现象和对该病治疗方面的经验进行了总结，数据资料充分、全面，临床推理有据，结论对于临床工作有很好的借鉴意义。

临床上 Horner 综合征多见于颈部大肿块患者或接受头颈外科手术的患者，但以往的报道中甲状腺手术后并发 Horner 综合征并不常见。近年来，随着医疗技术的发展和患者对术后颈部美容效果的追求，内窥镜甲状腺手术和机器人辅助内窥镜甲状腺切除术在临床的应用也越来越多。这些手术方式一定程度上增加了颈交感神经损伤的风险。因此对于甲状腺术后患者，眼科医生要注意检查 Horner 综合征相关症状，当瞳孔变化不明显时可在暗环境下进行检查，更容易发现瞳孔运动异常。为便于诊断和随访，推荐使用客观瞳孔记录方法，以便能够客观、定量和重复性地对瞳孔运动进行更精细的观察，及早做出诊断。该病例的诊疗过程还提示我们颈交感神经损伤可能同时影响视觉功能，全面评估患者的视觉功能对于特殊职业人群特别重要。中医根据临床表现将 Horner 综合征归于"汗证""痿证"的范畴，已有中医药治疗 Horner 综合征取得良好效果的报道。本病例采用了营养神经药物治疗结合中医针灸和飞罐等治疗的方案，不仅对甲状腺手术继发的 Horner 综合征的治疗有参考价值，对其他继发性 Horner 综合征临床救治策略的制订也有重要的意义。

# 参考文献

1.　HAN J, PARK S Y, LEE J Y. Nationwide population-based incidence and etiologies of pediatric and adult Horner syndrome. J Neurol, 2021, 268（4）：1276-1283.

2.　ZHANG X, GE Y, REN P, et al. Horner syndrome as a complication after thyroid microwave ablation：Case report and brief literature review. Medicine（Baltimore）, 2018, 97（34）：e11884.

3.　ASLANKURT M, ASLAN L, COLAK M, et al. Horner's syndrome following a subtotal thyroidectomy for a benign nodular goitre. BMJ Case Rep, 2013, 2013：bcr2013009907.

4.　SANDOVAL M A, CABUNGCAL A C. Horner syndrome after radical neck surgery for anaplastic thyroid carcinoma. BMJ Case Rep, 2015, 2015：bcr2015209324.

5.　SAPALIDIS K, FLOROU M, TSOPOURIDOU K, et al. Horner's syndrome：An uncommon complication of thyroidectomy and selective lateral neck dissection. Curr Health Sci J, 2019, 45（1）：111-115.

6.　MIN Y, CHEN H, WANG X, et al. Case report and literature review：Horner syndrome subsequent to endoscopic thyroid surgery. BMC Surg, 2021, 21（1）：36.

7.　COZZAGLIO L, COLADONATO M, DOCI R, et al. Horner's syndrome as a complication of thyroidectomy：report of a case. Surg Today, 2008, 38（12）：1114-1116.

8.　TAN C, SIDHU S, SYWAK M, et al. Management of hyperfunctioning single thyroid nodules in the era of minimally invasive thyroid surgery. ANZ J Surg, 2009, 79（5）：386-389.

9.　KANG S W, LEE S C, LEE S H, et al. Robotic thyroid surgery using a gasless, transaxillary approach and the da VinciS system：The operative outcomes of 338 consecutive patients. Surgery, 2009, 146（6）：1048-1055.

10.　LEE Y S, NAM K H, CHUNG W Y, et al. Postoperative complications of thyroid cancer in a single center experience. J Korean Med Sci, 2010, 25（4）：541-545.

11.　LEE J, YUN J H, NAM K H, et al. Perioperative clinical outcomes after robotic thyroidectomy for thyroid carcinoma：A multicenter study. Surg Endosc, 2011, 25（3）：906-912.

12.　ITALIANO D, CAMMAROTO S, CEDRO C, et al. Horner syndrome following thyroidectomy. Neurol Sci, 2011, 32（3）：531.

13.　MENG K, TIAN W, LV Z, et al. Horner's syndrome subsequent to minimally invasive video-assisted thyroidectomy in two patients. Oncol Lett, 2015, 10（1）：459-462.

14.　SENEVIRATNE S A, KUMARA D S, DRAHAMAN AM. Horner's syndrome：An unusual complication of thyroidectomy：a case report. J Med Case Rep, 2016, 10（1）：300.

15.　MASTRONIKOLIS N S, SPILIOPOULOU S P, ZOLOTA V, et al. Horner's syndrome incidental to medullary thyroid carcinoma excision：Case report and brief literature review. Case Rep Otolaryngol,

2016, 2016: 7348175.

16. FOMA W, PEGBESSOU E, AMANA B, et al. Left parapharyngeal ectopic goitre associated with eutopic thyroid and postoperative Horner's syndrome. Eur Ann Otorhinolaryngol Head Neck Dis, 2017, 134 (3): 207-208.

17. HU X, ZHANG X, GAN H, et al. Horner syndrome as a postoperative complication after minimally invasive video-assisted thyroidectomy: A case report. Medicine (Baltimore), 2017, 96 (48): e8888.

18. DEMIRAL M, BINAY C, SIMSEK E, et al. Horner syndrome secondary to thyroid surgery. Case Rep Endocrinol, 2017, 2017: 1689039.

19. PERREARD M, BAILLEUL H, BABIN E. Post-thyroidectomy Horner's syndrome. Eur Ann Otorhinolaryngol Head Neck Dis, 2019, 136 (5): 419-420.

20. MCCRORY D, KELLY A, KORDA M. Postoperative Horner's syndrome following excision of incidental cervical ganglioneuroma during hemithyroidectomy and parathyroid gland exploration. BMJ Case Rep, 2020, 13 (1): e231514.

21. PUNDA A, NIKA C, BEDEKOVIC V, et al. Delayed horner syndrome and accessory nerve weakness after papillary thyroid carcinoma surgery. Ear Nose Throat J, 2021, 100 (5_suppl): 728S-729S.

（陈涛　张作明）

# 病例 26
# TICL 植入矫正人工晶状体
# 眼屈光残留

## 病例介绍

患者，男，19岁，右眼白内障手术后视物模糊2年。

既往史：11年前因右眼先天性白内障在外院行白内障摘除联合植入手术。

专科检查。视力：右眼0.1，左眼0.8。矫正视力：右眼 –11.00 DS/–2.50 DC × 175° → 1.0，左眼 –0.50 DS → 1.0。眼压：右眼18.2 mmHg，左眼13.0 mmHg。裂隙灯检查：右眼角膜清亮，前房深，瞳孔圆，人工晶状体位正，散瞳检查周边晶状体囊膜增生，后囊膜视轴区已激光切开，左眼晶状体透明，双眼眼底视网膜平伏。

入院初步诊断：①右眼高度近视；②双眼屈光参差；③右眼人工晶状体眼。患者因为双眼屈光参差，不能接受配镜矫正，希望通过手术提高右眼视力。

## 诊断思维

患者为先天性白内障，行白内障摘除联合植入手术术后随着年龄增加眼球发育，人工晶状体眼出现高度近视合并散光，双眼屈光参差，诊断明确。需要采用安全、简单有效的手术方式解决屈光不正，术前必须综合评估术前囊袋的粘连状况、人工晶状体置换、散光人工晶状体植入方式以及散光人工晶状体植入的类型利弊，制订一个合理的手术方案。

## 诊疗思路和经过

先天性白内障手术后随着眼球发育较大屈光残留在临床上很常见，术前也会和家属沟通术后存在人工晶状体置换的可能。患者右眼白内障术后 9 年出现了高度近视合并散光，其角膜厚度和屈光度超出了角膜屈光手术适应证范围，无法通过角膜屈光手术实现矫正，只能考虑通过眼内手术进行矫正，置换术和背驮式植入是两种可以选择的眼内矫正手术方式。置换术切口大，损伤大，其次需要矫正 2.50 D 的散光，需要再次植入矫正近视和散光，但散光需要囊袋内植入，需要考量 IOL 倾斜和术后旋转的发生率。患者白内障摘除术后 11 年，晶状体囊袋周边增生，粘连明显，原有的 IOL 取出困难，悬韧带和晶状体囊袋的干扰大，风险大，不是首选方案。只能考虑背驮式植入，目前只有 TICL（toric implantable collamer Lens）是睫状沟植入，不用取出原有的人工晶状体，并且矫正屈光度范围广。继续完善 TICL 订制的各项检查。角膜内皮细胞计数右眼 2008/mm²；角膜曲率右眼 K1 43.65 D×179°/K2 46.07 D×89°（图 26-1）；前房深度右眼 3.94 mm，左眼 3.01 mm；角规测量白到白（WTW）双眼 11.4 mm；UBM 提示右眼房角开放，水平睫状沟距离 11.68 mm，虹膜形态平坦，左眼房角开放呈宽角，左眼水平睫状沟的间距 11.54 mm（图 26-2）。入院完善相关检查病例后拟定手术方案：行右眼散光有晶状体眼后房型人工晶状体植入术矫正人工晶状体眼屈光参差，根据 STAAR 公司提供的软件计算结果订制

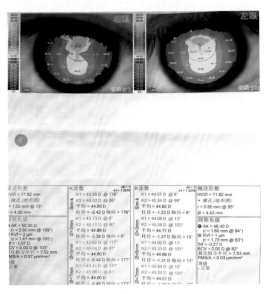

图 26-1 角膜地形图显示散光为顺规散光

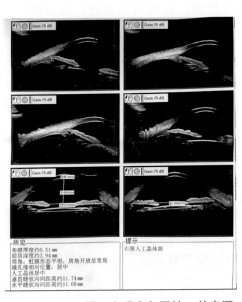

图 26-2 UBM 提示右眼房角开放，前房深

TICL 晶状体：右眼 12.6 mm–15.0 D/+2.50 DC/×84°，放置轴位于 1°（水平轴位逆时针旋转 1°，图 26-3）。手术顺利。

术后第 1 天视力右眼 0.8（图 26-4），角膜屈光分析仪（optical pass difference，OPD）检查全眼散光 –0.25 DC（图 26-5），OQAS（欧卡斯）客观视觉质量分析：OSI 值 2.0，MTF cutoff 值 34.895（图 26-6）。术后 1 周视力右眼 0.8，OPD 检查全眼散光 –0.00 DC，OQAS 客观视觉质量分析：OSI 值 2.0，MTF cutoff 值 30.751。术后 1 个月，右眼视力 1.0，拱高 1.42 mm，残余前房深度 2.55 mm，房角开放。OPD 检查全眼散光 –0.50 DC，OQAS 客观视觉质量分析：OSI 值 2.0，MTF cutoff 值 34.894，散瞳检查 TICL 的轴位并未发生旋转（图 26-7）。

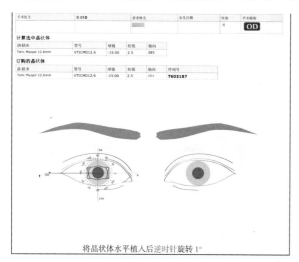

图 26-3　TICL 植入表格图：放置轴位逆时针旋转 1°

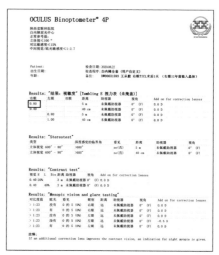

图 26-4　双目视力仪显示右眼视力 0.8

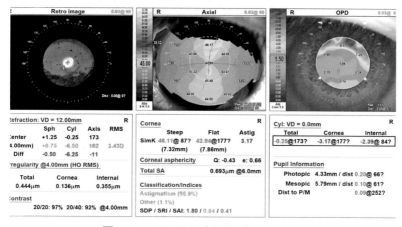

图 26-5　OPD 显示全眼散光 –0.50 DC

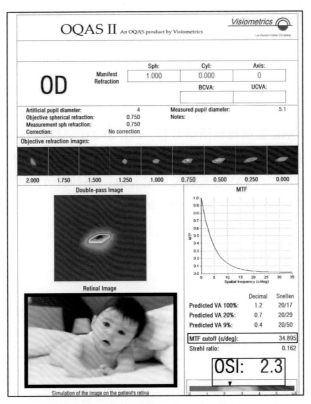

图 26-6　OQAS 检查显示 OSI 值为 2.0，MTF cutoff 值为 34.895

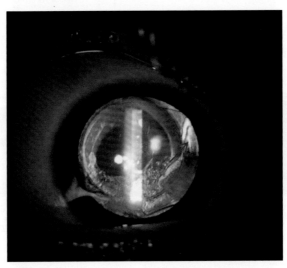

图 26-7　眼前节照相显示 TICL 未发生旋转，箭头表示 TICL 轴位

## 病例解析

　　白内障术后准确的目标屈光度是达到各种人工晶状体设计效果的前提，是每个眼科医生的追求。白内障手术后屈光误差为患者和医生带来很大的困扰，尤其是先天性白内障屈光误差的发生率高，患儿白内障摘除术后人工晶状体眼随着眼球的发育容易出现较大的屈光残留，倘若合并散光更是矫正复杂。对于不能耐受的屈光误差，可以通过框架眼镜和角膜塑形接触镜等非手术方式来矫正，不能接受镜片矫正的病例需要通过角膜屈光手术和眼内屈光手术进行矫正。角膜屈光手术矫正屈光误差的主要优势在于不受角膜内皮细胞和晶状体囊膜等情况的限制，避免进入眼内，降低了眼内手术的风险，安全性高，但也存在局限性，即受角膜厚度和屈光度范围的限制。眼内屈光手术主要包括 IOL 置换和背驮式 IOL 植入，适合角膜厚度偏薄、残留屈光度偏高的患者。IOL 置换术的缺点在于手术技术更具有挑战性，术中发生悬韧带断裂、囊袋并发症、玻璃体脱失、角膜内皮细胞丢失和黄斑手术等并发症更大；其次需要晶状体后囊膜完整，对散光的矫正能力差，并可能会引入新的术源性散光；而且手术时间窗有限，囊袋的纤维化粘连增加了置换手术的风险和难度。背驮式 IOL 植入术的优点在于预测性和准确性好，92% 背驮式 IOL 植入的患者屈光误差在 ±0.50 D 以内，而置换组为 82%，并且背驮式组的并发症少于置换组，手术简单，安全性高。本病例先天性白内障术后随着患者年龄增加，眼轴增长，出现高度近视合并散光，首先考虑眼外角膜屈光增效手术，患者残留屈光度大，超出了手术适应证范围被排除；考虑眼内人工晶状体置换，TIOL 获得良好效果的前提是需要囊袋内植入，人工晶状体在眼内的位置稳定，避免术后旋转和倾斜，患者白内障摘除病史 11 年，囊袋周边增生粘连，后囊切开，人工晶状体取出困难，增加了囊袋、悬韧带及玻璃体的扰动，不是首选方案；考虑另外一种眼内手术方案就是背驮式人工晶状体植入，即在原有的人工晶状体前再植入一枚散光矫正型人工晶状体，其中 TIOL 要求囊袋内植入；目前只有人工晶状体植入的 TICL 是通过睫状沟植入，不用取出原有人工晶状体，矫正屈光的范围大，可以矫正 <−18.00 D 近视和 6.00 D 的散光。订制 TICL，手术安全顺利，患者术后视力改善明显，屈光误差矫正精准，短期观察未发生人工晶状体旋转，也不用担心术后自身晶状体混浊发生白内障。此方案的设计是一个新的突破点和思路。

## 王从毅教授病例点评

　　白内障术后发生屈光误差的原因有很多种，眼部状况、生物测量、屈光力计算公式的选择和手术操作及其他原因，发生白内障术后屈光误差人群可能是短眼轴、高度近视、前房浅、角膜屈光手术后、干眼症或不配合的患者，术后医生和患者均不满意，先天性白内障术后发生近视屈光误差和眼轴的发育有关。人工晶状体眼屈光残留矫正的方法有很多种，如框架眼镜矫正，但可能存在屈光参差、融像困难等问题；角膜接触镜配戴，存在眼表疾病造成干眼等；角膜屈光手术增效，对角膜厚度和屈光度有一定的要求；人工晶状体置换手术，但有手术置换时间窗。患者病史长，常存在晶状体囊袋纤维化增生粘连，增加了人工晶状体取出置换手术的风险，尤其对合并散光的屈光残留矫正更为棘手。TICL 作为一个理想的散光型有晶状体眼植入，对于近视伴散光的患者是一个较佳的选择，其临床疗效也已得到验证。近年来 TICL 在临床应用广泛，同时它植入睫状沟的条件让我们在此病例中拓展了思路，无须分离纤维化粘连的囊袋，不用扰动玻璃体和悬韧带，散光矫正预测性强，但要求Ⅰ期手术时人工晶状体囊袋内植入，才能为 TICL/ICL 再次植入创造机会。此方案也可拓展适用于角膜屈光手术后的屈光残留。TICL 植入矫正人工晶状体眼屈光残留的术后拱高比有晶状体眼偏高和人工晶状体的厚度有关，术中和术后也不用担心晶状体混浊发生白内障，相对手术比较安全。TICL/ICL 植入为矫正人工晶状体眼的屈光残留这一类患者提供了一种可靠安全的解决方案，也给临床医生带来了新的思路。

### 参考文献

1. ELAWADY H E, GHANEM A A. Secondary piggyback implantation versus IOL exchange for symptomatic pseudophakic residual ametropia. Graefes Arch Clin Exp Ophthalmol, 2013, 251（7）: 1861-1866.

2. 杨丽, 兰长骏, 廖萱. 白内障术后屈光误差的原因和矫正. 国际眼科杂志, 2022, 22（3）: 429-433.

3. MAGLI A, FORTE R, ROMBETTO L. Long-term outcome of primary versus secondary intraocular lens implantation simultaneous removal of bilateral congenital cataract. Graefes Arch Clin Exp Ophthalmol, 2013, 251（1）: 309-314.

4. SARVER E J, SANDERS D R, VUKICH J A. Image quality in myopic eyes corrected with laser in situ keratomileusis and phakic intraocular lens. J Refract Surg, 2003, 19（4）: 397-404.

（李妍　王从毅）

# 病例 27
# 晶状体悬韧带松弛诱发青光眼急性发作

## 📋 病例介绍

患者，男，59岁，左眼胀痛伴视物模糊2天。

现病史：2天前无明显诱因出现左眼胀痛，疼痛向左侧头部放射，伴视物模糊、恶心、呕吐，未做特殊处理，病情加重，以"急性闭角型青光眼"入院。患者体型正常，无其他疾病史、家族史。6年前因右眼"视网膜分支静脉阻塞"行"视网膜激光光凝"，同时发现右眼前房浅，行"右眼虹膜根切术"治疗。

专科检查。视力：右眼0.12，左眼指数/20 cm。矫正视力：右眼 −4.50 DS/−1.50 DC×170°→0.4，左眼矫正无提高。眼压：右眼15 mmHg，左眼超过60 mmHg。左眼结膜混合充血，角膜轻度水肿，前房轴深约1 CT，周边虹膜膨隆，瞳孔约5 mm，对光反射迟钝，晶状体透明，Ⅱ级核，眼底杯盘比约0.3，视网膜平伏；右眼结膜无充血，角膜透明，前房轴深约1/3 CT，周边虹膜膨隆，12点处可见虹膜根切口通畅，瞳孔约3 mm，对光反应良好，晶状体透明，Ⅱ级核，眼底杯盘比约0.3，颞下方网膜可见血管白线状改变，并可见陈旧性激光斑，黄斑中心凹反光不可见（图27-1）。

 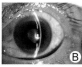 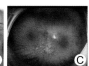 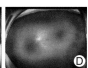 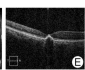 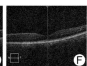

A、B. 双眼前节照相；C、D. 双眼欧堡眼底照相；E、F. 双眼黄斑OCT。

图27-1　双眼专科检查

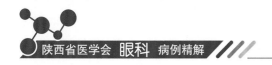

## 诊断思维

患者初到门诊时左眼表现为典型的急性闭角型青光眼大发作：左眼胀痛并向左侧头部放射，同时伴有视物模糊。通过询问病史得知患者右眼曾行"虹膜根切手术"，行双眼眼部检查发现右眼前房浅，虹膜上方可见根切孔通畅，左眼结膜混合充血，角膜轻度水肿，前房浅，周边虹膜膨隆，瞳孔大并且对光反射迟钝。根据以上情况，最关键的是控制患者眼压，若能将眼压控制正常，则根据进一步的检查确定下一步的治疗方案及手术方式；若眼压控制不理想，可能会增加进一步手术处理的风险。

## 诊疗思路和经过

患者入院初步诊断为"原发性急性闭角型青光眼（左眼急性发作期），右眼视网膜分支静脉阻塞（陈旧性），右眼虹膜根切术后"，入院后立即给予毛果芸香碱滴眼液 5 次/天，连续 6 次后改为 3 次/天（左眼），噻吗洛尔滴眼液 2 次/天（双眼），布林佐胺滴眼液 3 次/天（左眼），酒石酸溴莫尼定滴眼液 3 次/天（左眼），妥布霉素地塞米松滴眼液 4 次/天（左眼），口服醋甲唑胺片 50 mg 2 次/天，20% 甘露醇 250 mL 静脉滴注（30 分钟内）。用药 6 小时后患者症状稍有减轻，眼压：右眼 13 mmHg，左眼 50 mmHg。抗生素冲洗左眼结膜囊后前房穿刺放出部分房水，左眼眼压降至 18 mmHg，再次给予 20% 甘露醇 250 mL 静脉滴注（30 分钟内）。入院第 2 天患者自诉左眼胀痛症状消失，专科检查：视力：右眼 0.12，左眼 0.3。眼压：右眼 11 mmHg，左眼 10 mmHg。左眼结膜充血好转，角膜透明。其余专科查体同前。进一步完善前节 OCT、UBM、IOLmaster，角膜内皮计数等相关眼部检查和超声心动图检查后发现：前节 OCT 及 UBM 显示双眼虹膜膨隆以中周部显著，前房浅，但在房角处虹膜膨隆明显减轻，房角开放；IOLmaster 检查发现双眼眼轴分别为：右眼 23.14 mm，左眼 23.01 mm，均在正常范围；角膜内皮计数：右眼 598.9 个 /mm$^2$，左眼 2481.7 个 /mm$^2$（图 27-2）；超声心动图检查无异常。根据以上检查结果，特别是前节 OCT 及 UBM 结果显示的房角情况，我们分析患者应为双眼晶状体悬韧带松弛引起晶状体虹膜隔向前移位导致继发性青光眼，遂修正诊断。

诊断：左眼继发性青光眼，双眼晶状体悬韧带松弛，右眼视网膜分支静脉阻塞（陈旧性），右眼虹膜根切术后。治疗方面停用毛果芸香碱滴眼液，其他眼药继续使用，眼压维持正常。先后行左/右眼白内障超声乳化摘除联合囊袋张力环植入联合人工晶状体植入术。术中发现双眼颞侧晶状体悬韧带均松弛明显，局部可见晶状体赤道部，左眼在劈核刀辅助固定囊袋下完成超声乳化手术，并植入囊袋张力环，右眼使用虹膜拉钩辅助固定囊袋，完成超声乳化手术后植入囊袋张力环及人工晶状体，术毕，双眼前房深度正常，人工晶状体位正。

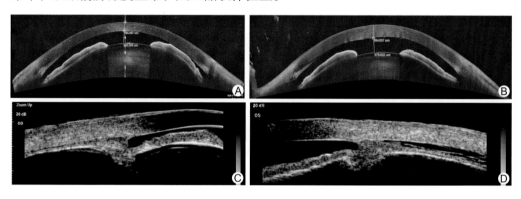

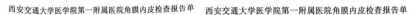

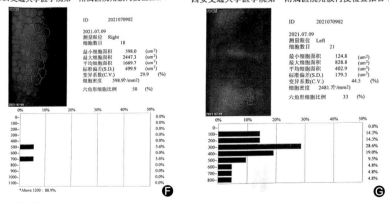

A、B. 右/左眼前节 OCT；C、D. 右/左眼 UBM；E. 双眼 IOLmaster；F、G. 右/左眼角膜内皮细胞检查。

**图 27-2　入院第 2 天专科检查**

分别在双眼术后第 1 天行眼部检查，可见角膜稍有水肿，前房可见少量细胞。术后 1 周病情稳定，专科检查：视力：右眼 0.8，左眼 0.6。眼压：右眼 13 mmHg，左眼 12 mmHg。双眼结膜无充血，角膜透明，前房深度正常，轴深约 4 CT，未见明显细胞，左眼瞳孔约 5 mm，双眼人工晶状体位正，眼底情况同前（图 27-3）。后续随访正常。

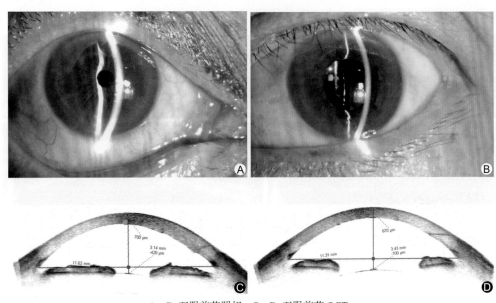

A、B. 双眼前节照相；C、D. 双眼前节 OCT。

图 27-3　双眼术后 1 周专科检查

## 病例解析

该患者初到门诊时表现为典型的青光眼急性发作，根据病史及一般眼科检查确定主要诊断为"原发性急性闭角型青光眼（左眼急性发作期）"，给予对症治疗。原发性急性闭角型青光眼是我国常见的青光眼类型，主要表现为房角突然关闭，眼压急剧升高，并伴有相应症状及眼前节组织病理改变，多发生于 50 岁以上女性，常伴有远视。患者入院第 2 天眼压降至正常后，完善房角及眼轴等相关检查提示双眼房角开放，眼轴正常。综合分析患者情况我们发现：①男性，无青光眼家族史；②眼轴正常，与原发性急性闭角型青光眼常表现为短眼轴不符；③前房浅，中周部虹膜膨隆，但在房角处虹膜膨隆明显减轻，房角开放，呈现虹膜包裹晶状体的形态。根据以上情况分析认为患者急性青光眼发作是由于晶状体悬韧带松弛导致晶状体虹膜隔前移引起瞳孔阻滞，而并非原发性的急性闭角型青光眼。因此，患者主要诊断被修改为"左眼继发性青光眼，双眼晶状体悬韧带松弛"，并根据青光眼的损害程度先后行左/右眼白内障超声乳化摘除联合囊袋张力环植入联合人工晶状体植入术。

晶状体悬韧带异常继发闭角型青光眼是由晶状体悬韧带松弛或部分断裂导致晶状体位置变化，一部分患者会出现房角关闭、眼压升高的特殊类型青光眼。晶状体悬韧带异常可以由许多原因引起，常见的包括外伤、医源性损伤（如激光虹膜周边切除时损伤）、眼内肿瘤、退行性疾病所致晶状体悬韧带松弛，以及一些遗传性疾病合并出现悬韧带发育异常（如视网膜色素变性、球形晶状体 - 短矮畸形综合征、马方综合征等）。但有一些患者并无原因可查，属于特发性。

晶状体悬韧带异常继发闭角型青光眼发病机制与 PACG 有一些共同点，包括瞳孔阻滞、晶状体虹膜隔前移、房角进行性粘连关闭。同时其临床表现也与 PACG 极其相似，在体征方面，晶状体悬韧带异常继发闭角型青光眼者中央前房明显变浅，外伤引起的双眼前房深度可能有较大差异。同时双眼都可能有浅前房、窄房角、虹膜根部附着靠前、睫状体前旋且肥厚、虹膜囊肿等解剖特征，患眼晶状体明显增厚前移，裂隙灯下可见虹膜、晶状体震颤，UBM 可见悬韧带稀疏或缺失、虹膜包裹晶状体征象，前节 OCT 也可见以上体征。

治疗方面除了给予常规的降眼压药物外，还需要注意的是不能使用缩瞳剂降眼压，因为缩瞳剂可能会加重睫状肌紧张，睫状体前移，使原本异常的悬韧带更加松弛无力，并使晶状体进一步增厚前移，前房变浅，房水排出受阻，眼压升高，病情加重，甚至诱发恶性青光眼。相反使用散瞳剂时由于睫状肌麻痹，悬韧带被迫拉紧，可改善之前悬韧带松弛的状态，出现前房加深，瞳孔阻滞缓解，房水生理排出通路恢复，部分患者眼压也随之降低，甚至在阿托品的帮助下得以根治，临床上表现为阿托品依赖。而对于虹膜膨隆明显、前房显著变浅引起青光眼的患者，除了药物治疗外，还需根据晶状体悬韧带功能、晶状体位置、前房角情况、小梁网功能及青光眼损害程度等综合判断需要联合的手术方式。对于以晶状体虹膜隔前移为主要因素引起眼压急剧升高的患者，若小梁网功能尚可，选择单纯白内障手术即可，术中可联合囊袋内张力环植入；对于小梁网损害严重，或慢性眼压升高，引起明显青光眼损害（视野及视神经纤维厚度）的患者，可选择青白联合手术。

## 裴澄教授病例点评

晶状体悬韧带松弛继发闭角型青光眼与 PACG 临床表现极其类似，临床上被误诊为 PACG 者并不罕见，有报道显示其发生率为 5.89%。本例患者表现为闭角型青光眼急性大发作，无外伤史及全身其他病变，双眼前房对称性变浅，初步检查时容易误诊，但在完善了 UBM、前节 OCT、眼轴等检查后发现患者眼轴正常、房角开放，特别是虹膜包裹晶状体征象提示患者为双眼晶状体悬韧带异常导致的青光眼。及时修正诊断后，停用缩瞳剂，第 2 天患者左眼眼压已经降至正常，结合左眼房角开放，眼底视神经无明显损伤，对左眼采取了单纯晶状体手术，术中结合晶状体悬韧带松弛的具体情况在囊袋内植入了张力环，以稳定囊袋及人工晶状体。需要注意的是，对于小梁网功能损害严重者，晶状体摘除手术后虽然前房加深，但是可能眼压仍高，同时，对于眼压慢性升高已引起严重视野或视神经纤维损害的这些患者，需在晶状体手术的同时联合青光眼手术。如果晶状体尚可控制在原位、以房角关闭为主要致病因素时，也可以选择单纯青光眼滤过术，但这种情况下恶性青光眼发生率很高，建议选择术中紧密缝合巩膜瓣、术中术后使用阿托品、术后加强抗感染等预防措施。同时，根据该患者术前基本检查，我们发现右眼前房比左眼更浅，但右眼并未发生眼压升高情况，可能与患者右眼 3 年前行虹膜周边切除术有关，这在一定程度上防止了青光眼急性发作，但晶状体虹膜隔前移，前房极浅，导致角膜内皮细胞数量下降显著，仅为 598.9 个 $/mm^2$，因此也需行晶状体手术。因为角膜内皮细胞密度太低，故术前需要与患者及家属充分沟通病情，告知术后角膜内皮失代偿风险很高。术中需要注意保护角膜内皮，因患者晶状体基本透明，Ⅱ 级核，采用超声乳化手术术时，中要尽量减少能量的使用。

晶状体悬韧带松弛继发青光眼是引起急性房角关闭（acute angle closure，AAC）的原因之一，它可以单独或与其他因素共同作用导致 AAC，有研究报道 68.1% 的 AAC 患者有晶状体悬韧带松弛因素参与。这也提醒我们在临床工作中要注意晶状体悬韧带对急性闭角型青光眼的影响。由晶状体悬韧带松弛导致晶状体虹膜隔前移，部分患者可以表现为进展性近视，但并没有眼轴的异常。此外，眼部外伤是引起晶状体悬韧带松弛继发青光眼最常见的原因（71.8%），因此询问患者外伤史很关键，除了病史和常规眼部检查，UBM/ 前节 OCT 测量前房深度和房角形态对明确诊断非常关键。IOLmaster 对中央前房深度、眼轴和晶状体厚度的测量也具有参考意义，研究报道表明晶状体悬韧带松弛导致的 AAC 患者 ACD 显著小于原发性急性闭角型青光眼患者，但眼轴和晶状体厚度大于原发性急性闭角型青光眼患者。晶状体悬韧带松弛继发青光眼的晶状体手术与晶状体半脱位的手术治疗类似，术中若囊袋不稳定，操作时可能会引起悬韧带的进一步损害，甚至引起晶状体更大范围的脱位，需要使用虹膜拉钩或囊袋张力环稳定囊袋。对于房角粘连明显、药物不能控制眼压的患者，近年来也有报道表明在晶状体手术的同时联合内镜下房角分离术可取得良好的效果。

术后患者应按时随访，特别是对于年轻患者，无论行虹膜周边切除术或晶状体手术，均需定期监测眼压、前房深度及角膜内皮情况，观察晶状体悬韧带是否进行性松弛、前房是否再次变浅、角膜内皮是否逐渐减少，以便能够及时发现问题并尽早处理，防止疾病复发。

## 参考文献

1. 杨培增, 范先群. 眼科学. 9 版. 北京：人民卫生出版社, 2018：150.

2. 樊宁, 王宁利, 刘旭阳. 晶状体悬韧带异常继发闭角型青光眼. 眼科, 2018, 27（1）：4-8.

3. HU R, WANG X, WANG Y, et al. Occult lens subluxation related to laser peripheral iridotomy. A case report and literature review. Medicine（Baltimore）, 2017, 96（10）：e6255.

4. SUWAN Y, JIAMSAWAD S, TANTRAWORASIN A, et al. Qualitative and quantitative evaluation of acute angle-closure mechanisms. BMC Ophthalmol, 2017, 17（1）：246.

5. LUO L, LI M, ZHONG Y, et al. Evaluation of secondary glaucoma associated with subluxated lens misdiagnosed as acute primary angle-closure glaucoma. J Glaucoma, 2013, 22（4）：307-310.

6. SUWAN Y, JIAMSAWAD S, SUPAKONTANASAN W, et al. Hidden mechanisms beyond the pupillary block in acute angle closure：ultrasound biomicroscopic study. Clin Exp Ophthalmol, 2017, 45（4）：366-370.

7. DAGI L R, WALTON D S. Anterior axial lens subluxation, progressive myopia, and angle-closure glaucoma：recognition and treatment of atypical presentation of ectopia lentis. J AAPOS, 2006, 10（4）：345-350.

8. ZHANG Y, ZONG Y, JIANG Y, et al. Clinical features and efficacy of lens surgery in patients with lens subluxation misdiagnosed as primary angle-closure glaucoma. Curr Eye Res, 2019, 44（4）：393-398.

9. SUWAN Y, JIAMSAWAD S, TANTRAWORASIN A, et al. Qualitative and quantitative evaluation of acute angle-closure mechanisms. BMC Ophthalmol, 2017, 17（1）：246.

10. DAI Q, FU L, LIU X Y, et al. Effective treatment for secondary angle-closure glaucoma caused by traumatic lens subluxation：phacoemulsification with capsular-tension-ring implantation combined with ophthalmic endoscope-controlled goniosynechialysis. Int J Ophthalmol, 2021, 14（10）：1548-1552.

11. RITCH R, CHANG B M, LIEBMANN J M. Angle closure in younger patients. Ophthalmology, 2003, 110（10）：1880-1889.

（吴昌睿　裴澄　景瑞花）

# 病例 28
## 双眼 VHL 综合征

### 病例介绍

患者，男，23 岁，右眼眼前黑影飘动 1 月余，于 2020 年 9 月 13 日就诊。

现病史：患者 1 个月前无明显诱因出现右眼眼前黑影，伴视力逐渐下降，无眼痛和眼球转动痛，于当地医院就诊，给予玻璃体腔抗 VEGF 治疗，症状无缓解，并进一步加重。

既往史：双眼屈光不正病史，自幼右眼视力较左眼差；否认外伤史；否认全身用药史；否认猫狗接触史。

家族史：其他成员身体健康。

专科检查。视力：右眼 0.25，左眼 0.3。矫正视力：右眼 0.5，左眼 1.0。眼压：右眼 13.4 mmHg，左眼 11.9 mmHg。双眼眼前节未见异常，玻璃体细胞（＋），玻璃体少量陈旧性积血，右眼眼底视乳头前膜增殖，颞上视网膜 2 处毛细血管瘤样扩张，分别为 2 PD×3 PD 和 1 PD×1 PD，可见滋养动静脉迂曲扩张，灰白色瘤体表面纤维增生，其周围视网膜脱离及少许黄白色渗出，左眼眼底视盘颞上方可见灰白色小瘤体，上方及下方周边视网膜可见变性区，余未见明显异常。FFA：右眼可见两处瘤体呈强荧光，造影晚期瘤体染料积存，并向周围渗漏，视盘晚期渗漏荧光；左眼可见两处瘤体呈强荧光，晚期轻度渗漏。右眼 B 超：玻璃体可见团状及膜状中低回声（血），视网膜表面可见一大小 3 mm×4 mm 的团状高回声，边界清楚，内回声尚均匀（肿物），以及牵拉性视网膜脱离（图 28-1）。头颅 MRI：垂体柄增粗，明显强化。腹部 CT：胰腺多发囊性病灶，多发囊肿，双肾多发囊肿。基因检测结果提示检出与受检者临床表型相关或部分相关的核基因组变异，未检出线粒体基因组致病性变异。在受检者 VHL 基因上检测到 1 个错义变异，该变异为 *cDNA* 的第 343 位碱基 C 替换为 T，导致第 115 位密码子由编码组氨酸变为酪氨酸，一代测序结果显示，变异真实可靠，受检者父母均未发现该变异，推测该变异为新发变异，但不排除父母一方存在生殖细胞嵌合的可能。

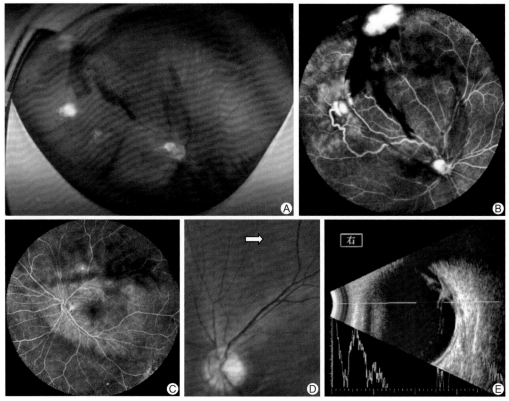

A. 右眼欧堡显示视乳头前增殖膜，颞上视网膜 2 处毛细血管瘤样扩张，可见滋养动静脉迂曲扩张，灰白色瘤体表面纤维增生，其周围视网膜局限浅脱离；B. 右眼 FFA 可见两处瘤体呈强荧光，造影晚期瘤体染料积存，并向周围渗漏，视乳头晚期渗漏荧光；C. 左眼 FFA 可见两处瘤体呈强荧光，晚期轻度渗漏；D. 左眼欧堡显示灰白色 RH 瘤体（白箭头）；E. 右眼 B 超提示玻璃体积血、视网膜脱离及视网膜表面的肿物。

图 28-1　双眼检查

## 📋 诊断思维

根据目前眼科检查及全身检查结果，诊断为右眼牵拉性视网膜脱离、双眼视网膜毛细血管瘤（retinal hemangioblastoma，RH）、VHL 综合征、双眼屈光不正。根据本病例右眼眼底表现、FFA 及 B 超改变可明确诊断为 RH。左眼瘤体较小，根据眼底 FFA 早期瘤体强荧光、晚期渗漏可辅助诊断 RH。对于 RH 来说，在诊断上需要关注的是单眼多灶，还是双眼均有肿瘤，并需要进行脑部和内脏器官等检查，确定是否有血管瘤和其他肿瘤的改变。在本例患者中，我们对其进行了头颅 MRI 和腹部 CT 以进一步排查全身肿瘤改变。依据眼部表现和全身检查结果，我们给出了 VHL 综合征的诊断，虽然患者没有阳性家族史，基因检测结果证据不充分，但是有报道 23%VHL 综合征没有任何提示的家族史，表明可能是第 1 代诊断。大多数 VHL 患者从受影响的父母那里继承了一个 VHL 肿瘤抑制基因的突变拷贝，但有报道在胚胎发育过程中发生体细胞突变，也解释了 VHL 在临床表现中偶尔出现的病例。导致 VHL 疾病的 VHL 突变具有高度的多样性，虽然本例患者基因检测结果所示的突变位点目前没有报道或数据库收录，或者研究较少，支持该病的证据不充分，但随着医学研究的发展，临床意义未明的变异分类可能会发生改变。VHL 病的诊断传统上基于以下临床标准：①阳性家族史，并存在中枢神经系统血管细胞瘤、RH、嗜铬细胞瘤或透明细胞肾癌；②在缺乏阳性家族史，存在 2 个或 2 个以上的中枢神经系统血管瘤，或只要有视网膜或中枢神经系统血管瘤加上 1 个或多个脏器的囊肿或肿瘤。本例患者眼部存在 RH，通过腹部 CT 检测出胰腺多发囊性病灶、多发囊肿、双肾多发囊肿，故符合 VHL 综合征的诊断。

## 📋 诊疗思路和经过

门诊给予右眼视网膜激光光凝 RH 滋养动脉和瘤体（4 次）、左眼视网膜激光光凝瘤体和周边视网膜变性区（1 次），右眼瘤体未见萎缩，牵拉性视网膜脱离持续存在并加重，患者于 2020 年 10 月 30 日给予右眼玻璃体腔抗 VEGF 治疗，11 月 3 日给予右眼玻璃体切割 + 剥膜 + 光凝冷冻 + 注硅油术，术后第 1 天眼底可见右眼视网膜平伏，颞上方可见瘤体，瘤体周围可见冷冻斑及黄白色渗出，瘤体表面可见片状出血。术后 1 个月患者复诊，右眼视力 0.3，右眼眼底视网膜平伏，颞上方可见瘤体，瘤体大小未见明显变化，瘤体周围色素紊乱，瘤体周围的渗出较前减轻，瘤体表面的出血较前吸收。术后 3 个月患者复诊右眼视力 0.3，右眼眼底视网膜平伏，瘤体较前未见明显变化，瘤体周围的渗出明显减轻，瘤体表面的出血明显吸收。复查 FFA 显示瘤体渗漏，给予右眼补充激光光凝治疗（图 28-2）。左眼视力 0.4，左眼眼底原瘤体位置可见灰白色瘢痕滋养血管变细，周边视网膜可见变性区，其周围可见激光斑，FFA 原瘤体位置可见透见荧光改变，滋养血管未见充盈（图 28-3）。患者于 2021 年 3 月 13 日行右眼玻璃体腔硅油取出术，手术顺利，术后 1 个月患者复诊，右眼视力 0.25。右眼眼底视网膜平伏，颞上方可见瘤体，瘤体大小未见明显变化，瘤体周围色素紊乱。术后 3 个月患者复诊，右眼视力 0.3。右眼眼底视网膜平伏，瘤体较前未见明显变化。左眼眼部情况稳定。术后 7 个月患者复诊，右眼视力 0.3。右眼矫正视力 0.5，右眼晶状体混浊。右眼眼底视网膜平伏，瘤体较前未见明显变化，FFA 瘤体仍旧渗漏荧光，给予补充激光光凝（图 28-4）。左眼眼部情况稳定。患者恢复良好，视力稳定，现告知患者定期随访，并监测内脏囊肿的病情变化。

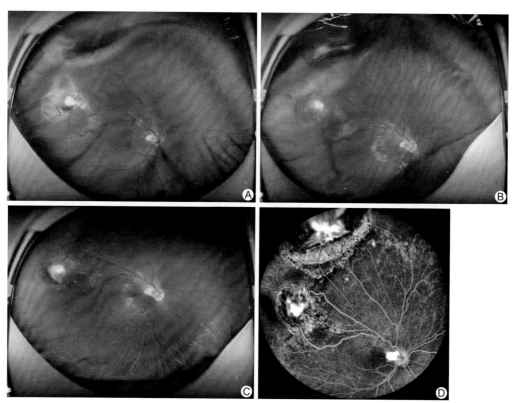

A～C. 玻璃体切割＋剥膜＋光凝＋冷冻＋注硅油术，术后 1 天（A），术后 1 个月（B），术后 3 个月（C），眼底可见右眼视网膜平伏，颞上方可见瘤体，瘤体周围色素紊乱，黄白色渗出逐渐减少，瘤体表面片状出血逐渐减少；D.FFA 可见两处瘤体呈强荧光，造影晚期瘤体染料积存，并向周围渗漏，视盘晚期轻度渗漏荧光。

图 28-2　右眼术后检查

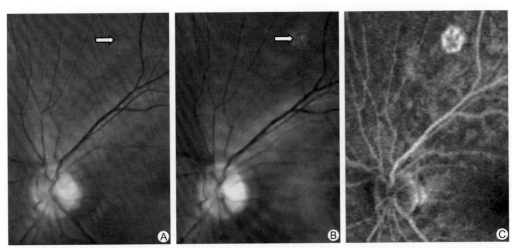

A、B.箭头所示左眼激光前（A）激光后（B）原瘤体处可见灰白色瘢痕灶，滋养血管变细；C.左眼 RH 激光
术后 FFA 显示瘤体呈透见荧光改变，滋养血管未见充盈。

图 28-3　左眼检查

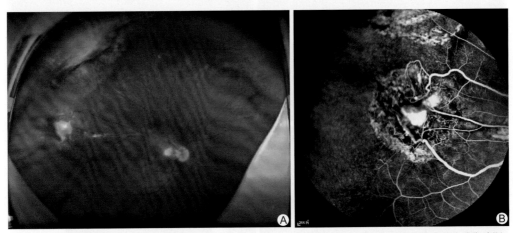

A.玻璃体腔取出硅油术后右眼视网膜平伏，颞上方可见瘤体，周围色素紊乱；B.FFA 显示瘤体强荧光晚期渗漏。

图 28-4　右眼 FFA 检查

## 病例解析

　　RH 是一种起源于视网膜神经感觉层或视乳头具有血管特征的良性肿瘤，可以是孤立性视网膜血管瘤，也可为常染色体显性遗传病 VHL 的组成部分。VHL 综合征是一种临床上较为罕见的多发性、家族性、累及多器官的良、恶性肿瘤综合征，新生儿发病率约为 1/36000，临床表现包括肾囊肿、肾细胞癌、胰腺囊肿、胰腺癌、嗜铬细胞瘤、视网膜血管瘤、上皮性囊腺瘤和大脑脊髓的血管瘤等疾病。其中 RH 是 VHL 最常见的临床表现，有报道在基因检测确诊的 VHL 患者中，发生 RH 者占 38%，其中双眼比例为 52.8%。患者常因无痛性视力下降或眼科常规检查而被发现，受累眼的 RH 可出现在视乳头外或视乳头处，或者两处均出现，肿瘤数为 1～11 个，患者年龄为 7～84 岁（平均 36 岁），男性占 45%。本例患者为青年男性，因右眼眼前黑影 1 个月就诊，双眼 RH 各 2 处，均在视乳头外视网膜，腹部 CT 发现胰腺多发囊肿、双肾多发囊肿，本病例的临床特点基本符合 VHL 综合征的特征性改变。在眼底表现中，视乳头外 RH 的最初临床表现为几百微米的微红或灰白色点，检眼镜下表现为类似于扩张的毛细血管。微动脉瘤或小的视网膜内出血，其供养动脉和回流静脉仅表现为轻度扩张的血管，在本例患者的左眼眼底可见小的灰白色瘤体，滋养血管与正常眼底血管在形态上难以区别，但可在 FFA 中可清晰显示。绝大多数 RH 会随时间增长，偶尔未经治疗的肿瘤会在长时间内保持静止，很少会自行消退。如果不进行治疗，大的或多发的 RH 可以生长并取代视网膜的正常结构，瘤体周围、黄斑周围可出现渗出，严重者继发渗出性视网膜脱离，或者继发视网膜玻璃体纤维血管膜形成继发牵拉性视网膜脱离。本例患者左眼及时给予视网膜激光光凝治疗，而右眼 RH 较大，瘤体周围可见黄白色渗出，给予视网膜激光光凝治疗后，仍无法控制视网膜前纤维增生而引起的牵拉性视网膜脱离。

有关 RH 的治疗，许多消融方式已被用于治疗视乳头外 RH，包括热激光光凝、冷冻疗法、放疗（包括近距离治疗、外束放疗和质子束放疗）、光动力疗法和经瞳孔温热疗法。RH 治疗的可行性和疗效取决于许多因素，如肿瘤大小、肿瘤位置、渗出程度、是否存在视网膜脱离、相关的视网膜前膜纤维化或出血等。对于瘤体＜5 mm，不伴有视网膜脱离时可行激光光凝治疗。对于瘤体＜2 mm 可直接行激光光凝治疗，特别适合瘤体位于后极部，激光治疗小的 RH 有效时，可导致脉络膜视网膜瘢痕，有时伴有病变缩小、痕迹变白，有时伴有 RH 消失。本病例左眼 RH 较小，直接激光光凝后病灶呈瘢痕样改变，且滋养血管变细，FFA 显示滋养血管无充盈，左眼的激光光凝治疗是有效的。当瘤体直径＞2 mm，则可行激光光凝先供养动脉，然后再供养静脉与瘤体边缘，激光光凝可重复进行，直至瘤体发生萎缩。本例患者右眼 1 个 RH 直径＞2 mm，反复进行视网膜激光光凝后，瘤体未见明显萎缩，牵拉性视网膜脱离持续存在并加重。当 RH 伴牵拉性视网膜脱离时可考虑行玻璃体切割手术，术中可行光凝、冷冻或切割。在本例患者中右眼进行了玻璃体切割＋冷冻＋注油术。很多学者将冷冻作为消融直径＞1.5 mm RH 瘤体的首选治疗方法，它适合于 RH 位于周边视网膜。该技术各不相同，有些使用单一冻融循环（通常用于治疗已经部分退化的肿瘤），而另一些使用双重冻融方法。玻璃体切割术后的冷冻可以移除玻璃体，解除对视网膜的牵拉作用，冷冻最常见的不良反应是视网膜出血和渗出性视网膜脱离。Gaudric 和 Krzystolik 等也对 RH 患眼进行玻璃体切割术中冷冻进行了回顾分析。术后患者视网膜平伏，治疗效果理想。本例患者右眼进行玻璃体切割手术冷冻注油术，术中使用双重冷冻方法，硅油的注入可以减轻术后瘤体的出血，术后虽然发生了瘤体表面的出血，但出血量较小，随着病程延长，出血也逐渐吸收，并在取油后右眼视网膜平伏，瘤体渗出减少，也没有新的瘤体产生，原瘤体也基本处于稳定状态，获得了较为理想的治疗效果。

本例患者的眼部 RH 得到了及时有效的治疗，需要定期随访检测眼底改变，建议每 3～6 个月定期复查眼底，得益于欧堡广角照相，可以观察周边视网膜 RH 活动情况，必要时行 FFA 检查提高检测的敏感性。考虑到早期消融治疗的优势和小肿瘤无症状的特点，最佳治疗始于充分监测 RH 的出现，以便及时进行治疗。VHL 综合征的某些表现具有威胁生命的性质，全身情况的监测和及时干预是非常必要的。由于这种疾病的复杂性，最佳治疗包括由一个综合的多专科团队进行护理，该团队拥有神经外科、泌尿外科、内分泌外科肿瘤、眼科、耳鼻喉科、神经放射学、病理学、遗传学和康复医学等方面的专业知识，共同提出了关于对高风险的 VHL 综合征患者初始筛查年龄和主要疾病特征随访检测频率的建议（表 28-1）。本例患者已经确诊为 VHL，将定期安排其相关科室联合会诊，对患者进行全面的监测和随访，使其得到更为及时有效的干预治疗。

表 28-1　高风险 VHL 综合征患者随访项目和检测频率

| 检查项目 | 开始年龄（频率） |
| --- | --- |
| 眼底检查 | 婴儿期（每年） |
| 血浆或 24 小时尿儿茶酚胺和肾上腺素 | 2 岁（每年，当血压升高时） |
| 脑和脊柱 MRI | 11 岁（每年） |
| 内听道 CT 和 MRI | 症状出现：听力下降，耳鸣，眩晕 |
| 腹部 CT | 18 岁或更早（每年） |

## 王雨生教授病例点评

VHL 综合征是一种常染色体显性遗传疾病，VHL 基因突变导致中枢神经系统和内脏器官的良性/恶性肿瘤或囊肿，眼部 VHL 综合征的主要表现是 RH。本例患者眼部临床表现和全身检查符合 VHL 综合征的诊断。眼部 RH 可发生在视乳头旁和视乳头外视网膜组织，在治疗方案上也有不同，本病例的 RH 发生在视乳头外视网膜。视乳头外 RH 的治疗，根据肿瘤大小、肿瘤位置、渗出程度、是否存在视网膜脱离、相关的视网膜前膜纤维化或出血，在治疗方案选择上也有不同，视乳头外 RH 的治疗目标通常是破坏肿瘤，以防止其进一步生长或渗出。对本病例左眼采用激光光凝达到了治疗效果，RH 基本消失。对右眼因为瘤体较大，并继发了牵拉性视网膜脱离，给予了玻璃体切割术中冷冻瘤体，硅油充填术，术后视网膜复位良好，肿瘤渗出减少，虽然肿瘤大小未见明显变化，但目前看来患者视力基本稳定，视网膜平伏，病灶相对稳定，近期效果较好。激光光凝对于直径<1.5 mm 的 RH 通常可以达到较理想的效果，直径 1.5 ～ 4.5 mm 大小的 RH 较难被激光光凝术破坏，可能需要多次治疗。冷冻疗法可作为直径>1.5 mm 的 RH 主要治疗手段，但易出现渗出、出血和纤维增生等并发症。本例患者双眼的 RH 都得到了较为理想的控制。

考虑到 VHL 综合征可伴随一些危及生命的并发症，如肾细胞癌、嗜铬细胞瘤、中枢神经系统血管细胞瘤等，因此需要神经科、泌尿外科和普通外科等多学科协作，长期的管理监控十分必要。眼部监控有利于极早发现并及时治疗新生的或活跃的 RH。本病例资料翔实，临床诊疗思路清晰，治疗选择上有据，讨论内容丰富，对提高临床诊疗经验有一定的价值。如果有机会，建议对患者进行 CTA 或 DSA 检查，以明确排除神经系统的血管瘤。

## 参考文献

1. WONG W T, AGRON E, COLEMAN H R, et al. Clinical characterization of retinal capillary hemangioblastomas in a large population of patients with von Hippel-Lindau disease. Ophthalmology, 2008, 115（1）: 181-188.

2. MURRO V, LIPPERA M, MUCCIOLO D P, et al. Outcome and genetic analysis of patients affected by retinal capillary hemangioblastoma in von Hippel Lindau syndrome. Mol Vis, 2021, 27: 542-554.

3. SCHMID S, GILLESSEN S, BINET I, et al. Management of von hippel-lindau disease: An interdisciplinary review. Oncol Res Treat, 2014, 37（12）: 761-771.

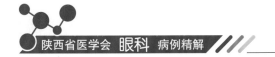

4. ARONOW M E, WILEY H E, GAUDRIC A, et al. Von Hippel-Lindau disease: Update on pathogenesis and systemic aspects. Retina, 2019, 39（12）: 2243-2253.

5. KLINGLER J H, GLASKER S, BAUSCH B, et al. Hemangioblastoma and Von Hippel-Lindau disease: Genetic background, spectrum of disease, and neurosurgical treatment. Childs Nerv Syst, 2020, 36（10）: 2537-2552.

6. VAN DER HORST-SCHRIVERS A N A, SLUITER W J, KRUIZINGA R C, et al. The incidence of consecutive manifestations in Von Hippel-Lindau disease. Fam Cancer, 2019, 18（3）: 369-376.

7. WILEY H E, KRIVOSIC V, GAUDRIC A, et al. Management of retinal hemangioblastoma in Von Hippel-Lindau disease. Retina, 2019, 39（12）: 2254-2263.

8. KRIVOSIC V, KAMAMI-LEVY C, JACOB J, et al. Laser photocoagulation for peripheral retinal capillary hemangioblastoma in Von Hippel-Lindau disease. Ophthalmol Retina, 2017, 1（1）: 59-67.

9. SINGH A D, NOURI M, SHIELDS C L, et al. Treatment of retinal capillary hemangioma. Ophthalmology, 2002, 109（10）: 1799-1806.

10. KRZYSTOLIK K, STOPA M, KUPRJANOWICZ L, et al. Pars plana vitrectomy in advanced cases of Von Hippel-Lindau eye disease. Retina, 2016, 36（2）: 325-334.

11. MAHER E R, NEUMANN H P, RICHARD S. Von Hippel-Lindau disease: A clinical and scientific review. Eur J Hum Genet, 2011, 19（6）: 617-623.

（白淑玮　王海燕）

# 病例 29
## 儿童"前房积脓"

### 病例介绍

患儿，男，8岁，发现右眼下方发白伴视力下降5天。

现病史：5天前无意中被母亲发现患儿右眼下方发白，无眼痛，遮盖左眼时发现右眼视力下降。3天前当地医院就诊，患儿母亲描述当时"右眼视力尚有0.4"，诊断为"右眼急性视网膜坏死综合征？"外院行右眼玻璃体腔注射更昔洛韦1次，手术同时取前房水送检查病原微生物。结果显示21种常见病原微生物均阴性。患儿自觉右眼视力下降加重，遂入我院。

既往史：体健。

专科检查。视力：右眼0.1，左眼0.8；眼压：右眼29.3 mmHg，左眼13.5 mmg。右眼结膜无充血，角膜透明，KP（－），前房深，房水闪辉（+++），细胞（+++），前房下方白色积脓，深约2 mm，瞳孔圆，直径7 mm，光反射消失，晶状体透明（图29-1），玻璃体腔大量白色絮状混浊物漂浮，眼底窥不清。左眼未见明显异常。

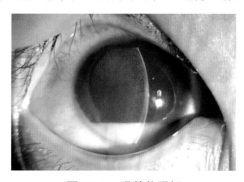

图 29-1　眼前节照相

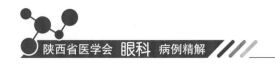

## 诊断思维

该患儿首先出现的是无痛性的前房积脓。儿童前房积脓首先应鉴别是否为真性，排除眼内炎症，了解患儿有无眼部的外伤手术史引起的外源性眼内炎或全身感染病灶引起的内源性眼内炎，后者在年幼体弱的可见，多为双眼，伴有明显的发热和感染症状。儿童也可能存在葡萄膜炎，但多伴有全身免疫系统的疾病。儿童假性前房积脓主要由于恶性肿瘤的眼内扩散引起的，如白血病、淋巴瘤、视网膜母细胞瘤、脉络膜黑色素瘤、神经母细胞瘤、青年黄色肉芽肿和组织细胞增多症等。明确前房积脓的性质非常重要，本患儿通过前房穿刺获取房水，细胞涂片检查而诊断。

## 诊疗思路和经过

患儿入院时存在明确前房白色积脓（图 29-1），无眼痛，无发热，全身检查未找到明确感染的证据。详细询问病史，既往体健，否认全身感染、免疫系统疾病，血液病或者肿瘤病史等，否认手术史，否认外伤史。入院初步诊断：右眼眼内炎？全身予以抗生素治疗，但效果不佳。患儿入院后第 2 天，右眼视力 HM/ 眼前，眼压 55.5 mmHg，前房白色积脓增加，眼底窥不见。患儿诉无眼痛。

眼眶 CT：右眼外侧眼环下弧状稍高密度影。眼眶 MR（图 29-2）：右眼环外侧局限性增厚，考虑占位性病变可能，视网膜脱离不除外，头颅未见明显异常。彩超（图 29-3）：右眼颞侧周边球壁可见范围约 15.3 mm × 16 mm × 4.5 mm 扁平低回声区，边界清，内回声欠均匀，CDFI 提示其表面可见血流信号，考虑右眼颞侧球壁异常回声，性质待定，右眼玻璃体混浊。头颅 MR 及腹部彩超均未见明显异常。

前房积脓性质不明确，建议行前房穿刺做病理检查。因患儿年幼，家属反复思考后同意全身麻醉下行右眼前房穿刺，取积脓送病理检查。病理结果显示大量中性粒细胞背景（房水及前房积脓）中查见小圆细胞型的恶性肿瘤细胞，瘤细胞呈簇状或片状排列，部分细胞呈镶嵌样，可见假菊形团样结构，胞浆极少，核圆形或卵圆形，深染，染色质细颗粒样，核仁不明显，形态结合临床病史，考虑视网膜母细胞瘤可能性大（图 29-4）。

诊断：右眼伪装综合征，右眼视网膜母细胞瘤。之后患儿进一步诊治，诊断为"右眼视网膜母细胞瘤"，进行化疗。

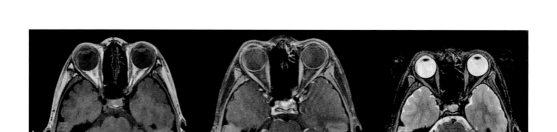

眼眶 MR 平扫＋增强：右眼眼环完整，外侧局限性增厚，呈梭形突起影，呈稍短 T1、稍短 T2 信号影，厚约 3 mm，增强扫描强化不明显，延迟冠状位见表面弧形强化，晶状体清晰，玻璃体腔信号正常；视神经形态及信号未见异常，考虑：右眼环外侧局限性增厚，考虑占位性病变可能，视网膜脱离不除外。

图 29-2　眼眶 MR

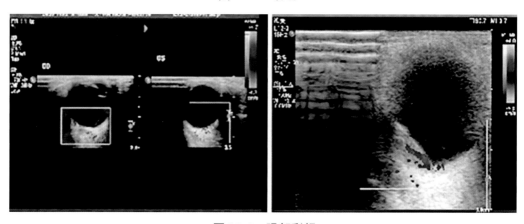

图 29-3　眼部彩超

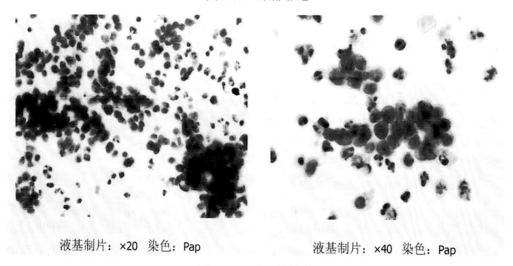

液基制片：×20　染色：Pap　　　　　液基制片：×40　染色：Pap

图 29-4　病理学检查

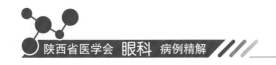
## 病例解析

伪装综合征（Masquerade syndrome）是指能够引起类似葡萄膜炎临床表现的一类非炎症性疾病。伪装综合征临床上常见的有眼内肿瘤（如视网膜母细胞瘤、脉络膜黑色素瘤、眼内淋巴瘤、皮脂腺癌等）或全身肿瘤的眼内转移，视网膜脱离、视网膜色素变性、色素播散综合征等也可出现前房细胞、玻璃体细胞等类似葡萄膜炎的改变。

视网膜母细胞瘤（Retinoblastoma，RB）是婴幼儿最常见的眼部恶性肿瘤，多以白瞳和知觉性斜视就诊，但5岁以上的大龄患儿常常临床表现不典型。RB伪装综合征患者有虹膜表面、前房、玻璃体内肿瘤细胞脱落造成的灰白色或雪花样大小不一的球状、片状或尘状物沉着，形成"假性前房积脓"，极易被误诊为葡萄膜炎。需要在以下几方面注意鉴别：①葡萄膜炎患者瞳孔是缩小或者梅花状，存在虹膜后粘连，RB患者瞳孔是扩大且无后粘连；②RB的瘤体呈白色，种植在前房、虹膜和玻璃体上的肿瘤也是白色，葡萄膜炎患者玻璃体弥漫性混浊，眼底较模糊；③B超、CT或MR等影像学检查可发现RB患者的球内占位性病变，甚至钙化，而葡萄膜炎患者没有；④部分RB混浊、眼球增大，葡萄膜炎患者一般无此改变；⑤葡萄膜炎患者糖皮质激素治疗有效，RB患者无效，甚至可能加重病情。

患者院外就诊时眼底可见黄白色病灶，未引起当地医生的重视，并且按急性视网膜坏死综合征行球内注射更昔洛韦抗病毒治疗，同时取房水检测病原微生物，但房水结果并未提示病毒等感染。来我院就诊时出现假性前房积脓增多，眼底已无法窥见。鉴别诊断非常重要，需要与其他可以引起"白瞳症"的疾病相鉴别，主要包括Coats病、眼内炎、永存原始玻璃体增生症和早产儿视网膜病变等。该患儿院外抗病毒治疗无效，后按"眼内炎"收入我院，予以抗生素治疗，无明显效果。直至影像学检查提供诊断球内占位的线索，最终经前房穿刺病理学检查而明确诊断。

## 宋虎平教授病例点评

患者为8岁儿童，单眼前房白色积脓，无眼痛，无眼红，否认手术外伤史，无全身感染或者免疫系统疾病。眼内液病原学检查阴性。彩超、CT、MR等提示球内占位。病理学为明确诊断提重要依据。

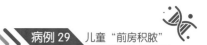

视网膜母细胞瘤分为外生型、内生型、弥漫浸润生长型。弥漫浸润生长型少见，占视网膜母细胞瘤的 2%，与典型 RB 表现的界清、黄白色钙化的肿瘤不同，常表现为边界模糊，呈扁平生长，约 50% 被误诊。弥漫浸润生长型 RB 常累及较年长的男性患儿，约占 60%，文献报告平均年龄 5.7 岁，不同于典型 RB 发病年龄小，常小于 3 岁（平均 1.5 岁），常为单侧（85%～92%）；斜视及白瞳症不是其典型表现；视力取决于肿瘤浸润的程度。肿瘤细胞在前节种植，表现为典型的假性前房积脓。若浸润累及小梁网，可出现高眼压（约 43% 病例）。若累及虹膜，可出现虹膜异色或肿瘤虹膜结节；可出现虹膜新生血管，慢性视网膜脱离；可出现眼红，但不是必须的。无眼红、无眼痛及虹膜粘连提示应怀疑弥漫浸润生长型 RB。该例 RB 患儿，眼压高达 55 mmHg，无眼红，无任何眼痛不适。弥漫浸润生长型 RB 眼底常无边界清晰的实性肿物，容易漏诊。玻璃体浸润轻重不等，容易被误诊为眼内炎或者眼弓蛔虫病。影像学检查因为缺乏钙化灶而不易正确诊断。眼部超声很少能做出正确的诊断，FFA、ICGA 及 OCT 可能有帮助。对有些病例进行前房穿刺是必须的，但侵入性治疗（如玻璃体切除）是禁忌，罕有进行，因为其容易引起肿瘤的播散。往往需要眼科、病理科、遗传学、影像科、儿童肿瘤科医生共同协作治疗。

## 参考文献

1. 中华医学会眼科学分会眼整形眼眶病学组 . 中国单侧眼内期视网膜母细胞瘤诊疗专家共识（2019 年）. 中华眼科杂志，2019，55（4）：250-254.

2. 中华医学会眼科学分会眼底病学组　中华医学会儿科学分会眼科学组　中华医学会　眼科学分会眼整形眼眶病学组 . 中国视网膜母细胞瘤诊断和治疗指南（2019 年）. 中华眼科杂志，2019，55（10）：726-738.

3. TOUHAMI S, AUDO I, TERRADA C, et al. Neoplasia and intraocular inflammation：From masquerade syndromes to immunotherapy-induced uveitis. Progress In Retinal And Eye Research. 2019，72：100761.

4. TRAINE P G, SCHEDLER K J, RODRIGUES E B. Clinical presentation and genetic paradigm of diffuse infiltrating retinoblastoma：A review（Review）. Ocular Oncology and Pathology，2016，2（3）：128-132.

（周荣乐　宋虎平）

# 病例 30
# 双眼 LASEK 术后细菌性感染

📋 **病例介绍**

　　患者，男，18 岁，否认角膜接触镜史及角膜感染史。

　　专科检查。视力：右眼 0.15，左眼 0.2。右眼角膜瞳孔缘内颞下方及左眼瞳孔缘外颞下方均可见直径 1.5 ～ 2 mm 的白色斑翳。验光显示：右眼 –3.00 DS/–0.25 DC × 10° → 1.0，左眼 –3.00 DS/–0.50 DC × 175° → 1.0，眼底（ – ）。角膜共聚焦检查显示双眼角膜中央浅基质层均可见高反光瘢痕，余未见明显异常。眼前节 OCT 显示右眼瘢痕深度在 203 μm，左眼瘢痕深度在 278 μm（图 30-1）。考虑角膜斑翳比较深，飞秒激光有可能无法穿透角膜，故最终选择行双眼准分子激光上皮瓣下角膜磨镶术（laser epithelial keratomileusis，LASEK）。手术顺利，术后第 1 天患者情况良好，嘱按时用药，5 天后复诊摘绷带镜。术后第 5 天患者复查时诉双眼异物感

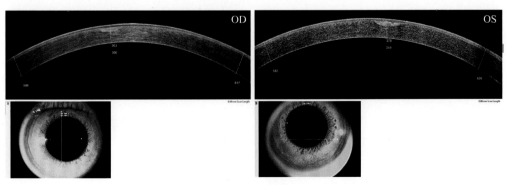

图 30-1　眼前节 OCT 显示双眼角膜中央斑翳

218

强烈，完全睁不开双眼，裂隙灯检查可见双眼结膜混合充血，角膜水肿，上皮未完全愈合，中央区可见灰白色类圆形浸润，左眼较重（图 30-2），绷带镜在位。

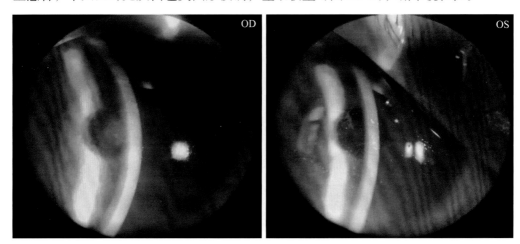

图 30-2　双眼术后第 5 天眼前节照片

## 诊断思维

患者诉角膜激光术后第 3 天开始双眼突然出现畏光、流泪、眼疼及视力下降。仔细追问病史，患者诉手术后第 2 天不慎将眼药水丢失，后未再点药，而且一直躺在床上紧闭双眼直到来医院复诊。复查时发现患者个人卫生不佳，指甲缝可见多量污垢，头发油腻，满是头皮屑。裂隙灯检查发现患者双眼结膜混合充血，角膜中央可见灰白色类圆形浸润，考虑双眼角膜激光术后感染。

## 诊疗思路和经过

术后第 5 天复查时发现患者角膜感染后，立即给予摘掉绷带镜，考虑凝胶类制剂在结膜囊存留时间长，生物利用度高，给予 0.3% 盐酸左氧氟沙星眼用凝胶滴眼，每小时一次频点，并嘱患者注意个人卫生。

术后第 6 天复查时，患者刺激症状明显减轻，视力右眼 0.6，左眼 0.25，右眼角膜中央可见灰白色混浊，上皮基本愈合，左眼角膜中央可见圆形边界清楚的灰白色浸润，周边浅基质水肿（图 30-3），考虑革兰阳性菌感染。诊断：双眼 LASEK

术后细菌性感染。嘱患者使用 0.3% 盐酸左氧氟沙星眼用凝胶继续点眼 6～8 次/天，加用玻璃酸钠眼液 4 次/天和妥布霉素＋地塞米松眼膏 1 次/睡前。

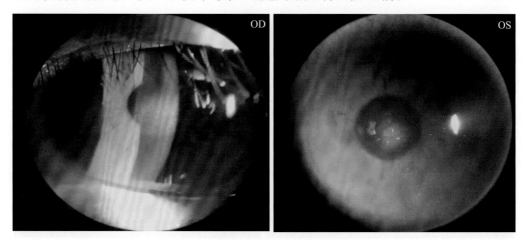

图 30-3　双眼术后第 6 天眼前节照片

术后第 7 天复查时，患者右眼角膜上皮完全愈合，左眼角膜中央平整，可见白色瘢痕，中央可见少许荧光染色（图 30-4），将 0.3% 盐酸左氧氟沙星眼用凝胶减为 4 次/天，加用氟米龙滴眼液 4 次/天，2 周递减。

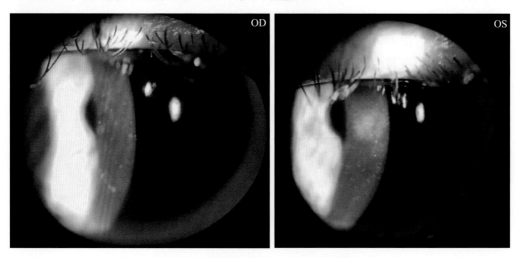

图 30-4　双眼术后第 7 天眼前节照片

术后 1 个月复查时，视力：右眼 1.0，左眼 0.8，双眼角膜染色（－），左眼中央遗留新的斑翳（图 30-5）。

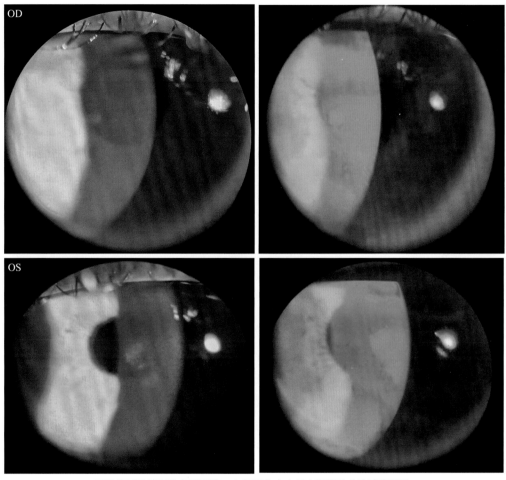

OD

OS

双眼均可见陈旧性角膜斑翳，左眼瞳孔中央较大斑翳为此次感染遗留。

图 30-5　双眼术后 1 个月眼前节照片

## 病例解析

　　正常情况下，角膜极少会发生细菌性感染，细菌性角膜炎的发生绝大多数都有危险因素存在。我国细菌性角膜炎的危险因素分为 3 个大类：①外源性危险因素（主要包括外伤、配戴角膜接触镜、眼部手术，以及药物相关因素等）；②眼局部疾病相关性危险因素（眼表疾病和角膜上皮病变等）；③全身疾病相关性危险因素（如糖尿病和甲状腺功能亢进症等）。本病例的危险因素主要是外源性危险因素（与眼部手术有关）。

激光角膜屈光手术后角膜感染的常见微生物在术后早期（7天内）主要是金黄色葡萄球菌、链球菌等革兰阳性菌，术后晚期主要是分枝杆菌或真菌。为了预防术后感染，术前3天和术后7～14天一定要使用广谱抗生素滴眼液滴眼，特别是激光角膜表层屈光手术要首选氟喹诺酮类抗菌药。治疗原则：①寻找病原体，进行针对性治疗。怀疑感染性角膜炎，尚未明确病原体前，首选氟喹诺酮类广谱抗生素滴眼液频繁点眼（0.5～1小时/次，睡前仍用，保证24小时持续抗感染治疗），密切观察患者病情变化，及时停用糖皮质激素；②如感染难以用药物控制，则可去除坏死、水肿的角膜上皮组织；③感染控制、角膜愈合后，尽早给予低浓度糖皮质激素眼液减轻角膜瘢痕反应；④术后3～6个月给予人工泪液防治术后干眼及改善眼表微环境。

## 张长宁教授病例点评

患者角膜激光术后感染原因主要是激光表层手术后角膜屏障受损，加上一直闭眼又不点眼药，使得眼表环境不湿润，造成眼局部环境失衡，抵抗力下降，使得细菌有机可乘，并且患者术前存在的角膜斑翳可能就是感染造成，说明此患者属于易发感染的高危人群，要尤为关注。尽管激光角膜屈光手术存在较高的安全性和有效性，但是临床医生一定要重视术后感染的发生，感染重在预防：①术前，积极治疗眼表疾病，预防性使用抗生素滴眼液点眼，眼部消毒要到位；②术中，严格消毒手术器械，手术全程保证无菌操作；③术后，嘱患者注意个人卫生，强调术后使用抗生素眼液的重要性。

### 参考文献

1. 孙旭光. 眼科临床指南解读：细菌性角膜炎. 北京：人民卫生出版社，2017：11.
2. 中国微循环委员会眼微循环屈光专业委员会. 中国激光角膜屈光手术围手术期用药专家共识（2019年）. 中华眼科杂志，2019，55（12）：896-903.

（申笛　张长宁）

# 病例 31
## 双眼 Best 卵黄样黄斑营养不良长期随访

📋 **病例介绍**

患者，女，6岁，家长发现患儿双眼视力差半年于2016年5月就诊。

专科检查。矫正视力：右眼 0.25，左眼 0.5。双眼色弱，眼压正常，前节未见明显异常。眼底可见双眼黄斑区类圆形卵黄样病灶，右眼较重，诊断为双眼 Best 卵黄样黄斑营养不良。否认家族遗传病史，患者父母眼底检查均未见明显异常。患者未行眼底荧光血管造影，患者及其父母均未行基因检测。截至目前，已随访3年余，患者双眼眼底病变逐渐加重，双眼 BCVA 未见明显下降。患者双眼眼底彩照、OCT 及视网膜电图（图 31-1 ～图 31-5）。

📋 **诊断思维**

根据典型的眼底改变、OCT 检查和视觉电生理，尤其是 EOG，诊断 BEST 病并不难，临床上，医生需要对这些病例进行长期的随访观察，注意可能出现的并发症。本病例进行了多年的随访，动态展示了眼底病变的进展变化过程。

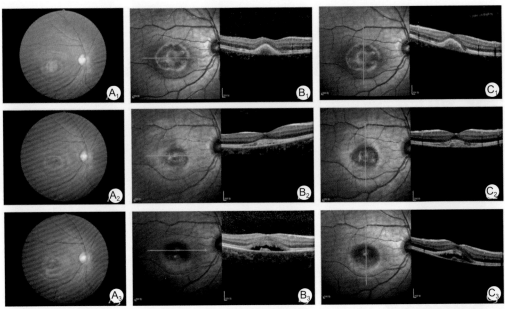

A₁ 卵黄病变期（2016 年），OCT（B₁，C₁）可见外网状层与视网膜色素上皮之间不同程度高反射带；病灶逐渐进展到 A₂ 的卵黄破碎期（2017 年）和 A₃ 的囊肿期（2019 年），OCT（B₂，C₂）上可见 IS/OS 与视网膜色素上皮之间低反射逐渐加重，并出现"空腔"样改变（B₃，C₃）。

图 31-1　右眼眼底彩照可见黄斑区盘状卵黄样病灶

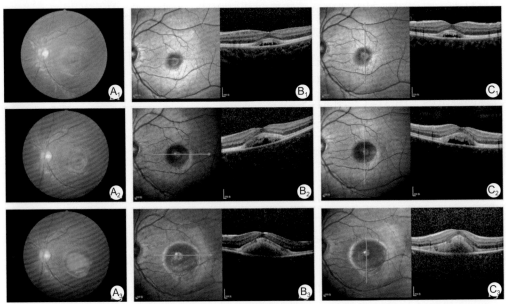

A₁ 卵黄病变前期逐渐加重（2016 年），经过 A₂（2017 年），进展到 A₃ 典型的卵黄病变期（2019 年），OCT 上外网状层与视网膜色素上皮之间不同程度高反射带逐渐明显加重（B₁/C₁ 至 B₃/C₃）。

图 31-2　左眼眼底彩照可见黄斑区病灶

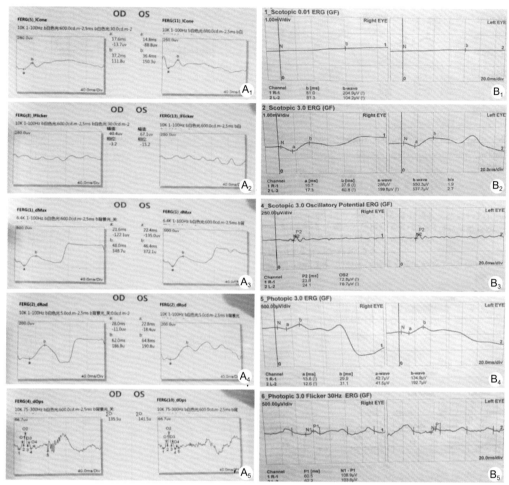

A₁ 为双眼视锥细胞（cone cell）反应潜伏期轻度延迟（右眼 37.2 ms/ 左眼 36.4 ms），幅值均在正常范围（右眼幅值较左眼降低，右眼 111.8 μV/ 左眼 150.3 μV）；A₂ 为右眼 30 Hz 反应平均值降低（幅值 40.4 μV/ 相位 –3.2），左眼大致正常（幅值 67.1 μV/ 相位 –15.2）；A₃ 为双眼暗视 ERG 最大反应幅值轻度下降（右眼幅值较左眼降低，右眼 348.7 μV/ 左眼 372.1 μV），潜伏期在正常范围（右眼 48.0 ms/ 左眼 46.4 ms）；A₄ 为双眼视杆细胞反应幅值（右眼 186.8 μV/ 左眼 190.8 μV）及潜伏期均在正常范围（右眼 62.0 ms/ 左眼 64.8 ms）；A₅ 为双眼震荡电位在正常范围（右眼 135.5 μV/ 左眼 141.5 μV）。2019 年 ERG 结果：B₁ 为双眼暗适应 ERG 检测显示双眼视杆细胞反应，右眼 b 波幅值未见异常，左眼 b 波幅值明显低于正常；B₂ 为双眼最大混合反应，左眼 a 波幅值较右眼明显降低，余幅值均未见异常；B₃ 为双眼振荡电位显示左眼 2 波幅值均轻度降低；B₄ 为双眼明适应 ERG 检测显示视锥细胞反应幅值在正常范围内；B₅ 为 30 Hz 闪烁反应幅值均在正常范围内。

图 31-3　2016 年 ERG 结果

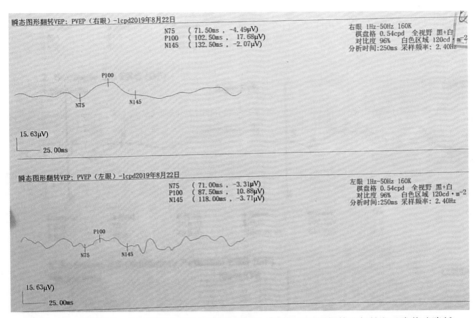

双眼 P-VEP 波形存在，P100 波峰时均未见明显异常，左眼 P100 振幅较此年龄段正常值略降低。

图 31-4　2019 年 VEP 结果

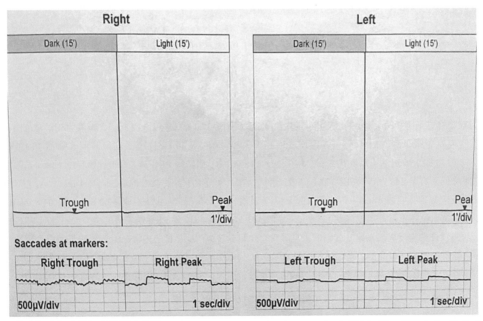

双眼光峰与暗谷比值轻度降低（右眼 Arden Ratio 1.5，Trough 158.7 μV，Peak 236.1 μV；左眼 Arden Ratio 1.5，Trough 117.1 μV，Peak 178.9 μV）。

图 31-5　2019 年 EOG 结果

## 诊疗思路和经过

根据典型的眼底改变、OCT 检查和视觉电生理，尤其是 EOG，诊断 BEST 病并不难，临床上，我们医生需要对这些病例进行长期的随访观察，注意可能出现的并发症。本病例进行了多年的随访，动态展示了眼底病变的进展变化过程。

## 病例解析

Best 卵黄样黄斑营养不良（Best vitelliform macular dystrophy，BVMD）由德国眼科专家 Friedrieh Best 在 1905 年首次描述，故称为 Best 病。病变主要影响黄斑区，典型表现为幼年期黄斑卵黄状病损，至晚期可形成瘢痕和萎缩。

BVMD 的发病年龄从 10 岁前到 60 岁后均有报道，多在 7 ～ 12 岁。本例患者发病年龄较小，与相关文献报道先证者年龄特点一致。发病年龄与视力下降程度显著相关，提示该病具有进行性动态变化的特征，尤其是发病年龄越小的患者，病情变化较快，且双眼可不同步，故应注意密切随访。

Mohler 等根据不同时期的眼底改变，将本病分为 5 期：0 期为黄斑区相对正常，EOG 异常；Ⅰ期为黄斑区斑点状色素紊乱；Ⅱ期为黄斑区出现典型卵黄样病损，后期可退变为"煎鸡蛋"样外观，前者为Ⅱa期，后者为Ⅱb期；Ⅲ期为卵黄样病损，囊内的黄色物质逐渐液化，出现液面，呈现假性前房积脓样外观；Ⅳ期为在上述黄斑病变的基础上并发 RPE 萎缩、瘢痕或 CNV 形成，最终本病可发展至多灶性卵黄样病损。本例患者初诊时 6 岁，双眼眼底黄斑区病变符合 Best 卵黄样黄斑营养不良的临床特征，诊断明确。2016—2019 年随访期间，右眼病变从Ⅱa期逐渐向Ⅲ期转化，早期卵黄样病变内黄色物质分布较均匀，随后卵黄破裂出现分布欠均匀至液化，且病灶范围逐渐扩大；左眼病变虽然维持在Ⅲ期，但是黄斑区病变内部卵黄样物质明显增多，病灶范围明显扩大。

从 OCT 上看，徐海峰等报道卵黄样黄斑病变表现相当于外网状层的低反射带与视网膜色素上皮层之间出现不同程度的高反射带，与病理报道中异常物质在视网膜色素上皮层顶部及底部沉积相吻合。随着病情进展，卵黄样物质被吸收，视锥细胞/视杆细胞层与视网膜色素上皮层之间出现低反射的光学"空腔"，与视网膜色素上皮脱离极为相似。随着病程进一步发展，则出现视锥细胞/视杆细胞层缺失及视网膜神经上皮层脱离的表现。在卵黄期，视网膜神经上皮层结构可完全正常，因此患者可有较好的视功能。随着病程进展，视网膜神经上皮层可出现不同程度的水肿，直至广泛的囊样改变，甚至黄斑板层裂孔，此时视力可有不同程度的下降。在瘢痕期，脉络膜毛细血管层有不同程度的增厚；眼底表现不典型或仅表现为斑点状卵黄样物质沉着者，OCT 中亦表现为类似视网膜色素上皮层脱离的视锥细胞/视杆细胞层与视网膜色素上皮层之间低反射腔隙。本例患者右眼 OCT 检查可见外网状层与视网膜色素上皮之间不同程度高反射带到 IS/OS 与视网膜色素上皮之间低反射区及"空腔"样改变的过程；左眼 OCT 检查可见外网状层与视网膜色素上皮之间不同程度高反射带逐渐明显加重的过程。

BVMD 患者视网膜功能可有不同程度的损害。首先，视力正常或轻微下降，检眼镜下所见不能用于准确预测视力，视力的丧失与病变程度可不相称，尤其是前期病变，这也是该病的一个特征。有学者观察到本病 74% 的患者在前 3 期内视力正常或轻微下降，多数在 20/40 或更好；Ⅱa 期视网膜神经感觉层尚未受累是其视力基本正常的主要原因，只有在Ⅳ期黄斑区 RPE 萎缩和纤维瘢痕形成时，视力可显著下降。本例患者 BCVA 右眼 0.5/ 左眼 0.25，在随访期间，双眼眼底黄斑区病灶虽有不同程度进展，但双眼病变均未进展到Ⅳ期，患者最佳矫正视力也未见明显变化。其次，中心视野可能正常，但视力常有不同程度的下降，多为红绿色觉障碍。本例患者未行视野检查，但患者确有色弱存在。最后，ERG 可完全正常，暗适应和明适应的 a 波和 b 波有正常的潜伏期及振幅，震荡电位通常也表现正常。暗适应通常完全正常。EOG 通常低于正常，通常认为 Arden 比低于 1.55 是诊断 BVMD 的必要条件。本病例患者双眼 ERG 异常，EOG Arden 比均为 1.5，是诊断 BVMD 的有力依据。

黄斑区卵黄样物质在组织学上主要表现为视网膜色素上皮细胞萎缩，先天性代谢缺陷或膜紊乱，可能是其病理变化的主要机制。有学者通过炫彩眼底彩照分析认为视网膜下的物质是异常的脂褐素堆积。到目前为止，尚没有对一个完整的卵黄样盘状结构进行过组织学检测，因此，也未能对其浅黄色物质进行组织化学检测。

BVMD 是一种不规则的常染色体显性遗传疾病，男女发病率相同，致病基因为编码 bestrophin 蛋白的 VMD2 基因，定位于染色体 11q13，bestrophin 蛋白位于视网膜色素上皮细胞基底外侧的胞质膜内，对寡聚氯离子通道的形成具有重要作用。VMD2 基因突变造成跨视网膜色素上皮细胞的氯离子转运异常，大量代谢碎片堆积于视网膜色素上皮细胞层和光感受器细胞层或 RPE 和 Bruch 膜之间，引起此类患者的 EOG 异常。也有报道 BVMD 属于常染色体隐性遗传的病例。基于本病的遗传特点，我们对先证者的一级亲属进行了眼底相关检查，均未见明显异常。但由于未能进行 EOG 等检查，也不能完全排除其或有双眼卵黄样黄斑营养不良（0 期）的可能，有待进一步随访和检查，确定其家族遗传性。

目前本病无有效治疗方法。患者视力突然下降可能提示并发症，如脉络膜新血管形成，针对并发症可以采取相应的治疗措施。

## 陆慧琴教授病例点评

根据本例患者典型的眼底彩照、OCT 及 EOG 检查，BVMD 诊断明确。临床上，有时会遇到 BVMD 患者，但是能够坚持长时间随访的较少。本例患者随访时间较长，相关辅助检查资料完整，尤其是眼底彩照和 OCT，展示了病变的动态变化过程，使读者更加直观地了解 BVMD 的病变进展过程，能够给人留下深刻印象。遗憾的是，目前该病尚无有效治疗方法，除了定期检查，对可能发生的并发症早发现、早治疗以外，必要时患者可以考虑借助合适的低视力辅助设备来提高生活质量。

## 参考文献

1. ROQAI Y C, NAWAL K. Best's disease. Pan Afr Med J, 2019, 34: 61.

2. MOHLER C W, FINE S L. Long-term evaluation of patients with Best's vitelliform dystrophy. Ophthalmology, 1981, 88 (7): 688-692.

3. 徐海峰, 应良, 白曜, 等. 卵黄样黄斑病变的眼底表现与光学相干断层扫描特征. 中国实用眼科杂志, 2011, 29 (1): 25-28.

4. GODEL V, CHAINE G, REGENBOGEN L, et al. Best's vitelliform macular dystrophy. Acta Ophthalmol Suppl, 1986, 175: 1-31.

5. DEUTMAN A F. Electro-oculography in families with vitelliform dystrophy of the fovea. Detection of the carrier state. Arch Ophthalmol, 1969, 81 (3): 305-316.

6. SAURABH K, ROY R, THOMAS N R. Multicolor imaging characteristics of Best's vitelliform macular dystrophy. Middle East Afr J Ophthalmol, 2019, 26 (3): 178-180.

7. STÖHR H, MILENKOWIC V, WEBER B H. VMD2 and its role in Best's disease and other retinopathies. Ophthalmologe, 2005, 102 (2): 116-121.

8. ABDALLA Y F, DE SALVO G, ELSAHN A, et al. Novel presenting phenotype in a child with autosomal dominant Best's vitelliform macular dystrophy. Ophthalmic Surg Lasers Imaging Retina,

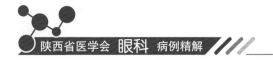 

2017, 48（7）: 580-585.

9. ELKHOYAALI A, CHATOUI S, BERCHEQ N, et al. Choroidal neovascularization complicating Best's vitelliform macular dystrophy in a child. J Fr Ophtalmol, 2016, 39（1）: 69-73.

10. CÉSPEDES A, PÉREZ-DE-ARCELUS M, GARCÍA-ARUMÍ J. Best's vitelliform macular dystrophy associated with choroidal neovascularization. Arch Soc Esp Oftalmol, 2012, 87（10）: 333-336.

（武炳慧　索琰　李婵）

# 病例 32
# 颗粒状角膜营养不良合并白内障及视网膜脱离

## 病例介绍

患者，女，61 岁，右眼前黑影遮挡 4 天。

现病史：入院 4 天前无明显诱因发现右眼前有黑影遮挡，视物不清，但是无眼胀、眼痛、畏光流泪等症状。

既往史：双眼视物模糊 10 余年，未诊治过。

专科检查。视力：右眼 0.06，左眼 0.12。眼压：右眼 13 mmHg，左眼 18 mmHg。双眼角膜中央可见点、片状灰白色混浊。前房深浅尚可。双眼瞳孔等大等圆，直径约 2.5 mm，对光反射灵敏。双眼晶状体混浊（C2N1P1）。眼底隐见右眼视网膜颞侧灰白色隆起，未见明显裂孔。裂隙灯眼前节照相：角膜中央可见点、片状灰白色营养不良病灶（图 32-1A，图 32-1B）；B 超：右眼颞上方视网膜脱离（图 32-1C）；眼前节 OCT 显示双眼角膜基质浅层有大小不一的混浊灶（图 32-1D，图 32-1E）；超广角眼底照相显示右眼上方及颞侧视网膜脱离隆起（图 32-1F）。

## 诊断思维

患者 10 年余视物模糊病史，视力下降，病情进展缓慢，右眼突发眼前黑影。眼科检查双眼角膜对称性病变，裂隙灯下角膜中央部实质浅层有较多散在灰白色小点组成的面包渣样混浊，其间有透明角膜分隔；裂隙灯下透过角膜透明区可见晶状体灰白色混浊；右眼超广角眼底照相和 B 超显示颞上方视网膜隆起。根据病史、眼科检查及辅助检查结果，诊断为：①双眼颗粒状角膜营养不良；②双眼年龄相关性白内障；③右眼孔源性视网膜脱离。

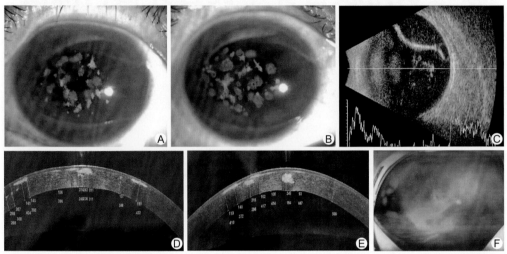

A、B. 双眼前节照相显示角膜中央可见点、片状灰白色面包渣样混浊；C. B 超检查显示右眼颞上方视网膜脱离；D、E. 双眼前节 OCT 显示角膜基质可见小片状高反射病灶；F. 超广角眼底照相显示右眼上方及颞侧视网膜脱离隆起。

图 32-1　患者术前眼前节照相、B 超、超广角眼底照相检查

## 诊疗思路和经过

入院后行右眼角膜板层移植＋白内障超声乳化吸除＋人工晶状体植入＋玻璃体切割＋视网膜激光光凝＋硅油填充术（图 32-2）。手术顺利，术后给予预防感染、对症治疗。术后 20 天复查：右眼视力 0.05。右眼角膜移植片轻度水肿，与植床对合好，缝线在位，前房深浅正常，人工晶状体位置正，玻璃体腔硅油填充状态，视网膜平伏，颞侧视网膜可见激光斑。术后 3 个月复查：右眼视力 0.06，矫正视力 0.12。植片无水肿，透明，与植床愈合良好，缝线在位，前房深浅正常，人工晶状体位置正，玻璃体腔硅油填充状态，视网膜平伏，颞侧视网膜可见陈旧性激光斑（图 32-3）。术后 6 个月复查：右眼视力 0.06。右眼角膜移植片愈合良好，缝线在位，前房深浅正常，人工晶状体位置正，玻璃体腔硅油填充状态，视网膜平伏。在我院行右眼玻璃体腔硅油取出术。右眼硅油取出术后 20 天复诊：右眼视力 0.06，矫正视力 0.2。右眼角膜植片透明，角膜缝线在位，人工晶状体位正，玻璃体腔清亮，视网膜平伏。

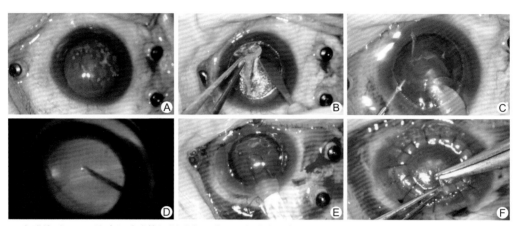

A. 角膜缘后 4 mm 处建立玻璃体切割手术通道；B. 角膜中央病变组织板层切除；C. 白内障超声乳化术；D. 玻璃体切割、视网膜激光光凝及硅油填充；E. 人工晶状体植入；F. 板层角膜移植术。

图 32-2　患者右眼角膜板层移植 + 白内障超声乳化吸除及人工晶状体植入 + 玻璃体切割三联手术过程

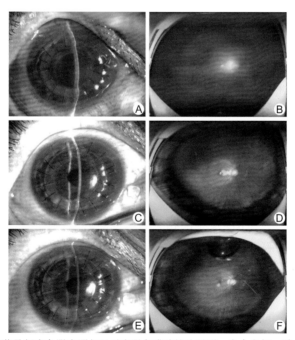

A、B. 术后 1 周右眼前节及超广角眼底照相显示右眼角膜移植片透明，愈合良好，手术缝线在位，视网膜平伏；C、D. 术后 3 个月右眼前节照相及超广角眼底照相显示右眼角膜移植片透明，愈合良好，手术缝线在位，视网膜平伏；E、F. 右眼硅油取出后 20 天右眼前节照相及超广角眼底照相显示右眼角膜移植片透明，愈合良好，手术缝线在位，视网膜平伏，玻璃体腔上方可见少量气泡存留。

图 32-3　术后眼前节照相、超广角眼底照相

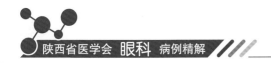

## 病例解析

颗粒状角膜营养不良是一种临床少见的常染色体显性遗传病。由于 5q3 染色体上的 *TGFBI* 基因突变，TGFBI 蛋白在角膜前弹力层和基质层异常聚集及代谢障碍，导致患者双侧角膜进行性出现不同程度的混浊，造成视力的进行性损害。孔源性视网膜脱离（rhegmatogenous retinal detachment，RRD）是临床上最常见的视网膜脱离类型，年发病率约为 1/10 000。视网膜周围组织囊样变性、玻璃体液化变性、玻璃体后脱离、眼外伤等均能引发 RRD，病情严重者将导致患者视力光感完全丧失。当前临床上对 RRD 最有效的治疗方法为手术治疗，常用的手术方式为巩膜扣带术和玻璃体切割术。手术医生需要根据患者视网膜脱离的具体类型与机制制订不同的治疗方案。本例患者有颗粒状角膜营养不良病史多年，突然出现视力下降，眼科检查发现 RRD 及年龄相关性白内障。由于患者角膜和晶状体的透明性较差，眼底情况难以观察，单纯行视网膜脱离手术比较困难，因此我们考虑行板层角膜病灶切除及移植、白内障摘除及人工晶状体植入、玻璃体切割及硅油填充三联手术一次治疗 3 种病变。本例患者治疗过程顺利，手术后半年取出玻璃体腔内填充的硅油，视网膜未出现再次脱离。由于角膜移植片缝线未拆除，最佳矫正视力恢复至 0.2 与角膜散光较大有关，因此有必要继续随访和观察患者角膜移植片的愈合及视网膜的复位情况。

## 吴洁教授病例点评

角膜营养不良并发 RRD 及年龄相关性白内障的病例比较罕见，由于屈光间质不透明，行后段视网膜手术比较困难。近年来随着角膜移植手术和眼微创前后段联合手术的飞速发展，针对此病例同时治疗颗粒状角膜营养不良、年龄相关性白内障及 RRD 成为一种可选的手术方式。该病例屈光间质 – 角膜中央基质浅层点、片状混浊、晶状体混浊，同时并发新鲜视网膜脱离，需要尽快手术。经与角膜专家会诊讨论，考虑角膜营养不良病变区域位于角膜中央，影响眼后节视网膜脱离手术操作，但是前节 OCT 显示角膜病灶在基质浅层，故选择创伤较小的手术方案：角膜板层移植＋白内障超声乳化吸除及人工晶状体植入＋玻璃体切割＋视网膜激光光凝＋硅油填充联合手术。术中先剖切角膜板层病灶，再进行白内障超声乳化吸除和玻璃体切割，手术最后一步再行板层角膜移植。因角膜创面的散射，在进行玻璃体切割时使用接触镜而不是非接触广角镜，以增强术中观察的清晰度。即使如此，也不及常规联合手术的可视度，所以该病例手术需要由技术娴熟的、富有经验的角膜和眼底外科专家协作完成。本次手术遵循最小手术量原则，同时治疗 3 种眼部疾病，减轻了患者负担，缩短了治疗周期，取得了预期的治疗效果。

## 参考文献

1. WEISS J S, MOLLER H U, ALDAVE A J, et al. IC3D classification of corneal dystrophies--edition 2. Cornea, 2015, 34（2）: 117-159.

2. MITRY D, CHARTERIS D G, FLECK B W, et al. The epidemiology of rhegmatogenous retinal detachment: geographical variation and clinical associations. Br J Ophthalmol, 2010, 94（6）: 678-684.

3. IBRAR A, PANAYIOTIS M, MOHAMED E A. Recognising and managing retinal detachments. Br J Hosp Med（Lond）, 2021, 82（10）: 1-11.

4. KUNIKATA H, ABE T, NAKAZAWA T. Historical, current and future approaches to surgery for rhegmatogenous retinal detachment. Tohoku J Exp Med, 2019, 248（3）: 159-168.

5. SULTAN Z N, AGOROGIANNIS E I, IANNETTA D, et al. Rhegmatogenous retinal detachment: a review of current practice in diagnosis and management. BMJ Open Ophthalmol, 2020, 5（1）: e000474.

（王彤　程燕　陈晓冬）

# 病例 33

# 抗 VEGF 治疗后黄斑前膜的手术治疗

## 📋 病例介绍

患者，男，25 岁，右眼突然视力下降 5 个月，加重伴视物变形 2 个月。

现病史：2019 年 3 月患者突然出现右眼视力下降，无眼红眼疼，自行休息后无好转。完善检查，排除结核及梅毒等相关传染病，行红细胞沉降率、免疫球蛋白等全身风湿免疫学检查，初步诊断为"右眼特发性黄斑脉络膜新生血管，双眼屈光不正"，于 2019 年 5 月 13 日行右眼玻璃体腔抗 VEGF 药物注射治疗。术后视力无明显改善且视物变形逐渐加重，于 2019 年 8 月再次就诊。

既往史：体健，无不良嗜好。

专科检查。视力：右眼 0.04，左眼 0.15。矫正视力：右眼 0.12，左眼 1.0。眼压：右眼 15.9 mmHg，左眼 18.2 mmHg。双眼结膜无充血，角膜透明，前房中深，虹膜纹理清，瞳孔圆，对光反射灵敏，晶状体透明。右眼玻璃体下方可见陈旧性积血，视盘边界清、色淡红，视网膜平伏，黄斑区可见灰白色膜覆盖伴血管迂曲；左眼玻璃体清，视盘边界清色淡红，视网膜平伏，黄斑中心凹反光可见。

辅助检查：抗 VEGF 治疗前眼底见图 33-1；FFA 结果见图 33-2；黄斑 OCTA 结果见图 33-3。

抗 VEGF 术后 2 周随访眼底并进行相关检查（图 33-4，图 33-5）。

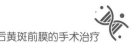

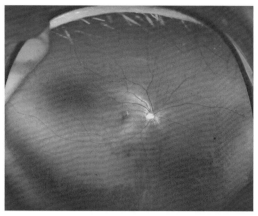

右眼黄斑区视网膜下出血灶伴水肿，玻璃体下方可见陈旧性出血。

图 33-1 眼底欧堡照相检查

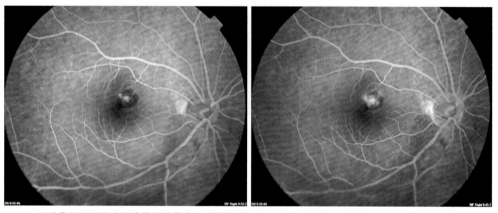

显示黄斑区可见边界清楚的强荧光，随着造影时间延长，荧光素逐渐渗漏融合呈一片强荧光。

图 33-2 FFA 检查

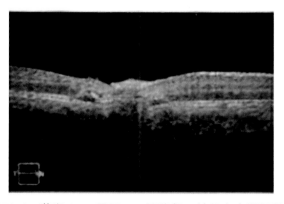

图 33-3 黄斑 OCTA 显示 RPE 下隆起，神经上皮局部脱离

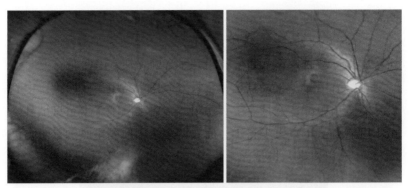

右眼黄斑区可见灰白色膜覆盖，未覆盖中心凹区形成黄斑假孔，玻璃体下方可见陈旧性出血。

图 33-4 眼底欧堡照相检查

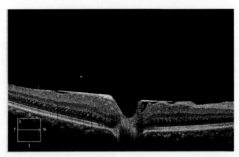

图 33-5 OCT 显示黄斑前膜形成，未覆盖中心凹形成黄斑假孔

## 诊断思维

根据患者既往病史及眼部检查，诊断为右眼继发性黄斑前膜，双眼屈光不正。患者于 2019 年 5 月 13 日行右眼玻璃体腔抗 VEGF 药物注射治疗，术后 2 周随访时发现左眼黄斑区前膜形成，未覆盖中心凹区形成黄斑假孔。患者视力无明显改善且视物变形逐渐加重，如何进一步处理是面临的主要问题。

## 诊疗思路和经过

待患者右眼情况稳定 2 月余，在全身麻醉下行右眼玻璃体切割＋剥除黄斑前膜＋内界膜联合消毒空气注入术。术后 1 个月复诊，右眼裸眼视力 0.06、矫正视力 0.4，右眼黄斑新生血管病灶稳定，无水肿出血。眼底检查结果见图 33-6 和图 33-7。

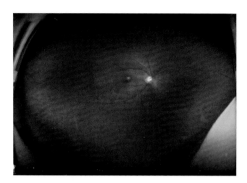

图 33-6　眼底欧堡照相显示右眼黄斑区可见灰白色瘢痕灶

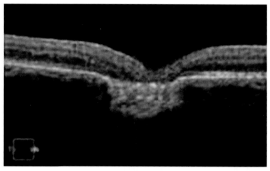

图 33-7　黄斑 OCTA 显示 RPE 下高反射团，无水肿积液

## 病例解析

继发性黄斑前膜发生机制复杂，目前尚不十分明确，主要病因包括外伤、视网膜脱离术后、视网膜血管病变、视网膜激光光凝术后等。推测是视网膜色素上皮细胞、神经胶质细胞、成纤维细胞及各种活性因子等通过视网膜裂孔或遭到破坏的视网膜内外屏障迁移到视网膜表面，与玻璃体腔内各种趋化促增生因子相互作用，合成大量胶原纤维，导致增殖膜形成，视网膜内含有具有收缩能力的纤维组织和细胞。目前微创玻璃体切割手术在黄斑前膜治疗中优势明显。

在本病例中，患者因右眼特发性黄斑脉络膜新生血管行抗 VEGF 治疗后，随访过程中视力下降，视物变形加重，经 OCT 检查发现右眼黄斑前膜形成，但未覆盖黄斑中心凹区域，因此可见黄斑假孔形成。经 25 G 玻璃体切割，剥除黄斑区前膜及内界膜，气液交换后注入消毒空气。患者俯卧位 1 周，术后随诊未见黄斑区新生血管及黄斑前膜复发。

通过治疗，应明确继发性黄斑前膜手术治疗指征：①原发病已经治愈或病情稳定；②黄斑前膜是患者视力损害的主要原因；③视物变形严重影响视觉质量。在玻璃体切割手术的基础上，通过及时干预可避免黄斑区视网膜前膜出现严重牵拉，有利于视功能得到较好的恢复和维持。

## 朱忠桥教授病例点评

继发性黄斑前膜的治疗以手术为主，因前膜多数较厚且与视网膜粘连较紧密，

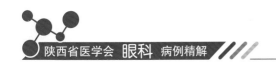

剥膜时应尽量避免强行撕拉，以免引起出血及视网膜裂孔。一般剥除至上下血管弓外即可，鼻侧可达视乳头，颞侧可至黄斑中心外2～3 DD，若术中联合剥除黄斑中心内界膜为2～3 DD半径大小，不宜超过上下血管弓。可应用0.1%吲哚菁绿0.2 mL留置眼内染色辅助剥除内界膜，但因染色剂对光感受器细胞存在毒性，其应用存在争议。如术者有熟练的手术技巧，也可在无染色剂帮助下直接剥除内界膜。

在病理情况下，视网膜内界膜可成为色素细胞及纤维细胞增殖的支架。在继发性黄斑前膜手术中，剥除内界膜不仅可以达到整体松解黄斑区视网膜皱褶、解除对黄斑中心牵引的目的，还可以消除紧密附着在黄斑区视网膜表面的炎性物质，改善黄斑区局部代谢。剥离损伤还可适度刺激胶质细胞重新再生，有利于促进黄斑解剖结构的恢复。既往研究认为联合内界膜剥除后，黄斑前膜的复发率更低，视网膜皱褶也得到更好地缓解。但也有研究发现内界膜剥除造成神经纤维层损伤和视野缺损，影响视网膜微观结构及视网膜功能，因此在术中是否剥除内界膜仍有争议，但仍建议对复发风险高的病例行内界膜剥除。

黄斑部手术后视功能的改善主要与黄斑部色素上皮的状态、脉络膜结构功能的完整性及视网膜的解剖复位有关。微创玻璃体切割联合黄斑前膜及内界膜剥除和消毒空气注入是治疗继发性黄斑前膜的有效方式。

## 参考文献

1. GARCIA-FERNANDEZ M, CASTRO-NAVARRO J, GONZA-LEZCASTANO C, et al. Epiretinal membrane surgery: anatomic and functional outcomes. Arch Soc Esp Ophthalmol, 2013, 88（4）: 139-144.

2. MALAV J, SHIVI A, BYRON C J. Inflammatory mechanisms of idiopathic epiretinal membrane formation. Mediators Inflamm, 2013, 12: 192582.

3. PARK D W, DUGEL P U, GARDA J, et al. Macular pucker removal with and without internal limiting membrane peeling: pilot study. Ophthalmology, 2003, 110（1）: 62-64.

4. SHIMAD A, HIROYUK I, NAKASHIZUK A, et al. Double staining with brilliant blue G and double peeling for epiretinal membranrs. Ophthalmology, 2009, 116（7）: 1370-1376.

5. KIM C Y, LEE J H, LEE S J, et al. Visual field defect caused by nerve fiber layer damage associated with an internal limiting lamina defect after uneventful epiretinal membrane surgery. Am J Ophthalmol, 2002, 133（4）: 569-571.

6. ALMONY A, NUDLEMAN E, SHAH G K, et al. Techniques, rationale and outcomes of internal limiting membrane peeling. Retina, 2012, 32（5）: 877-891.

（刘蓓　朱忠桥）

# 病例 34
# 双眼减压性视网膜病变

## 病例介绍

患者，女，66 岁，双眼胀痛伴视物不清 3 周。

现病史：3 周前患者因糖尿病视网膜病变散瞳在外院行眼底激光治疗（图 34-1），诱发双眼急性闭角型青光眼，使用 4 种降眼压药物（毛果芸香碱＋噻吗洛尔＋布林佐胺＋酒石酸溴莫尼定），眼压＞40 mmHg。

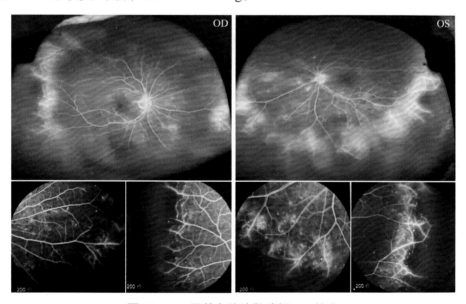

图 34-1  3 周前在外院散瞳行 FFA 检查

专科检查。视力：右眼光感，左眼手动/眼前 10 cm（双眼矫正不提高）。眼压：右眼 41 mmHg，左眼＞60 mmHg。裂隙灯（图 34-2）：双眼结膜混合充血，角膜水肿，雾状混浊，上皮弥漫荧光着染，FL（+），内皮皱褶，房水闪辉（+）；ACD：OU 1.5 CT；PCD：裂隙状；虹膜膨隆，双眼瞳孔圆（药物性缩瞳），右眼 4.5 mm，左眼 3.5 mm，对光反射均迟钝。晶状体位正，$C_3N_2P_2$，玻璃体及眼底窥不清。前节 OCT 检查（图 34-3）：双眼前房轴深，右眼 1.66 mm，左眼 1.67 mm，周边房角关闭。双眼房角镜检查：房角入口＜10°，静态下窄Ⅳ，动态下＞180°关闭。

诊断：①双眼急性闭角型青光眼（双眼急性发作期）；②双眼年龄相关性白内障；③双眼糖尿病视网膜病变。经抗感染及药物降眼压治疗，眼压仍不下降，分别行双眼前房穿刺术。

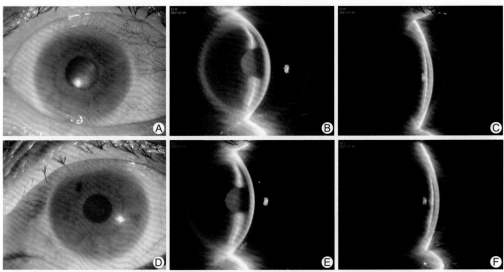

A～C. 右眼；D～F. 左眼。ACD：OU 1.5 CT；PCD：裂隙状，虹膜膨隆（双眼急性大发作）。

图 34-2 双眼前节照相

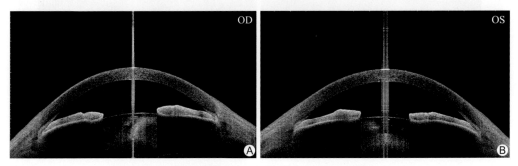

图 34-3 双眼前节 OCT 检查（双眼急性大发作）

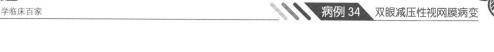

## 诊断思维

患者 3 周前因诊断为糖尿病视网膜病变，在外院散瞳行眼底激光治疗，诱发双眼急性闭角型青光眼。双眼持续高眼压 3 周，使用 4 种降眼压药物后眼压仍＞40 mmHg。为避免长期高眼压压迫视神经造成视力永久性丧失，先后行"前房穿刺""白内障超声乳化摘除＋人工晶状体植入＋房角分离术"。术后视网膜出血较前明显增多，完善血液系统、颅脑及心脏超声等相关检查以排除全身及眼科其他疾病，考虑视网膜出血与前房穿刺放液引起眼压骤降有关。尽管后续的白内障超声乳化手术中已采取措施尽可能维持前房稳定及避免眼压波动，但术后眼底仍出现了更多的 Roth 出血斑。眼底出现改变与持续较长时间的高眼压有关。

## 诊疗思路和经过

术后监测眼压仍高于 40 mmHg，行穿刺口放液，放液后即刻测眼压，使放液眼压保持在 15 ～ 25 mmHg，2 ～ 3 小时后眼压便升高，继续实施放液。2 天后待角膜水肿稍缓解，行"白内障超声乳化摘除＋人工晶状体植入＋房角分离术"。术后眼底检查可见视网膜出血较穿刺术后明显增多，出血性病灶中间可见白色小点（Roth 斑）。术后完善血液系统、颅脑及心脏超声等相关检查，排除全身及眼科其他疾病，考虑为眼压骤降后引起的视网膜毛细血管渗漏，视神经纤维梗死引起视网膜出血明显增多。

前房穿刺术后，眼压仍不理想。每 2 小时监测眼压 1 次，及时穿刺口放液，维持眼压在 20 mmHg 左右。角膜水肿较前减轻，眼底检查右眼隐约可见视乳头色淡，血管纹理清，视网膜散在出血斑。左眼眼底模糊窥不清。2 天后待角膜水肿稍缓解，分别行"白内障超声乳化摘除＋人工晶状体植入＋房角分离术"。

术后视力：右眼 0.02，左眼指数/眼前 30 cm。眼压：右眼 16 mmHg，左眼 14 mmHg。双眼 ACD：3 CT，PCD：1/2 CT（图 34-4 ～ 图 34-6）。瞳孔：右眼 5 mm，左眼 4.5 mm，对光反射欠灵敏。眼底视盘色淡。杯盘比：右眼 1.0，左眼 0.6。双眼视网膜散在出血斑（右眼视网膜出血较穿刺前增多），多个出血斑中心有白点（Roth 斑），双眼视网膜周边激光斑可见。

术后 1 周。视力：右眼 0.12，左眼 0.08。眼压：右眼 14 mmHg，左眼 15 mmHg。前节 OCT：前房轴深：右眼 3.77 mm，左眼 3.92 mm。虹膜平坦，周边虹膜肥厚，房角入口 10°～15°，呈现高褶虹膜构型（图 34-6）。给予后续治疗：毛果芸香碱滴眼液，点双眼，1 次/晚。GCL 变薄，GCL 丢失，视野较前无明显改善。

术后 2 周。视力：右眼 0.3，左眼 $0.3^{-1}$；矫正视力：右眼 0.6，左眼 0.5。眼压：右眼 12 mmHg，左眼 12 mmHg。

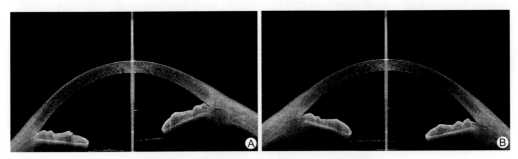

图 34-4　双眼联合手术后第 1 天前房加深

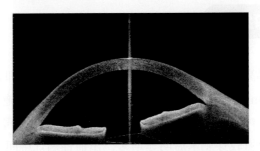

图 34-5　右眼联合手术后缩瞳，房角进一步开放

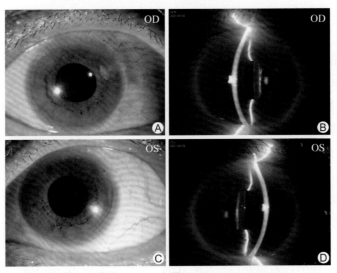

A、B. 右眼；C、D. 左眼。ACD：OU 3 CT。

图 34-6　双眼联合手术后第 1 天裂隙灯照相

术后 4 周。视力：右眼 0.3，左眼 0.3⁻¹。眼压：右眼 12 mmHg，左眼 11 mmHg。眼底：视盘色淡，杯盘比：右眼 1.0，左眼 0.6，双眼视网膜散在出血斑，Roth 斑消失，双眼视网膜周边激光斑可见（图 34-7，图 34-8）。GCL 变薄明显，GCL 丢失增多，视野较前无明显改善（图 34-9）。视野：双眼管状视野（图 34-10）。

至今术后已 5 个月，患者视力：右眼 0.4，左眼 0.5⁻¹，较术前明显提升，眼压控制可，前房深度可。眼底 Roth 斑消失，GCL 变厚度，GCL 丢失，视野较前无明显改善（图 34-11）。

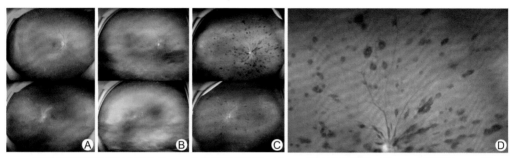

A. 急性闭角型青光眼闭大发作前；B. 前房穿刺术后第 1 天；C. 联合手术后第 1 天；D. 术后可见 Roth 斑。

图 34-7　双眼术前、术后眼底照相

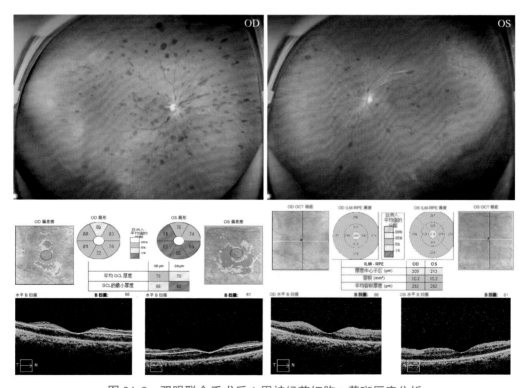

图 34-8　双眼联合手术后 1 周神经节细胞 + 黄斑厚度分析

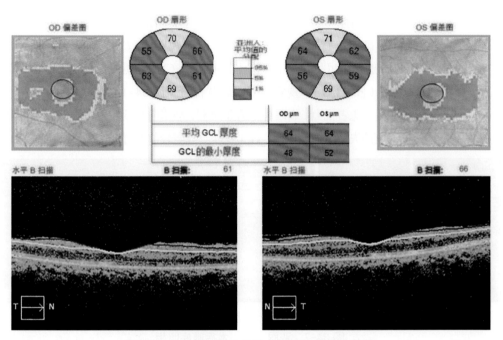

图 34-9 双眼联合手术后 4 周神经节细胞分析

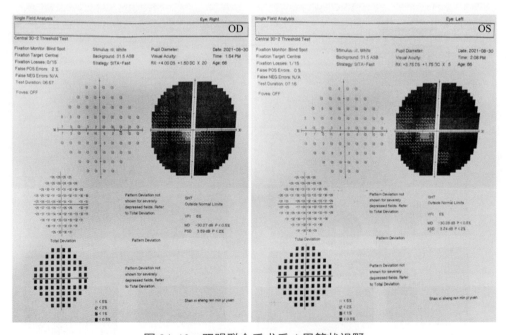

图 34-10 双眼联合手术后 4 周管状视野

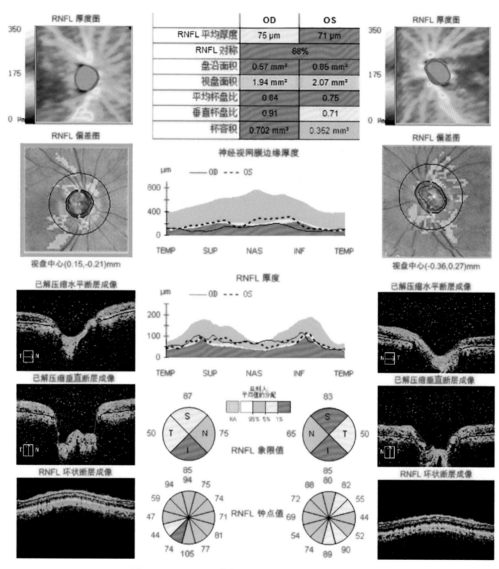

图 34-11 双眼联合手术后 5 个月 RNFL 分析

## 病例解析

　　眼减压性视网膜病变（ocular decompression retinopathy，ODR）比较罕见，是一种由眼内压骤降引起的眼底多灶性出血性视网膜病变，多为医源性并发症。

　　ODR 的特征是一过性出血性视网膜病变，大多数病例保持无症状或视力轻度下

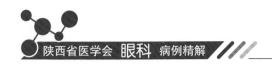

降。视网膜内出血通常会在几周内自行消退。最初 ODR 主要出现在小梁切除术后，随着文献报道的增多，这种病变还可发生于药物降眼压、小梁切开、虹膜切开、深层巩膜切除、前房穿刺、眼外伤术后、青光眼减压阀及引流钉植入术后。发生 ODR 的危险因素主要有以下几点：①眼压波动；②血液中血红蛋白低；③儿童；④全身麻醉下行眼科手术；⑤其他，如高血压、糖尿病、动脉硬化等全身微血管疾病。

ODR 的发病机制：①血管自身调节功能障碍。在正常人眼灌注压改变时，机体为了维持正常的眼血流量，血管阻力会进行相应的调整，正常人眼部血管有充分的自身调节能力以适应眼内压和动脉压的波动。而对于一些患者，由于长期的高眼压导致视网膜毛细血管压缩、血管壁肿胀，从而造成视网膜血流量明显减少，进而影响视网膜的血管调节功能。因这种调节能力的缺乏，骤然的眼内压下降可能会造成视网膜和脉络膜血流量的骤升超过毛细血管网的负载量，从而引起视网膜毛细血管的渗漏。②机械学说。眼压大幅度下降可能引起巩膜筛板结构的前移，造成视神经纤维轴浆运输阻滞。神经轴突内的物质会被挤塞到视盘组织中，导致细胞的水肿，间接压迫视网膜静脉，引起出血性视网膜病变。有时会合并视盘的轻度肿胀，类似于静脉阻塞。

Roth 斑：又称中心白点视网膜出血，在眼科常指眼底视网膜上的出血性病灶中间的白色小点，是眼底视网膜炎症、出血或者梗死性疾病常见的视网膜体征。Roth 斑形成的机制是视网膜血管堵塞、出血，在血管堵塞中心，视网膜、视神经纤维梗死，因多形核白细胞、血小板、纤维蛋白凝集而形成中心白点，即 Roth 斑。OCT 显示其为一个位于神经纤维层的病灶。在眼科，各种各样的疾病都能引起 Roth 斑，像高血压、糖尿病、冠心病、白血病，甚至葡萄膜炎或者肿瘤都有可能引发。Roth 斑也有可能是葡萄膜炎产生的炎性物质堆积形成的白色小点，还可能由肿瘤性疾病引起，肿瘤细胞堆积也形成 Roth 斑的白色小点。出现 Roth 斑要进行全身的详细检查、视网膜断层成像和眼底造影，判断 Roth 斑是由什么疾病引起的。该患者术后完善血液系统、颅脑及心脏超声等相关检查排除全身及眼科其他疾病。结合患者长期高眼压病史及前房穿刺术后视网膜出血明显增多，考虑为眼压骤降后引起的视网膜毛细血管渗漏，视神经纤维梗死引起视网膜出血明显增多。眼减压视网膜病变引起的视网膜内出血通常会在术后几周内自行消退，视力预后较好，但长期高眼压压迫视神经引起的视力损失难以恢复。

## 📋 王建萍教授病例点评

　　该疾病临床较少遇见，多考虑为术前持续性高眼压，术后骤然的眼内压下降造成视网膜和脉络膜血流量骤升，引起视网膜毛细血管渗漏，导致眼内出血。且该患者合并糖尿病等全身微血管疾病，影响眼底血管的结构和功能，加强了对ODR的易感性。另外，持续高眼压会造成轴突缺血，使得轴浆血流停滞，进而导致轴浆积聚和轴突肿胀，压迫毛细血管，结果造成更多的缺血。考虑到以上危险因素，尽可能早期行前房穿刺，避免长时间高眼压。本例患者眼底出血与前房穿刺放液有关，尽管后续的白内障超声乳化手术中已采取措施尽可能维持前房稳定及避免眼压波动，但术后仍出现了更多的眼底Roth出血斑，考虑也与眼压的波动有关。结合以上病例及相关参考文献，对持续高眼压的急性闭角型青光眼患者，应早期及时有效地明确其可能存在的多种发病机制，尽早解除瞳孔阻滞及高褶虹膜等导致眼压升高的因素，降低眼压。在药物治疗仍无法缓解高眼压状态时，应及时手术干预。术后还应仔细观察周边虹膜形态结构，如果存在高褶虹膜，应该进行药物或激光干预，防止后续房角粘连。

### 参考文献

1. MUKKAMALA S K, PATEL A, DORAIRAJ S, et al. Ocular decompression retinopathy: a review. Surv Ophthalmol, 2013, 58（6）: 505-512.

2. PRINCE J, FLEISCHMAN D. Immediate manifestation of ocular decompression retinopathy following anterior chamber paracentesis. Case Rep Ophthalmol, 2019, 10（2）: 287-291.

3. JUNG K I, LIM S A, PARK H L, et al. Risk factors for decompression retinopathy after glaucoma surgery. J Glaucoma, 2014, 23（9）: 638.

4. DONADEE C, RAAT N, KANIAS T, et al. Nitric oxide scavenging by red blood cell microparticles and cell-free hemoglobin as a mechanism for the red cell storage lesion. Circulation, 2011, 124（4）: 465-476.

5. 聂圣琼, 韩秀清, 赵婧, 等. 眼减压性视网膜病变研究进展. 国际眼科杂志, 2019, 19（7）: 1142-1145.

6. POURNARAS C J, RUNGGER-BRANDLE E, RIVA C E, et al. Regulation of retinal blood flow in health and disease. Prog Retin Eye Res, 2008, 27（3）: 284-330.

7. 何维铭. 急性闭角型青光眼术后眼底出血临床探讨. 国际眼科杂志, 2012, 12（4）: 774-775.

8. FADEL A M, BESSA A S, BAYOUMI N H, et al. Decompression retinopathy after glaucoma surgery in children. J AAPOS, 2015, 19（3）: 286-289.

（曹颖　王建萍）

# 病例 35
## 睑缘炎伴眶蜂窝织炎并发渗出性视网膜脱离

### 病例介绍

患者，男，71 岁，右眼红肿、疼痛伴头痛不适 5 天。

专科检查。视力：右眼 0.5，左眼 0.5。右眼睑及眶周高度肿胀，睁眼困难，眼睑触痛明显，局部皮温高，上下睑缘溃烂，结膜囊泡性白色分泌物及脓性分泌物。右眼结膜充血，水肿明显，突出于眼睑外，眼球转动痛明显，眼球活动受限，角膜透明，前房中深，瞳孔圆，直径 3 mm，直接对光反射迟钝，间接对光反射灵敏，晶状体密度增高，玻璃体混浊，眼底见视乳头边界不清，视网膜色苍白，水肿，黄斑对光反射可见。左眼结膜无充血，角膜透明，前房中深清，瞳孔圆，对光反射灵敏，晶状体透明，玻璃体轻度混浊，眼底视盘边界清晰，色淡红，视网膜血管走行基本正常。眼压：右眼 27 mmHg，左眼 20 mmHg。

实验室检查：白细胞 $6.0 \times 10^9/L$；单核细胞 $0.77 \times 10^9/L$；单核细胞比率 44.8%；降钙素原 0.139 ng/mL；结膜囊分泌物镜检及培养结果阴性。

影像学检查。头颅 CT：①左侧基底节多发腔梗灶，双侧脑室旁脑白质脱髓鞘改变，脑萎缩，颅内大血管壁钙化；②扫描野右侧眶周软组织增厚。眼眶 CT：右侧视神经增粗，边界模糊，周围见斑片状稍高密度影；右眼球后间隙及视神经炎性改变，眶周软组织明显肿胀。眼部 B 超（图 35-1）：右眼玻璃体脱离（完全性），右眼视网膜浅脱离，右眼玻璃体混浊；右眼颞侧皮肤及皮下脂肪增厚水肿；双眼晶状体混浊；左眼玻璃体混浊。鼻窦 CT：未见明显异常。

入院诊断：①右眼眶蜂窝织炎；②右眼渗出性视网膜脱离。

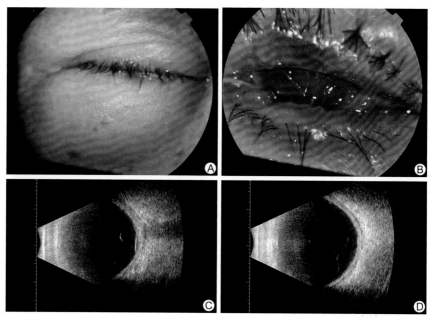

图 35-1　入院时眼前节照片和眼部 B 超

## 诊断思维

　　患者的病史为急性起病。症状：右侧颜面部肿胀，眼红，眼痛，眼睑肿胀；体征：眼睑红肿，睑缘溃烂，结膜囊泡性白色分泌物，结膜充血水肿，眼球运动受限，眼球转动痛，眼压增高，瞳孔传入障碍，眼底视神经水肿，视网膜水肿；入院检查眼部 B 超：视网膜浅脱离，视网膜弥漫性水肿；眼眶 CT：右侧视神经增粗，边界模糊，周围见斑片状稍高密度影，右眼球后间隙及视神经炎性改变，眶周软组织明显肿胀，患者有明显红肿热痛炎症改变。根据上述证据，眶蜂窝织炎诊断成立。根据 Chandler 提出的分类方法，眼眶感染性炎症主要分 5 型。第 1 型：眶隔前蜂窝织炎；第 2 型：眶蜂窝织炎；第 3 型：骨膜下脓肿；第 4 型：眼眶脓肿形成；第 5 型：颅内并发症形成，眼眶 CT 及眼部彩超与第 3 型及第 4 型鉴别。患者入院主诉有明显头痛症状，头颅 CT：①左侧基底节多发腔梗灶，双侧脑室旁脑白质脱髓鞘改变，脑萎缩，颅内大血管壁钙化；②扫描野右侧眶周软组织增厚。请神经内科会诊后，暂时不考虑脑膜炎可能。与眶隔前蜂窝织炎的鉴别：眶前蜂窝织炎主要体征为眼睑红肿热痛，无眼球运动受限，眼球转动无疼痛，无视神经病变。结合上述体征和检查考虑诊断为眶蜂窝织炎，炎症重，波及视神经及视网膜，出现视网膜脱离，考虑炎症渗出性，下一步的问题就是明确感染来源。

## 诊疗思路和经过

眶蜂窝织炎最常见的感染途径为眼眶周围结构炎症蔓延，占全部病例的 60%～84%。其次是外伤直接感染、血行感染及眼部手术等引起。患者无外伤及眼部手术史，而眶周组织常见的为鼻窦炎症侵及眶前部组织，筛骨板很薄，且有血管，神经穿过，易扩散入眼眶，患者入院查鼻窦 CT 未见明显急性炎症改变。牙周炎及根尖炎可以引起上颌窦感染，向上波及眼眶，患者入院无明显压痛症状，暂不考虑口腔原因引起。急性泪囊炎也可向眼眶蔓延，入院冲洗泪道通畅，未见脓性分泌物。面部及眼睑疖痈、丹毒治疗不及时、炎症致眶隔软组织感染都可引起眼眶感染。患者面部及眼睑虽无明显疖痈，但眼睑缘炎症重，睑缘有明显的肥厚、肿胀，睑缘组织及皮肤有溃烂，所以考虑感染来自睑缘炎，给予积极清洁睑缘、典必殊及加替沙星涂抹睑缘、左氧氟沙星滴眼液点眼、全身头孢他啶静脉滴注 2 次/天、甘露醇静脉滴注 3 天后，监测眼压正常（右眼 18 mmHg，左眼 19 mmHg），停用甘露醇，眼睑肿胀及颜面部肿胀明显减轻，加服泼尼松片 40 mg 晨起顿服。激素口服 3 天，抗感染 7 天后，复查眼部 B 超（图 35-2），视网膜脱离恢复，视网膜仍水肿；继续激素口服 4 天停药，抗生素静脉滴注 3 天后，停用全身抗生素，改口服阿莫西林胶囊，出院。出院后继续口服抗生素 1 周后停药（图 35-3），1 个月后患者病情出现反复，眼睑出现轻度肿胀，视网膜水肿较前加重，继续清洁睑缘、局部加替沙星和典必舒眼膏涂眼，以及全身加服阿莫西林后，症状再次缓解。目前仍在随访中，无复发。

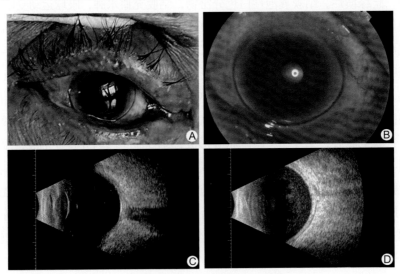

图 35-2　治疗 1 周后眼前节照片和眼部 B 超

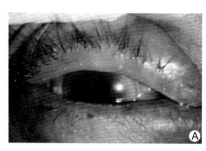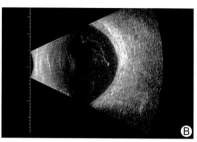

图 35-3 出院 1 周后眼前节照相和眼部 B 超

## 病例解析

　　眶蜂窝织炎按解剖位置分类，主要包括眶隔前蜂窝织炎及眶隔后蜂窝织炎。最常见的感染途径为眶周围结构组织的炎症蔓延，主要有鼻窦炎症、牙周炎及根尖炎、急性泪囊炎、外伤及手术史。由于其解剖位置，眶蜂窝织炎主要特点是鼻源性多见，儿童多见，其中以急慢性泪囊炎为主。面部及眼睑感染主要为面部及眼睑疖痈、睑腺炎，且主要以眶隔前蜂窝织炎为主，睑缘炎引起眶隔后蜂窝织炎的报道较少。该患者经过一系列检查，鼻窦 CT 未见明显异常，口腔无明显感染灶，入院冲洗泪道通畅，无脓性分泌物溢出，患者主要表现为眼睑缘炎症重，故该患者眶蜂窝织炎感染源考虑来自眼睑。

　　睑缘炎是眼表常见疾病，病因复杂，临床表现也多种多样，是一种慢性疾病。传统的国内分类主要是按眼睑解剖位置分为前部和后部睑缘炎，按病情严重程度分为干燥性睑缘炎、鳞屑性睑缘炎、溃疡性睑缘炎及眦角性睑缘炎。2018 年 9 月美国眼科学会出版的眼科临床指南（preferred practice pattern，PPP）将睑缘炎分为葡萄球菌性睑缘炎、脂溢性睑缘炎及睑板腺功能障碍性睑缘炎。该患者睑缘有明显溃疡，结合病史及其他体征，考虑：①右眼眶蜂窝织炎；②右眼渗出性视网膜脱离。睑缘炎为溃疡性睑缘炎，类似于 PPP 分类中葡萄球菌性睑缘炎。一般认为，葡萄球菌性睑缘炎的病原菌主要是金黄色葡萄球菌，也可由表皮葡萄球菌及凝固酶阴性的葡萄球菌感染引起。病原学实验室检查主要包括眼表微生物培养、睑板腺照相及睑缘蠕形螨检查，眶蜂窝织炎的病原菌检查还包括感染部位取样培养及血清学检查，但阳性率低。该患者主要依据临床症状及特征性体征诊断，辅助检查对临床诊断有一定价值，对于病情反复的患者可以考虑行蠕形螨及睑缘病原微生物培养。此类患者重者主要表现为睑缘溃疡、睫毛脱落、角膜上皮病变，晚期可出现倒睫、睑内外

253

翻。该病例提示我们重型患者亦可以引起眶隔后部感染，进一步累及视网膜及视神经，是否与感染的病原菌类型相关，需进一步追踪。

对于睑缘炎局部使用点必舒眼膏治疗的安全性及有效性已有报道，但在眶蜂窝织炎的治疗中，大部分单用抗生素疗效肯定，全身激素的使用存在争议。激素使用的前提大多是足量抗生素和感染控制。该患者 1 个月左右病情出现反复，停药后视网膜水肿再次加重，加重的原因考虑两方面：①抗生素量不足及疗程不足；②激素 40 mg 口服 7 天停药，是否与激素量不足有关，有待进一步探讨。

## 单武强教授病例点评

这是 1 例眶蜂窝织炎合并渗出性视网膜脱离的罕见病例。渗出性视网膜脱离并发于全身性疾病或眼局部的循环障碍，或是因眼内炎、肿瘤和寄生虫病导致视网膜下积聚渗液，形成视网膜脱离。眶蜂窝织炎是眼眶脂肪结缔组织炎症，常累及整个眶内组织，并发症多，是严重危害视功能的疾病。相邻组织感染和鼻窦炎是常见的致病原因，这与局部血管吻合丰富、无静脉瓣、感染容易播散及炎症直接蔓延有关。本例患者通过检查未见鼻窦、泪器和口腔感染，仅存在严重的溃疡性睑缘炎，尽管结膜囊分泌物镜检及培养结果阴性（与之前抗生素使用有关），从治疗经过看，睑缘炎得到有效控制后，眶蜂窝织炎也明显好转，渗出性视网膜脱离随着原发眶蜂窝织炎的好转而自行恢复。激素和高渗药物的应用可以减轻渗出和促进渗出吸收，因此本病例在使用抗生素的同时使用激素，有利于渗出性视网膜脱离的恢复。但要注意激素使用的量与停药的时间。本病例的成功治疗提示：对于以眶蜂窝织炎为主要诊断的患者，一是要积极寻找致病原因，对原发病进行有效治疗和控制；二是不要忽略了合并症的诊断和治疗，要进行全面细致的检查，特别是不常见并发症的早期诊疗，减少视功能损害，使患者有良好的预后。

### 参考文献

1. 李凤鸣. 中华眼科学. 2 版. 北京：人民卫生出版社，2005.
2. 郑东星，潘玥吉. 成人眶蜂窝织炎的病因及临床特点. 中华眼外伤职业眼病杂志，2019，41（2）：126-128.
3. 刘祖国. 眼表疾病学. 北京：人民卫生出版社，2003.
4. 张瑞娟. 一例眶周蜂窝织炎的病例分析. 世界最新医学信息文摘，2017，17（47）：128-129.

5. 赵娜. 22 例眶蜂窝织炎患者治疗分析. 临床医学研究与实践, 2020, 5（29）: 12-14.

6. 孙伟峰. 妥布霉素地塞米松眼膏治疗睑缘炎的有效性和安全性分析. 中国医学前沿杂志：电子版, 2016, 8（4）: 88-91.

7. 谢天华. 眼眶蜂窝组织炎合并渗出性视网膜脱离. 江西医学院学报, 1961, 7（2）: 79-81.

（李文娟　雷新平　单武强）

# 病例 36
## FS-LASIK 术后角膜上皮营养不良

### 病例介绍

患者，男，23 岁，要求摘镜。

既往史：体健，无角膜接触镜史，无全身系统性疾病病史。

专科检查。矫正视力：右眼 –2.50 DS/–0.50 DC × 105° → 1.0，左眼 –2.25 DS/–0.50 DC × 75° → 1.0。双眼眼前节及眼底正常，给予双眼飞秒激光辅助的准分子激光原位角膜磨镶术（femotosecond laser assisted laser in situ keratomileusis，FS-LASIK）。术中飞秒激光制瓣及准分子激光切削顺利，但是将角膜瓣复位后，出现双眼角膜中央上皮大片缺失（图 36-1），立即给予双眼覆盖绷带镜。术后立即给予 0.5% 左氧氟沙星滴眼液抗感染及小牛血去蛋白眼凝胶促角膜修复治疗。

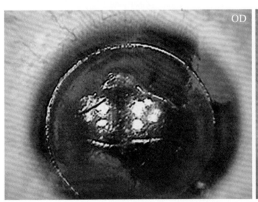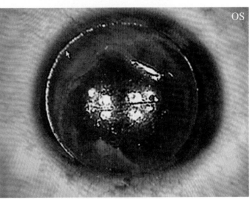

图 36-1　LASIK 术毕眼部照片显示双眼角膜上皮剥脱

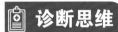
## 诊断思维

患者术前无角膜接触镜史，无全身系统性疾病病史。详细追问病史，患者诉之前偶尔出现眼磨、眼红等不适，从未就诊。正常人术中极少会出现上皮剥脱，而且患者还是双眼出现，考虑可能与角膜上皮基底膜营养不良有关。

## 诊疗思路和经过

术后第 1 天复查：双眼视力 1.0，角膜上皮基本愈合。为预防角膜上皮再次剥脱，绷带镜未摘除，0.5% 左氧氟沙星滴眼液及小牛血去蛋白眼凝胶继续点眼治疗。

术后第 3 天复查：双眼视力 1.0+，角膜上皮完全愈合，给予摘除绷带镜，加用氟米龙和玻璃酸钠滴眼液每日 4 次常规术后点眼。

术后 1 个月复查患者诉视力下降，专科检查。右眼视力 0.4，左眼视力 0.25，角膜上皮轻度水肿。患者诉于术后经常出现眼红、刺激症状，视力波动比较明显。给予氟米龙 4 次/天，1 周逐减，继续用不含防腐剂的人工泪液及小牛血去蛋白凝胶点眼治疗。1 周后，右眼视力 0.6+，左眼视力 0.8，眼压正常。患者虽然视力波动明显，但电脑验光屈光状态始终在 +0.25 DS ～ +0.00 DS，未发生屈光回退。

术后 3 个月专科检查：双眼视力 0.8。角膜共聚焦显微镜结果：双眼角膜表层上皮细胞水肿，可见小水疱。上皮基底层细胞结构不清，部分缺失，局部细胞反光明显增强，并可见瘢痕。术后诊断：双眼角膜上皮基底膜营养不良，双眼 FS-LASIK 术后，继续给予人工泪液及营养角膜治疗。

术后 6 个月患者视力稳定，专科检查：双眼视力 1.0，双眼角膜中央透明，右眼角膜下方角膜瓣边缘内可见少许上皮植入（图 36-2）。由于患者术中曾出现角膜上皮剥脱，且上皮植入局限未影响患者视力，继续观察，暂时不予处理。

## 病例解析

角膜上皮层由细胞层及基底膜组成。细胞层由内向外分为基底细胞、翼状细胞和表层细胞。基底细胞来源于角膜缘干细胞，表层细胞和翼状细胞来源于基底细胞。角膜上皮细胞层有 5 ～ 6 层，厚 35 μm。基底膜厚 150 nm，由透明层（50 nm）和致

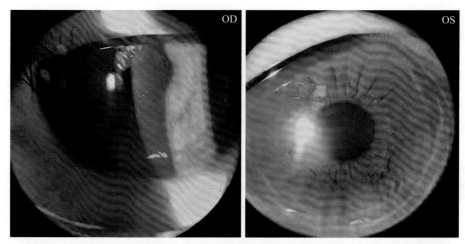

图 36-2　术后双眼眼前节照片显示右眼角膜下方可见上皮植入，左眼角膜清

密层（60～90 nm）构成。基底膜由基底细胞分泌，且通过半桥粒与基底细胞连接，通过连接复合体与前弹力层紧密连接。半桥粒的主要功能是将角膜上皮细胞与其下方的基底膜连接在一起，防止机械力造成上皮与下方组织剥离。

　　典型的角膜上皮基底膜营养不良（也称地图—点状—指纹状营养不良）为常染色体显性遗传。病理组织学检查可见基底膜异常增生，向上皮内突出，上皮细胞缺乏半桥粒，上皮内有囊肿，通常位于基底膜下。临床表现为自发性反复发作的眼痛、眼刺激症状及暂时性视力模糊，女性多见。角膜中央上皮层及基底膜内可见灰白色小点或斑片、地图样和指纹状细小线条，可发生上皮反复性剥脱。

　　本例患者是潜在的基底膜异常，术前裂隙灯上是无法观察到的。El Sanharawi 等使用前节 OCT 和角膜共聚焦显微镜对角膜上皮基底膜营养不良患者进行研究，发现角膜上皮层基底膜均有异常，包括基底膜增厚侵入角膜上皮中、基底膜折叠、基底膜环状结构形成。曲景灏、孙旭光等提出糖尿病、眼科手术后及用某些药后可以发生角膜上皮功能障碍，均与基底细胞的异常密切相关。临床上常见的外伤后反复性角膜上皮病变、角膜营养不良、大泡性角膜病变及圆锥角膜的发病，均与基底膜的功能异常有关。本病例为原发角膜上皮营养不良，临床表现不典型，诊断主要通过共聚焦显微镜检查。治疗上主要以抗感染和促角膜修复为主，严重的可给予覆盖绷带镜治疗。

### 📋 张长宁教授病例点评

　　对于典型的角膜上皮营养不良患者，进行裂隙灯检查就能明确诊断；对于潜在的角膜上皮基底膜异常或基底细胞异常患者，需要通过共聚焦显微镜检查进行诊断，条件允许的情况下做基因检测。此病发病率低，重在预防。术前应详细询问患者病史及家族史；避免术前过多使用表面麻醉药，过度冲洗结膜囊；围手术期注意保护角膜上皮细胞的功能；手术轻柔，避免不必要操作。治疗可配戴绷带镜，给予抗感染及促角膜修复治疗，上皮愈合后要酌情给予激素治疗。如病情反复，上皮迁延不愈，可考虑行准分子激光治疗性角膜切削术（excimer laser phototherapeutic keratectomy，PTK）。若需激光手术，尽量选择表层角膜屈光手术。

## 参考文献

1. 赵堪兴 . 眼科学 . 8 版 . 北京：人民卫生出版社，2013：6.

2. 葛坚 . 眼科学 . 2 版 . 北京：人民卫生出版社，2011：51.

3. PATINO M G, NEIDERS M E, ANDREANA S, et al. Collagen：an overview. Implant Dent, 2002, 11（3）：280-285.

4. 杨恬 . 细胞生物学 . 2 版 . 北京：人民卫生出版社，2010：340.

5. 赵堪兴，杨培增 . 眼科学 . 7 版 . 北京：人民卫生出版社，2008：126.

6. EL SANHARAWI M, SANDALI O, BASLI E, et al. Fourier domain optical coherence tomography imaging in corneal epithelial basement membrane dystrophy：a structural analysis. Am J Ophthalmol, 2015, 159（4）：755-763.

7. 曲景灏，孙旭光 . 角膜上皮层基底细胞及其基底膜的研究进展 . 中华眼科杂志，2016，52（9）：704-706.

8. ZUO J, ZHANG C W, ZHOU X, et al. Characterization of abnormal epithelium after laser-assisted subepithelial keratectomy using in vivo confocal microscopy. Genet Mol Res, 2015, 14（2）：4749-4756.

（申笛　张长宁　韦伟）

# 病例 37
## 视网膜毛细血管瘤的治疗

### 📋 病例介绍

患者，男，38岁，右眼视力急剧下降2个月，上方看不见，无眼红、眼痛、眼胀、畏光等其他眼部不适。

既往史：1年前因右眼上方视物黑影，在外院就诊，诊断为"视网膜血管瘤"（图37-1，图37-2），进行3次激光治疗，治疗后视力1.0。

家族史：否认父母、兄弟姐妹有类似疾病。

全身检查均正常，脑血管造影正常，头颅CT未见异常。B超：肝、肾、脾正常。

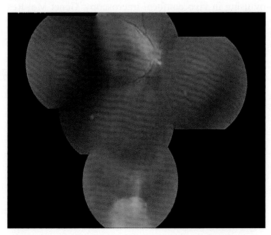

右眼眼底视网膜下方周边有5 PD大小橘红色球形隆起，高4个屈光度，可见供养动脉和静脉回流。

图 37-1　右眼眼底

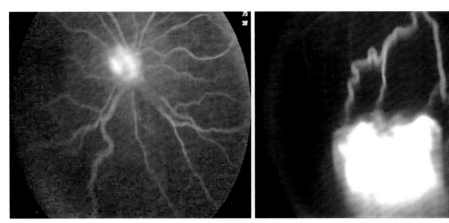

右眼视乳头荧光渗漏，下方可见位于周边部视网膜圆形的肿瘤体和迂曲的肿瘤营养血管，血管瘤充盈饱满，两支粗大的血管将瘤体与视网膜之间的血液循环相联系。

图 37-2　FFA 检查

入院眼科检查：右眼视力 0.02，眼压（NCT）14 mmHg。结膜无充血，角膜清、KP（–）、Tyn（–），虹膜纹理清，瞳孔直径 3 mm，对光反射灵敏，晶状体透明，玻璃体轻混浊。

眼底照相：右眼视乳头下方静脉血管高度扩张扭曲，黄斑皱褶移位，视乳头表面及下方视网膜增殖膜牵拉局部视网膜脱离，视网膜下可见增殖条索，视网膜下方周边见 5 个视乳头直径大小橘红色球形隆起，高 4 个屈光度，伴有扩张迂曲的输入性动脉和输出性静脉（图 37-3）。

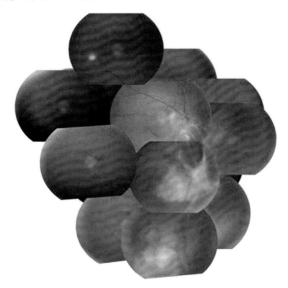

图 37-3　眼底

视网膜血管造影：视网膜前增殖膜，血管纹理不清，荧光渗漏，下方位于周边部视网膜圆形的肿瘤体可见输入、输出扩张、迂曲血管，血管瘤显示强荧光（图37-4）。左眼视力1.2，眼前节、眼底均正常。

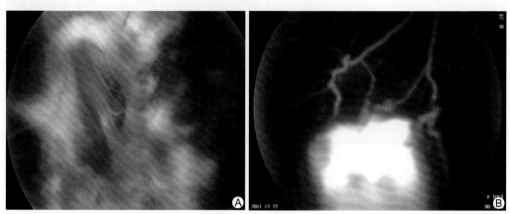

A.右眼视乳头下方视网膜前增殖膜牵拉，荧光渗漏；B.下方位于周边部视网膜圆形的肿瘤体可见输出、输入的扩张、迂曲血管，血管瘤显示强荧光。

图37-4 FFA检查

## 诊断思维

根据病史及眼底表现诊断为右眼视网膜毛细血管瘤（玻璃体视网膜型）伴牵拉视网膜脱离。右眼除典型的视网膜血管瘤表现外，视乳头表面及下方视网膜增殖膜牵拉局部视网膜脱离，视网膜下可见增殖条索，已达到Fortunato的视网膜血管瘤分期Ⅳ期。

## 诊疗思路和经过

对于Fortunato的视网膜血管瘤分期Ⅳ期及以上或玻璃体视网膜型需尽早行玻璃体切除术。该患者眼底视乳头表面及下方视网膜前增殖膜牵拉局部视网膜脱离，黄斑皱褶移位，故行右眼玻璃体切除、膜剥除、激光瘤体切除、注气术。术后6个月右眼视力0.5，视野基本恢复正常（图37-5）。术后右眼视乳头边界清楚，颜色正常，视网膜平伏，血管瘤周围滋养血管萎缩，血管瘤消失，散在激光斑（图37-6）。

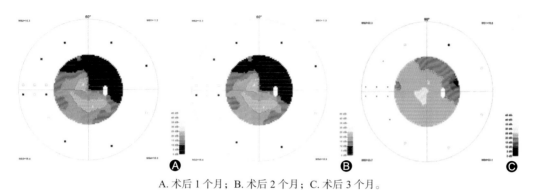

A. 术后 1 个月；B. 术后 2 个月；C. 术后 3 个月。

图 37-5　右眼术后视野改变

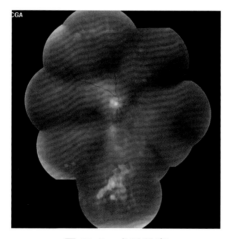

图 37-6　术后眼底

## 病例解析

　　视网膜毛细血管瘤又称斑痣性错构瘤病，是一类发生于视网膜周边或视乳头周围的良性视网膜肿瘤，可独立存在视网膜血管异常或可以是 Von-Hippel-Lindau 病的全身多系统异常的一种表现。该疾病由 Von-Hippel 在 1904 年进行了系统报道，1911 年对其进行了病理学观察。视网膜血管瘤如合并中枢神经（小脑、延髓、脊柱）或其他器官病变，称为 Von-Hippel-Lindau 病。20% 为家族显性遗传。发病年龄多在 30 岁前，男女均可发病，约 50% 为双眼患病。

　　临床表现分两型。①渗出型：黄斑部渗出、出血，血管瘤附近视网膜下积液，渗出性视网膜脱离。②玻璃体视网膜型：玻璃体视网膜纤维增生，视网膜皱襞，视网膜下条索。严重玻璃体牵拉会导致视网膜脱离，玻璃体增殖膜有新生血管，视力极差。

根据 Fortunato 的分期方法，可将视网膜血管瘤分为 5 期。I 期，视网膜仅有小的血管瘤，无扩张的滋养血管；II 期，血管瘤周围有视网膜内渗出并可见明显扩张的滋养血管；III 期，在 II 期的基础上，尚可见血管瘤周围有局限的视网膜脱离；IV 期，在 II/III 期的基础上，血管瘤周围有明显的增生性改变，并发牵拉性或孔源性视网膜脱离；V 期，为晚期并发症期，发生白内障、青光眼等一系列晚期并发症。

临床症状：早期瘤体多位于周边部，较小时渗液不多，不影响视力，多无症状。在晚期瘤体生长的过程中，渗出、出血，纤维血管组织突破内界膜进入附近玻璃体，增生牵拉视网膜脱离，视力极度下降，最后导致青光眼或眼球萎缩。

荧光素血管造影对视网膜毛细血管瘤病变的诊断和指导治疗具有重要意义，可准确显示血管瘤的位置、大小及渗漏活动的程度，帮助鉴别供养动脉和回流静脉。滋养血管和瘤体迅速充盈，瘤体荧光以瘤体为核心逐渐渗漏是视网膜血管瘤的基本影像特征。

鉴别诊断。①视网膜母细胞瘤：多为灰白色，当瘤体生长旺盛时可呈粉红色伴有明显的供给血管，易与视网膜毛细血管瘤混淆。② Coats 病：是视网膜血管畸形及渗出性视网膜脱离的疾病，无联结供养动脉与回流静脉的血管性肿瘤。

治疗。①激光治疗：主要适用于病灶范围<1.5 PD 的后极部不伴或仅有轻度视网膜脱离的血管瘤。②巩膜外冷冻：主要适用于病灶较大（直径≥4.5 mm，隆起度≥1 mm）或小病灶但位于赤道前，或屈光间质混浊不适宜进行激光光凝的视网膜血管瘤。③玻璃体手术：对于由牵拉导致的孔源性视网膜脱离，裂孔往往位于血管瘤基底后部的滋养血管之间，常规巩膜外垫压术即可获得良好的效果。而对于肿瘤周围增生明显、继发牵拉性或孔源性视网膜脱离的患者，以及伴发视网膜前出血或玻璃体积血、术前未能充分治疗血管瘤的病例，则需要积极进行玻璃体切割术。术中可行血管瘤的眼内冷冻或激光光凝，也可先对瘤体滋养血管进行电凝和光凝，使之闭塞后，再切除瘤体。术中需仔细剥除视网膜前膜，解除对视网膜的牵拉。④光动力疗法：有学者提出采用光动力疗法治疗视网膜毛细血管。但由于大多数视网膜毛细血管瘤位于周边部，常规激光光凝即可达到治疗目的，PDT 的使用较少。⑤激光光凝联合血管内皮生长因子（vascular endothelial growth factor，VEGF）抑制剂联合应用。

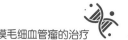

## 王丽丽教授病例点评

视网膜毛细血管瘤可以为孤立性视网膜血管瘤，应与 Von-Hippel-Lindau 病鉴别。仔细询问病史及家族史，注意全身系统检查，排除神经系统及其他器官并发症。视网膜血管造影对本病诊断和指导治疗有重要意义：①准确显示血管瘤位置、大小及渗漏的活动度；②鉴别滋养动脉和回流静脉。

早期治疗非常重要，主要治疗方法为激光光凝或冷冻。激光光凝治疗适用于血管瘤 ≤ 1.5 PD 的情况。激光要点：光斑要大（500 μm），功率要低，时间要长（0.2～0.5 秒），直接对准血管瘤。条件许可下首先封闭血管瘤的供养动脉，当供养动脉闭塞后，在血管侧支循环建立之前，直接对瘤体进行激光或冷冻治疗。出现牵拉性视网膜脱离可行玻璃体切割手术激光光凝＋瘤体切除术。

手术要点。①直视下分离并切除增殖膜，解除对视网膜及黄斑的牵拉，使视网膜复位，提高视力；②手术在全身麻醉下进行，在瘤体切除时，把患者的血压控制在较低的水平（80/50 mmHg），可降低术中大出血的危险和手术难度；③对滋养血管光凝激光，术中出血少，术野清晰；④瘤体电凝，血管瘤切除前采用分次电凝的方法，对瘤体远端血管用低能量的眼内电凝，近瘤体处用高能量的眼内电凝，可减少电凝对视网膜造成的损害，定位准确，减少出血，缩短手术时间，提高手术安全性，提高手术质量。

## 参考文献

1. SALAZAR R, GONZDE-CASTANO C, ROZAS P, et al. Retinal eapil-lary hermangioma and Von Hippel-Lindau disease: diagnostie and therapeutie implieations. Areh Soe Esp Oftalmol, 2011, 86: 218-221.

2. FORTUNATO M, DI PIETRO R, GRAVINA L, et al. Photodynamic therapy in Von Hippel-Lindau disease in children. J Pediatr Ophthalmol Strabismus, 2009, 46 (6): 376-379.

3. 李绍珍. 眼科手术学. 北京：人民卫生出版社，2002：530-531.

4. 魏文斌. 临床眼底病外科卷. 北京：人民卫生出版社，2019：688-690.

5. 梁小玲. 中华眼科学. 3 版. 北京：人民卫生出版社，2014：2401-2402.

（李秀婷　王丽丽　张君）

# 病例 38
## 眼肌型重症肌无力模拟单眼上转不足

### 病例介绍

患儿，女，2 岁，家长发现患儿左眼高伴向右歪头 4 个月，于 2018 年 5 月就诊。

无家族史，既往史无特殊。视力（选择观看法）：右眼 0.6，左眼 0.6。验光：右眼 +0.75 DC×10，左眼 +0.75 DC×180。眼球运动检查：右眼向内上方、正上方、外上方均存在上转受限，未达内外眦连线上方，诊断为右眼单眼上转不足（monocular elevator deficiency，MED），眼位见图 38-1。

入院后完善检查，于 2018 年 6 月在全身麻醉下进行手术，术前行右眼牵拉试验，未发现下直肌限制，行右眼外直肌缩短 3 mm+ 右眼内直肌缩短 3 mm+KNAPP 手术（内外直肌缩短后沿 Tillaux 螺旋缝合于上直肌止点两侧）。术后歪头改善，第 1 眼位基本正位（图 38-2）。术后 1.5 个月复查，家长主诉"出现右眼间断性眼皮抬不起伴畏光"，视力（选择观看）OU 0.6。视力（点状视力表）：右眼 0.025，左眼 0.6。眼球运动检查：第 1 眼位正位，右眼向内上方、外上方、正上方运动较术前有所改善。右眼各个眼位可见偶尔上睑下垂，呈波动性。回顾老照片可见双眼对称睑裂及正常第 1 眼位（图 38-3）。术后 4 个月（2018 年 10 月）复查，家长主诉"仍间断右眼皮抬不起，但睡觉之后好转"。视力（选择观看法）：右眼 0.6，左眼 0.6。视力（点状视力表）：右眼 0.6，左眼 1.0。第 1 眼位，左眼注视时可见右眼上睑下垂及右眼外上斜视。给予新斯的明试验：新斯的明 0.02 mg/kg，阿托品 0.01 mg/kg，肌内注射。注射后 40 分钟内，右眼上睑下垂及右眼外上斜视均好转，但仍上转受限

（图 38-4）。新斯的明试验呈现阳性，需要考虑重症肌无力（myasthenia gravis，MG）诊断，遂进行胸部 CT 及血清抗乙酰胆碱受体抗体（AchR 抗体）检测。放射免疫分析法结果提示血清 AchR 抗体 2.45 nmol/L（参考值＜0.5 nmol/L），胸部 CT 提示胸腺体积增大（图 38-5）。经神经内科会诊，MG 诊断明确，因未累及全身其他肌肉，仅表现眼睑下垂，因此为眼肌型重症肌无力（ocular myasthenia gravis，OMG）。

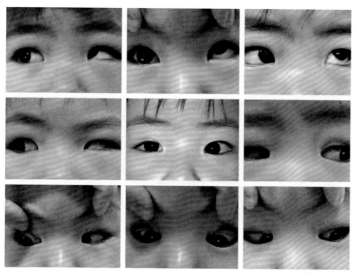

图 38-1　术前九眼位图提示右眼内上、外上、正上方均存在上转不足

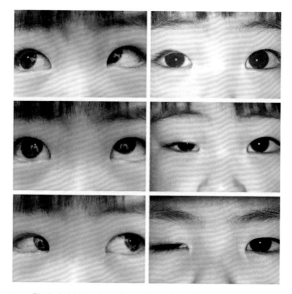

图 38-2　术后上转运动改善，偶尔存在第 1 眼位右眼上睑下垂

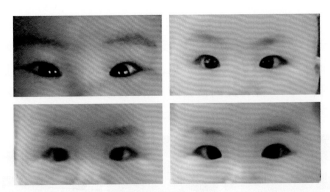

图 38-3　回顾老照片可见双眼睑裂对称，第 1 眼位正位

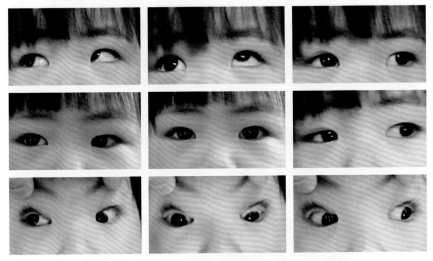

图 38-4　新斯的明试验后眼位

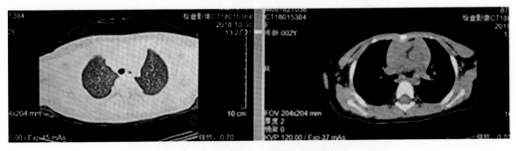

图 38-5　血清 AchR 抗体及胸腺 CT

## 诊断思维

患儿在手术前表现为典型的单眼上转不足,按常规进行了改善上转的手术,即将内外直肌重新移位,缝合在上直肌两侧,以帮助上转。术后出现了间断性手术眼上睑下垂,在确定未损伤上直肌和提上睑肌的基础上,怀疑重症肌无力,并进行了相关检查,证实患儿胸腺大,重症肌无力的抗体标志物呈阳性,诊断明确。因重症肌无力常见的症状是上睑下垂和复视,如出现波动性上睑下垂、交替性上睑下垂等肌肉波动性无力的情况,需要考虑该诊断。有文献提示重症肌无力的常见诱因有上呼吸道感染和外伤。本例患儿术前无上睑下垂的体征,仅表现为向低位眼歪头,结合眼球运动右眼上转受限,符合 MED 表现。仅在手术后出现波动性上睑下垂,考虑手术和全身麻醉的刺激,诱发了患儿上睑下垂。因患儿年龄小,家长观察不仔细,描述不清患儿发病的经过,也客观上耽误了患儿的诊断。

## 诊疗思路和经过

确诊 OMG 后,依据神经眼科医嘱给予患儿口服溴吡斯的明片,每次 15 mg(1/4 片),2 次/天。嘱患儿定期复查,根据病情调整口服药物剂量。一段时间内患儿家属按医嘱给予患儿用药,患儿左眼注视时,右眼眼位呈现高位眼(图 38-6)。但经过一段时间后随访,患儿家属未按照医嘱予患儿口服药物,而改为口服中药(具体不详)。随后微信视频复诊可以看到患儿眼位不稳定。右眼时而上转正常,时而上转受限。左眼注视时,右眼呈现时而下斜视,时而上斜视。眼球水平运动时而受限,时而正常(图 38-7)。后患儿失访,未复查。图 38-8 可见术后 4 年右眼略呈高位。

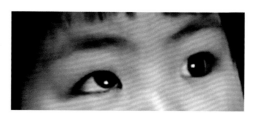

图 38-6 术后波动的眼位变化

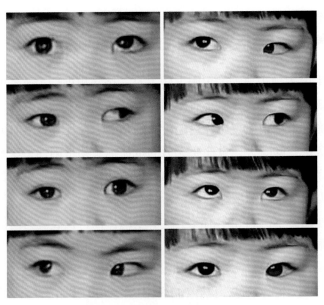

图 38-7　术后不规律眼位变化

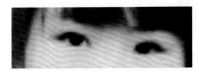

图 38-8　2022 年 3 月（患儿 6 岁，术后 4 年）可见右眼似乎呈高位

## 病例解析

　　患儿家长发现患儿向右歪头及左眼高 4 个月，遂来我院就诊。因患儿年龄小，家长经常注意的是第 1 眼位和头位，不一定能发现右眼不能上转的问题。翻看老照片见第 1 眼位基本正位，未发现歪头（图 38-3），所以右眼先天性不能上转或右眼发病不能上转仅半年已不能考证。因患儿年龄小，且从未出现上睑下垂，右眼上转不足无晨轻暮重，也不能主诉复视，考虑新斯的明药物有不良反应，未能第 1 时间考虑 MG 的诊断并进行排除。但从术后出现波动性上睑下垂的表现来看，是需要考虑 MG 诊断的。从注射新斯的明后的表现看来，上睑下垂明显好转，眼球运动也有改善，呈现阳性结果。基于该结果，我们分析该患儿 MG 是可能存在的。经过 AchR 抗体的检测，患儿血清抗体呈现阳性。根据 MG 指南，已经可以确诊，如果 2 年未累及其他肌肉，可诊断为眼肌型重症肌无力（ocular myasthenia gravis,

OMG）。从病情观察来看，患儿进行手术后，由于内外直肌移植帮助了上转，表现为上转改善，第 1 眼位基本正位。而诊断 OMG 后口服了溴吡斯的明，由于神经肌肉接头的信号传导明显改善，右眼上直肌或下斜肌的肌力得到部分恢复，再加上移植肌肉的帮助，使得右眼呈现高位眼。又因患儿家属不规范用药，使得各条眼外肌的神经肌肉接头信号传导不稳定，而出现右眼第 1 眼位的波动、右眼上转的不稳定和水平眼外肌的波动性运动受限。

MG 是骨骼肌的神经接头处突触后膜上的神经递质——乙酰胆碱受体被抗体阻断或损坏的自身免疫性疾病。该种疾病的神经和肌肉本身都正常，只是由于神经信号不能稳定地传递给肌肉，导致肌肉波动性无力。肌无力的特征是波动性和疲劳后加重，上睑是最容易发现问题的部位。本例患儿是因术后发现间断性上睑下垂而怀疑 MG 的诊断，并且家长主诉睡醒后眼皮下垂明显好转也支持 MG 的诊断。MG 可以出现任何一条或几条眼外肌麻痹，从而与其他原因引起的眼球运动障碍混淆。本例患儿在术前并无上睑下垂，也因年龄小无复视主诉，家长也未观察到其他不正常，所以术前并未怀疑 MG。可能由于手术的应激效应，导致在眼肌手术后出现波动性上睑下垂，经过抗体检测诊断为 MG。又因患儿未规律服药而出现眼位不稳定。患儿从手术至今已超过 2 年，疾病未累及其他肌肉，可以诊断为 OMG。右眼的眼位不稳定及左眼注视眼，可能将患儿置于右眼弱视和丧失双眼视的风险中，所以积极观察右眼视力及双眼视的发育是非常重要的。经过咨询资深斜视专家，是否要将内外直肌重新复位，改善右眼高位眼的情况，得到的回复是建议继续观察，有可能右眼的眼位不稳定，需要看家长的依从性。从本例家长的依从性可见，由于家长对药物不良反应的担心使得术后用药不规律，导致眼位不稳定，不能贸然再次手术，可以在眼位稳定的基础上应用压贴棱镜改善双眼视，还要密切关注右眼视力，防止视。

MED 是指眼球在内转位和外转位向上转均受限，常合并歪头，出生后即可发现。可能的原因有肌肉麻痹因素或肌肉限制因素及两种因素同时存在。此例患儿在术中进行牵拉试验证实无下直肌限制因素，遂行肌肉移植手术以加强上转力量，术后 4 个月内保持第 1 眼位正位，上转较术前好转。MG 可模拟一条或多条眼外肌麻痹，但模拟 MED 较少。Kee 报道了 1 例 12 月龄女孩，从出生后 3 个月以混合性上睑下垂合并 MED 为表现起病，新斯的明试验弱阳性，3 种乙酰胆碱受体抗体检测阴性，以冰敷试验确诊 MG。认为 MG 可模拟多种类型眼肌麻痹，但以上转不足为表现的很少。

胸腺异常被认为与 MG 的发病相关。胸腺是一种内分泌腺体，分泌的胸腺激素，可抑制神经肌肉信号传导。在 MG 患者中，自身免疫性胸腺炎是一种基本的胸腺疾病，胸腺瘤在 10% ～ 15% 的 MG 患者中出现，而胸腺瘤患者中 50% 以上出现了 MG。在至少 30% 的 MG 患者血清中可检测到抗体，在 80% 的 MG 患者血清中可检测到乙酰胆碱受体抗体。胸腺切除术从 1939 年始被用于治疗 MG，目前认为早期和完全切除胸腺是合理的，且对 MG 的治疗有好处。

OMG 最常见的体征是上睑下垂、肌肉波动性无力、复视、眼肌麻痹。从本例病例来看，虽然 OMG 模拟 MED 的情况并不常见，但仍是眼科医生尤其是小儿眼科医生应引起重视的疾病。OMG 是"模拟大师"，可以模拟任何一条眼外肌麻痹，甚至模拟斜视的综合征。OMG 患者会表现为非共同性斜视，模拟眼外肌麻痹，可以从单条眼外肌麻痹发展为全眼外肌麻痹，或者模拟一系列眼球运动中枢神经系统疾病，如双侧或单侧核间麻痹、一个半综合征、双上转肌麻痹、集合或分开不足等。OMG 甚至可以模拟共同性斜视，Pike-Lee 等对 120 例 MG 患者进行了回顾性研究，发现伴有眼部症状的 MG 患者中 1/4 存在共同性斜视。

## 📋 李月平教授病例点评

本例患儿年龄较小，发病时无上睑下垂的表现，眼球运动表现为典型的单眼上转不足，无波动性，无晨轻暮重。对眼科医生来说，首诊新发斜视、病史短、儿童患者要通过回顾老照片和详细追问病史，排除后天性原因，才能避免误诊和漏诊。儿童患者症状和体征有不典型性，临床上更加需要系统性思考和诊疗。本例患儿万幸，通过术后的观察和多学科会诊，得到了及时的诊断，资料翔实全面。如果家长依从性好，我们会得到更多有关 OMG 预后和病情变化的信息，对指导我们下一步治疗大有裨益。从这个病例中我们也认识到，OMG 的表现形式很多，也可能与各种斜视类型相似，需要引起小儿眼科医生的密切注意，头脑中要有神经眼科的敏感性。怀疑全身疾病的患者要减缓手术的节奏，完善全面检查、明确诊断，反复检查斜视度。对于斜视度不稳定、症状有波动的患者，及时与神经眼科医生相互讨论，建立全面完善的诊疗思维。

### 参考文献

1. OLSON R J, SCOTT W E. Dissociative phenomena in congenital monocular elevation deficiency. J AAPOS, 1998, 2（2）: 72-78.
2. KEE C, CHA D M, AHN J, et al. Myasthenia mimicking monocular elevation deficiency. J Child

Neurol，2013，28（1）：108-110.

3.  ROMI F，HONG Y，GILHUS N E. Pathophysiology and immunological profile of myasthenia gravis and its subgroups. Curr Opin Immunol，2017，49：9-13.

4.  GOLDSTEIN G. Myasthenia gravis and the thymus. Annu Rev Med，1971，22：119-124.

5.  LEPORE F E. Divergence paresis：a nonlocalizing cause of diplopia. J Neuroophthalmol，1999，19（4）：242-245.

6.  BANDINI F，FAGA D，SIMONETTI S. Ocular myasthenia mimicking a one-and-a-half syndrome. J Neuroophthalmol，2001，21（3）：210-211.

7.  PIKE-LEE T，HILL J，LI J，et al. Comitant ocular deviation in myasthenia gravis. J Neuroophthalmol，2021，41（4）：e619-e621.

（宋金鑫　闫春妮　王丽娜）

# 病例 39
## 特发性肥厚性硬脑膜炎并发视神经炎

### 病例介绍

患者，男，51 岁，体重 63 kg，左眼视力下降渐加重 2 个月，加重 10 天。

现病史：患者 2 个月前自觉左眼视物模糊并逐渐加重至视物不见，左眼外上方转动时疼痛，伴头痛，无眼红、视物变形、恶心、呕吐等。曾于当地医院就诊，诊断为"左眼前部缺血性视神经病变"，治疗效果较差。10 天前因左眼视物模糊加重，就诊并行相关检查（图 39-1～图 39-4），诊断为"左眼球后视神经炎"，给予曲安奈德注射液 10 mg + 地塞米松注射液 2.5 mg 球后注射，口服胞磷胆碱、甲钴胺胶囊。

既往史：5 个月前因头痛及右眼外转受限于外院神经内科住院，行颅脑增强 MRI 显示硬脑膜强化（图 39-5），$T_2WI$ FLAIR 及 $T_2WI$ 显示左眼视神经增粗受压（图 39-6，图 39-7）。

入院时专科检查。视力：右眼 1.0，左眼手动 /10 cm（矫正不提高）。左眼瞳孔约 4 mm，RAPD（+），眼底视乳头圆，色淡红，边界欠清晰，轻度水肿，后极部视网膜血管比例及走行基本正常，未见渗出、出血及水肿，黄斑中心凹反光可见。视觉电生理检查：双眼 F-ERG 各组波振幅尚可，左眼 F-VEP 振幅降低，左眼 P-VEP 振幅降低且峰值后延。视野：向心性缩小。诊断：左眼视神经炎。

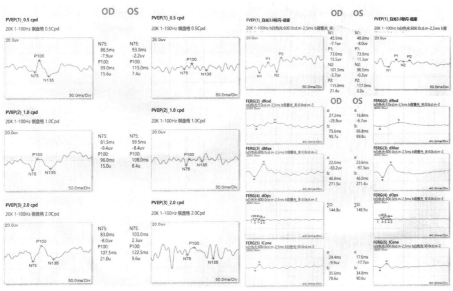

双眼 F-ERG 各组波振幅尚可；左眼 F-VEP 振幅降低；左眼 P-VEP 振幅降低且峰值后延。

图 39-1 视觉电生理检查（2019.12.17）

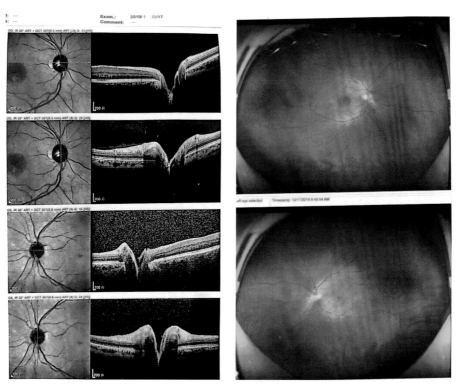

图 39-2 OCT（2019.12.17）　　图 39-3 全视网膜照相（2019.12.17）

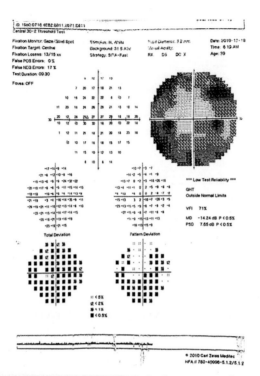

图 39-4　左眼视野检查（2019.12.18）

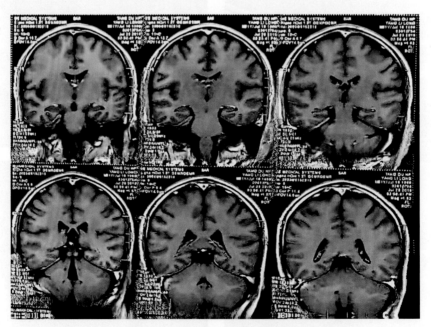

图 39-5　增强 MRI：硬脑膜强化

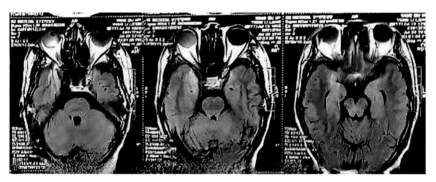

图 39-6 T$_2$WI FLAIR 左眼视神经增粗受压

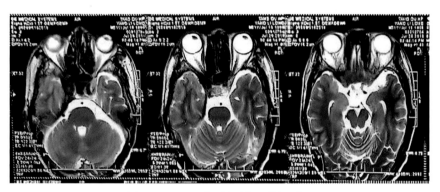

图 39-7 T$_2$WI 左眼视神经增粗受压

## 诊断思维

行脑脊液及相关化验排除感染、肿瘤等病因后，诊断为"特发性肥厚性硬脑膜炎"，给予激素治疗，出院后定期服用激素，2 个月前自行停药。考虑特发性肥厚性硬脑膜炎并发左眼视神经炎。从影像学上可看到左眼视神经增粗、受压，加之有第 VI 对颅神经损伤史，可诊断为眶尖综合征。因此入院诊断：①左眼视神经炎；②左眼眶尖综合征；③特发性肥厚性硬脑膜炎。

## 诊疗思路和经过

入院时建议甲泼尼龙冲击治疗，告知费用及风险后患者拒绝。给予地塞米松 10 mg 静脉滴注，同时给予七叶皂苷钠减轻水肿、胞磷胆碱改善脑代谢及甲钴胺胶囊营养神经治疗。入院 1 周后右眼前出现黑影，查右眼眼底黄斑中心凹反光不清。FFA检查显示右眼黄斑区可见荧光渗漏，随时间推移而增强（图 39-8）。OCT（图 39-9）显示右眼黄斑区色素上皮隆起，其下可见低密度影。补充诊断：右眼中心性浆液性脉络膜视网膜病变。期间请神经内科会诊，建议激素规律减量，勿自行减量。鉴于视神经炎与中心性浆液性脉络膜视网膜病变治疗矛盾，告知患者病情及风险，患者同意继续激素治疗。改口服泼尼松醋酸片、30 mg 晨起顿服，密切观察眼底改变。分别于 3 天后（图 39-10）、10 天后（图 39-11）复查 OCT，显示右眼黄斑区色素上皮隆起无明显恶化，环扫视神经较入院时减轻（图 39-12，图 39-13）。出院时右眼前黑影消失，右眼矫正视力 1.0；左眼视力 0.3（矫正视力 1.0）。左眼瞳孔约 3 mm，RAPD（-）。

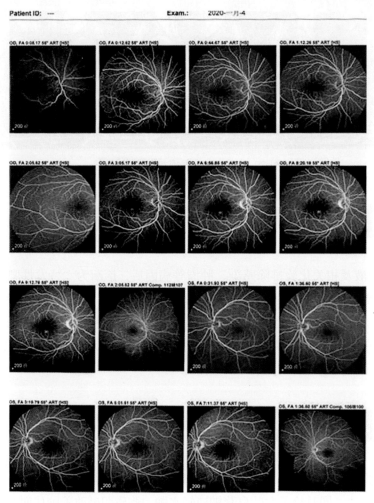

图 39-8 FFA 检查

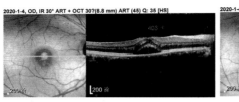
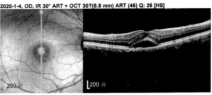

图 39-9　OCT（入院 1 周后）

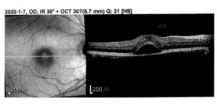
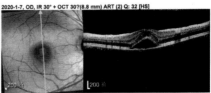

图 39-10　OCT（治疗 3 天后）

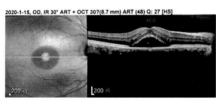
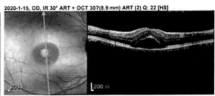

图 39-11　OCT（治疗 10 天后）

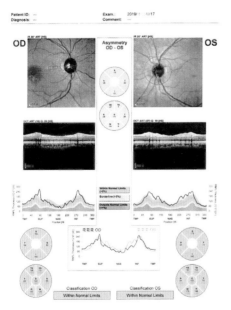
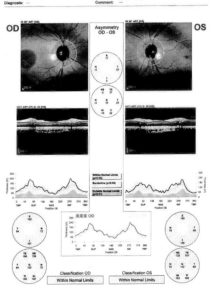

图 39-12　视盘神经纤维层扫描（治疗 3 天后）　　　图 39-13　视盘神经纤维层扫描（治疗 10 天后）

## 病例解析

视神经炎泛指视神经的炎性脱髓鞘、感染、非特异性炎症等疾病，以特发性脱髓鞘性视神经炎最常见，结核、梅毒感染是较常见的感染相关视神经炎的病因。

特发性肥厚性硬脑膜炎（idiopathic hypertrophic pachymeningitis，IHP）是中枢神经系统罕见疾病，并发视神经炎少有报道。肥厚性硬脑膜炎以头痛和颅神经麻痹症状最常见。12 对颅神经均可受累，并以第 II、第 III、第 VI 对颅神经损害多见，因而多表现为视力损害和眼外肌麻痹。该病的典型 MRI 表现是增厚的硬膜在 $T_1$、$T_2$ 加权像呈低或等信号，增强后明显强化。本例患者表现典型，且从影像学上可看到左眼视神经增粗、受压，有第 VI 对颅神经损伤史。对于继发性肥厚性硬脑膜炎，应针对不同病因采取相应治疗，药物治疗一般有效。IHP 的发病机制仍不明确，但多数学者认为它是一种自身免疫性疾病。尽管存在自发缓解的可能，但绝大多数有症状者需要治疗。目前关于 IHP 的治疗尚未形成指南共识。对于复发者，起始选用激素，后加用免疫抑制剂治疗，效果较好。日本眼科相关指南推荐甲泼尼龙：起始剂量为 60 mg/（kg·d），连续使用 4 周后逐渐减量，3 ～ 6 个月后维持剂量在 2.5 ～ 5.0 mg/d，持续服用 3 年。对于出现严重神经系统缺损症状者，可以采用激素冲击治疗（甲泼尼龙 1 g/d，持续 3 天），逐渐减量后维持口服治疗。免疫抑制剂往往与激素联合应用，未证实单独使用免疫抑制剂的疗效。对于药物治疗无反应及神经功能缺损症状进展者，需行外科手术治疗，术后辅以激素和免疫抑制剂治疗。多数患者临床及影像学表现可改善，但临床症状完全恢复较困难，遗留神经障碍的严重程度与治疗前的病程呈正相关。

## 王润生教授病例点评

眼科医生在视神经炎诊治过程中要注意患者是否合并有颅内病变。特发性肥厚性硬脑膜炎是中枢神经系统罕见疾病，引起视神经炎更少有报道。经激素治疗后引起右眼中心性浆液性脉络膜视网膜病变与原发病及视神经炎治疗矛盾时处理极为棘手。因此眼科医生诊治眼科疾病时不能只"头痛医头，脚痛医脚"，应拓展知识，开阔思路，塑造治病的整体观念。当治疗矛盾出现时，应综合考虑，做好判断并与患者做好沟通。

## 参考文献

1. 赵堪兴, 杨培增, 范先群, 等. 眼科学. 9 版. 北京: 人民卫生出版社, 2018: 206.

2. REGGIO E, GILIBERTO C, SORTINO G. A case of headache and idiopathic hypertrophic cranial pachymeningitis drastically improved after CSF tapping. Headache, 2016, 56 (1): 176-177.

3. 白雪琴, 孙新海. 硬脑膜肥厚的 MRI 诊断及鉴别诊断分析. 医学影像学杂志, 2012, 22 (2): 1282-1286.

4. KAMISAWA T, OKAZAKI K, KAWA S, et al. Japanese consensus guidelines for management of autoimmune pancreatitis: III. treatment and prognosis of AIP. J Gastroenterol, 2010, 45 (5): 471-477.

（田瑾　马钰　王润生）

# 病例 40
## 眼球破裂伤后交感性眼炎联合生物制剂治疗

### 📋 病例介绍

患者，男，43 岁，左眼被飞出的割草机齿轮打伤后视力下降 7 小时。

专科检查：左眼上睑自外眦部外侧经眼睑跨过鼻中线达对侧眼睑内眦部上方皮肤裂伤，左眼眼球角膜窥不清，可见大量出血及色素膜，细节不清（图 40-1A）。

### 📋 诊断思维

根据患者既往外伤史及多次手术史，右眼出现全葡萄膜炎及眼底的多灶性泡性视网膜脱离，患者的眼部表现和 VKH 的眼底表现一致。结合外伤病史，诊断为"交感性眼炎，左眼破裂伤缝合术后，左眼硅油眼，左眼无晶状体眼"。收入我院行全身进一步检查及治疗。

### 📋 诊疗思路和经过

1. 第 1 次入院

专科检查。视力：右眼 0.8，左眼光感不确定。眼压：右眼 17 mmHg。右眼眼眶（-），前节（-），晶状体轻度混浊，玻璃体轻度混浊，眼底视乳头界清、色淡红，黄斑中心凹反射正常，视网膜动静脉比 2∶3，视网膜平伏。左眼上睑 2/3 自外眦部外侧经眼睑跨过鼻中线达对侧眼睑内眦部上方皮肤裂伤，左眼球角膜窥不清，可见大量出血，细节不清（图 40-1A）。既往体健。急查鼻骨、眼眶及头颅 CT 显示左侧眼球破裂，鼻骨骨折（左侧著），左侧颧骨旁及眼球内侧致密影（考虑异物），多发腔梗。入院诊断：左眼破裂伤，左眼皮肤裂伤，左眼皮下及眶内肿物。给予全身麻醉下左眼睑裂伤缝合＋提上睑肌缝合＋眼球裂伤缝合＋皮下异物取出术（第 1 次手术），术后给予全身及局部抗感染治疗。术后第 2 天，即诉头痛不适。专科检查：左眼视力光感不确定，眼压 10 mmHg，角膜透明，前房满贯血，余窥不清。B 超提示左眼玻璃体积血，左眼球内异物可能（图 40-1B）。于 2020 年 4 月 29 日行左眼前房灌洗＋玻璃体切割＋玻璃体腔硅油填充术（第 2 次手术）。术后第 2 天眼部检查：左眼视力光感，眼压 12 mmHg，角膜完整，前房清，虹膜皱褶，晶状体缺如，玻璃体硅油填充，视网膜皱缩，脉络膜下陈旧积血，黄斑移位。于 2020 年 5 月 14 日在全身麻醉下行左眼玻璃体切割＋视网膜切开复位＋硅油填充术（第 3 次手术）。术后第 1 天眼部检查：左眼视力手动，眼压 9 mmHg，角膜透明，前房 KP（＋），晶状体缺如，玻璃体硅油填充，视网膜基本平伏，颞下少量出血（图 40-1C），待病情稳定后出院。

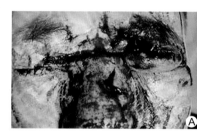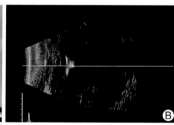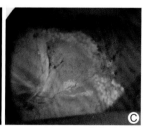

A. 患者受伤时面部；B. 左眼术后第 1 次 B 超，可见玻璃体腔高反射物质；C. 左眼视网膜复位术后眼底欧堡照相。

图 40-1　第 1 次入院检查

2. 第 2 次入院

患者自觉视力下降 5 天，头疼不适持续，于 2020 年 6 月 3 日（外伤后 39 天）入院，全身行肝肾、结核、传染肿瘤相关检查均未见明显异常。左眼上睑横行瘢痕，睁眼可（图 40-2A）。专科检查。视力：右眼 0.06，左眼手动；眼压：右眼 26 mmHg，左眼 8 mmHg。右眼结膜轻度充血，角膜 KP（＋），房水闪辉（＋），晶状体前条状混浊，玻璃体细胞（＋），眼底视网膜后极部水肿，大泡样改变，黄斑区水肿（图 40-2B）；左眼角膜透明，KP（－），房水闪辉（－），瞳孔不圆，对光反射迟钝，晶状体缺如，玻璃体硅油填充，眼底视网膜大泡样改变，激光斑清晰，视网膜平伏。OCT 显示右眼黄斑区水肿，RPE 多发泡性浆液性脱离（图 40-2C）。诊断：交感性眼炎，左眼眼球破裂术后，左眼硅油眼。治疗方案：甲强龙静脉滴注 1 g/d，连续 3 天，改口服泼尼松，首剂 50 mg/d，逐渐减量维持，辅以保护胃黏膜、补钙药物治疗，同时局部散瞳、激素类滴眼液点眼。2020 年 6 月 8 日专科检查：右眼视力 0.5，眼前节（－），眼底后极部水肿、大泡样改变及黄斑区脱离高度明显好转（图 40-2D，图 40-2E）。2020 年 6 月 9 日开始注射阿达木单抗（40 mg/0.8 mL）每 2 周 20 mg，同时激素减量，病情平稳后带药出院。

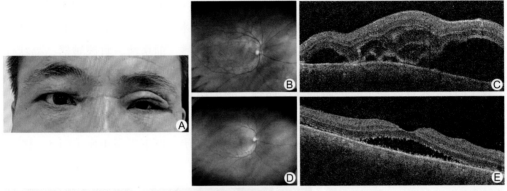

A. 患者眼部外观；B. 左眼眼底欧堡照相可见多灶性视网膜灰白水肿（2020.06.03）；C. 左眼 OCT 见泡性视网膜下液（2020.06.03）；D. 左眼眼底欧堡照相（2020.06.28）；E. 左眼 OCT（2020.06.28）。

图 40-2　第 2 次入院检查

### 3. 第 3 次入院

患者兴奋状态，胡言乱语 5 天，于 2020 年 6 月 23 日（外伤后 60 天，激素口服 20 天）入院。专科检查。视力：右眼 0.4，左眼光感；眼压：右眼 13 mmHg，左眼 8 mmHg。右眼眼前节（－），玻璃体透明，眼底后极部及黄斑区轻度水肿（图 40-3A）。左眼上睑横行瘢痕，睁闭正常，余同前，眼底视网膜轻度皱褶，激光良好。OCT 显示右眼 RPE 层浆液脱离（图 40-3B）。诊断：右眼交感性眼炎，左眼眼球破裂伤术后，左眼硅油眼，兴奋状态，请精神科会诊后给予口服奥氮平及艾地苯醌，于 2020 年 6 月 24 日行右眼玻璃体腔注射傲迪适（地塞米松玻璃体内植入剂）。术后第 5 天专科检查：右眼视力 0.6，眼压 18 mmHg，角膜透明，KP（－），前房（－），晶状体透明，玻璃体细胞（－），眼底后极部及黄斑区水肿消退；OCT 显示右眼 RPE 下液体完全吸收（图 40-3C，图 40-3D）。2020 年 7 月 10 日（注药术后第 17 天）门诊复查，右眼视力 $0.6^{-2}$，OCT 显示右眼黄斑轻度水肿，RPE 层浆液脱离（图 40-3E，

图 40-3F）。治疗方案加用环孢素 25 mg、2 次/天，2020 年 7 月 27 日（加用环孢素 17 天）门诊复查：右眼视力 0.6，OCT 显示未见明显水肿及视网膜下液（图 40-3G，图 40-3H）。病情平稳，带药出院后仍继续维持小剂量激素、环孢素治疗，多次门诊随诊复查未复发。

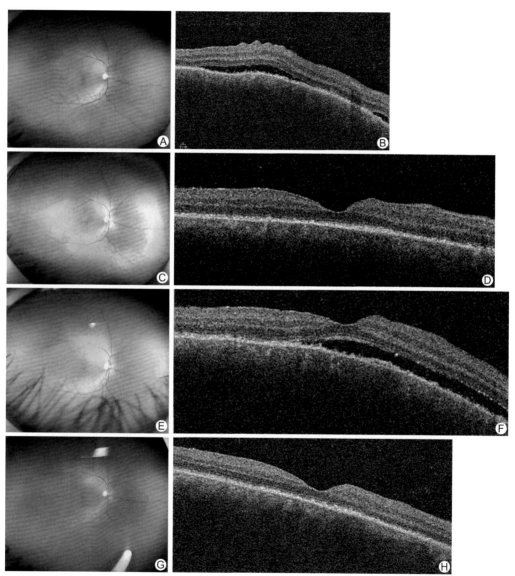

A、B.眼底照相及 OCT 图像（2020.06.23）；C、D.眼底照相及 OCT 图像（2020.06.28）；E、F.眼底照相及 OCT 图像（2020.07.10）；G、H.眼底照相及 OCT 图像（2020.07.27）。

图 40-3 第 3 次入院检查

## 病例解析

交感性眼炎（sympathetic ophthalmia，SO）是一眼发生眼球穿通伤或内眼手术后引起的双眼急性或亚急性非化脓性肉芽肿性葡萄膜，炎症可以出现在受伤眼及内眼手术眼（激发眼）不同时期，另一眼（交感眼）也出现同样性质炎症。SO 发病率较低，有报道 SO 的发病率在穿透性眼外伤术后为 0.2% ～ 0.5%，内眼手术后为 0.01%。SO 的主要表现为交感眼视物模糊（尤其近处）、飞蚊症、疼痛、幻觉和畏光，包括结膜充血和肉芽肿性葡萄膜炎，伴有角膜羊脂状沉淀物和 Dalen-Fuch 结节，在 30% ～ 50% 的病例中可能存在该征；也可有玻璃体炎、视乳头炎、视网膜血管炎和渗出性视网膜脱离及脉络膜浸润；在罕见情况下还会出现眼外症状，如听力丧失、头痛、白癜风和脑膜刺激。

SO 的发病机制尚不明确，目前认为是眼组织抗原，包括葡萄膜色素相关抗原、视网膜可溶性抗原（S 抗原）、晶状体抗原等暴露于结膜或眶内淋巴组织诱发的 T 淋巴细胞介导的迟发性超敏反应。SO 的发病机制可能与其他葡萄膜炎具有相同的特性，如 VKH 和白塞病。因为该信号失衡增加了 Th17 细胞的致病倾向，诱导了自身免疫性葡萄膜炎。Deng 最近发现 PDCD1 单核苷酸多态性与汉族人群易感性相关。需要对更大的患者群体进行进一步的研究，以进一步阐明与交感性眼炎相关的遗传学，可能有助于发现该疾病的其他病理生理学机制，并有助于发现 SO 的易感人群。

SO 发病的潜伏期为 5 天至 66 年，高发期是出现诱发因素后 4 ～ 8 周，穿透性眼外伤诱发 SO 平均潜伏期为 6.5 个月，内眼手术后潜伏期为 14.3 个月。临床上多根据患者刺激眼的既往穿通伤或内眼手术等病史，一旦发现交感眼有前段或后段的葡萄膜炎症体征，尤其是伤后 8 周内，即可做出 SO 的诊断。该病例从第 1 次术后即有头痛体征出现，未予以重视，第 2 次入院后出现明显的视力下降伴前节改变（羊脂状 KP 等）和眼底视盘及后极部水肿，视网膜大泡样改变，OCT 提示 RPE 多灶性泡性视网膜下液，明确刺激眼穿通伤及 4 次手术史，包括玻璃体切割手术史，故迅速确诊为双眼交感性眼炎。本病例主要依靠外伤史及手术史、眼底表现诊断，而现在眼底照相、荧光素血管造影术、吲哚菁绿血管造影术在评估眼部炎症方面是有用的。OCT 已被用于记录交感性眼炎病例的视网膜隆起，可以识别浆液性视网膜脱离和视网膜内水肿，以及揭示 RPE 的解体和内部视网膜的组织紊乱。Rogaczewska 等报告了运用 OCT 有助于识别 SO 疾病的早期表现。OCT 作为一种非接触性及非侵入性的方法，可以对 SO 做出及时诊断和随访病情变化。

SO 若不及时治疗可导致双目失明。系统性皮质类固醇通常是治疗交感性眼炎的一线药物。全身性类固醇可以有效缓解症状并获得良好的视力结果。更具体地说，在大多数情况下，长期减量约 12 个月的高剂量口服泼尼松是有效控制炎症的方案。长期免疫抑制治疗的替代形式，如环孢霉素、甲氨蝶呤或硫唑嘌呤，用于对全身皮质类固醇不耐受的患者或需要长期使用全身皮质类固醇治疗以维持眼部炎症控制的慢性病例。在皮质类固醇治疗无效或耐受性差的情况下，阿达木单抗等生物制剂也可作为潜在的药物选择。为了减少对全身性免疫抑制的依赖，已经对持续释放局部药物来实现交感性眼炎的缓解进行了试验。这些局部治疗为 SO 患者提供了一种有希望的治疗选择，因为交感性眼炎中细胞介导的自身免疫反应仅限于眼睛。Mansour 对 6 名 SO 的患者运用地塞米松缓释制剂控制眼部炎症的情况进行了报道。在本例 SO 患者中，在诊断明确后及时给予患者甲泼尼龙激素冲击及生物制剂（阿达木单抗）治疗，但是患者再次复发并伴有精神异常兴奋反应，提示激素对神经系统的毒副作用，于是我们给其加用局部玻璃体腔注射傲迪适及全身加用环磷酰胺，之后病情好转并稳定。

交感性眼炎涉及多种机制，包括 IL-23/IL-17 途径的激活。目前的重点是早期识别疾病，可以借助眼部多模式成像进行早期识别并判断治疗效果。多数人主张常规使用 OCT 进行筛查和疾病监测。全身性类固醇和类固醇联合免疫抑制剂仍然是治疗的主体。

## 雷剑琴教授病例点评

该病例有明确的外伤史及典型的类似 VKH 的眼底改变，交感眼可见多灶性泡状视网膜脱离，OCT 可见杆状层分离，故诊断明确。另外，该患者还出现 VKH 样的系统性改变，包括头痛和后期出现的白癜风。有报道 SO 也常伴有 HLA-DR4 阳性，因此，SO 可能与 VKH 具有相同的基因易感性。

在出现 SO 之前摘除伤眼（通常在伤后 14 天内）是唯一预防 SO 的方法，一旦非受伤眼已发生 SO，再去摘除伤眼，并不能对治疗有所帮助。然而，玻璃体视网膜手术技术的发展可以使很多重伤的患眼得以保全，甚至还能保留部分视功能。因此越来越多的眼科医生不愿在早期就摘除伤眼，况且 SO 的发生率极低。对于给这例患者在早期选择行玻璃体手术，而不是眼球摘除还存在争议。

SO 在治疗上也同 VKH，以激素治疗为主，通常要联合免疫抑制剂或生物制剂，以减轻长期大剂量使用激素的不良反应。该患者在早期口服大剂量激素后出现了精神系统的不良反应，在激素开始减量后视网膜下液又有反复。在风湿科医生的指导下，给患者联合使用了阿达木单抗和细胞毒性药物，成功地使激素维持在较小

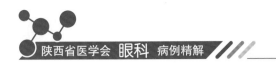
剂量，精神症状消失并且病情得以稳定。SO的维持治疗疗程通常建议在8个月以上，本病例总疗程超过1年，最终病情完全控制，且停药后未见反复。

## 参考文献

1. TAN X L, SEEN S, DUTTAMAJUMDER P, et al. Analysis of 130 cases of sympathetic ophthalmia：a retrospective multicenter case series. Ocul Immunol Inflamm, 2019, 27（8）：1259-1266.

2. FROMAL O V, SWAMINATHAN V, SOARES R R, et al. Recent advances in diagnosis and management of sympathetic ophthalmia. Curr Opin Ophthalmol, 2021, 32（6）：555-560.

3. GUZMAN-SALA P J, SERNA-OJEDA J C, GUINTO ARCOS E B, et al. Characteristics of sympathetic ophthalmia in a single international center. Open Ophthalmol J, 2016, 10：154-159.

4. YANG J, Li Y, XIE R T, et al. Sympathetic ophthalmia：report of a case series and comprehensive review of the literature. Eur J Ophthalmol, 2021, 31（6）：3099-3109.

5. ZHONG Z, SU G, KIJLSTRA A, et al. Activation of the interleukin-23/interleukin-17 signalling pathway in autoinflammatory and autoimmune uveitis. Prog Retin Eye Res, 2021, 80：100866.

6. DENG J, HU J, TAN H, et al. Association of a PDCD1 polymorphism with sympathetic ophthalmia in Han Chinese. Invest Ophthalmol Vis Sci, 2017, 58（10）：4218-4222.

7. TYAGI M, AGARWAL K, REDDY PAPPURU R R, et al. Sympathetic ophthalmia after vitreoretinal surgeries：incidence, clinical presentations and outcomes of a rare disease. Semin Ophthalmol, 2019, 34（3）：157-162.

8. ROGACZEWSKA M, IWANIK K, STOPA M. Early presentation of sympathetic ophthalmia in optical coherence tomography studies：a case report. Indian J Ophthalmol, 2020, 68（9）：2019-2022.

9. HIYAMA T, HARADA Y, KIUCHI Y. Effective treatment of refractory sympathetic ophthalmia with glaucoma using adalimumab. Am J Ophthalmol Case Rep, 2019, 14：1-4.

10. HIYAMA T, HARADA Y, KIUCHI Y. Efficacy and safety of adalimumab therapy for the treatment of noninfectious uveitis：efficacy comparison among uveitis aetiologies. Ocul Immunol Inflamm, 2022, 30（4）：951-958.

11. PARK S E, JUN J W, LEE D H, et al. The effect of adalimumab in Korean patients with refractory noninfectious uveitis. Yonsei Med J, 2021, 62（2）：177-181.

12. MANSOUR A M. Dexamethasone implant as sole therapy in sympathetic ophthalmia. Case Rep Ophthalmol, 2018, 9（2）：257-263.

13. BRAR M, SHARMA M, GREWAL S P S, et al. Treatment response in sympathetic ophthalmia as assessed by widefield OCT angiography. Ophthalmic Surg Lasers Imaging Retina, 2018, 49（9）：726-730.

（陈丽　雷剑琴　倪梦媛）

# 病例 41
## 眼部碱烧伤修复期的治疗

### 病例介绍

患者，男，49 岁，右眼碱烧伤 2 年，伴睁眼困难、眼磨半年。

现病史：患者 2 年前因右眼碱烧伤，在我院行右眼角膜移植＋羊膜移植术，手术后病情平稳，近半年来右眼睁眼困难，眼球运动受限，伴视物模糊，伴眼磨眼红，无眼胀眼痛，无头痛恶心。

既往史：否认高血压、糖尿病病史。

专科检查。视力：右眼光感，左眼 0.8。右眼结膜充血，巩膜白色无结节及充血，角膜下方混浊结膜化，局部增厚，新生血管长入，并与睑结膜粘连，眼球活动受限，角膜上方透明，隐见前房深度可，晶状体混浊，眼底不清，眼压 Tn。

诊断：右眼碱烧伤（修复期），右眼角膜缘干细胞功能障碍，右眼睑球粘连，右眼白内障。

### 诊断思维

眼部碱烧伤后角膜缘区缺血，角膜缘干细胞功能障碍。对角膜缘功能不良者行异体角膜缘干细胞移植术，角膜上皮修复迅速，抑制新生血管，抑制角膜结膜化、血管化及睑球粘连，重建透明的角膜。角膜缘干细胞移植的成功率取决于角膜基质的微环境。

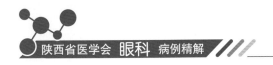
患者是眼部碱烧伤瘢痕修复期，组织修复，各种并发症出现，角膜缘干细胞功能障碍，角膜缘缺血＞1/3，遂行角膜缘干细胞移植术。病情稳定后行眼表重建，包括角膜缘干细胞移植、光学性角膜移植、外伤性白内障手术、眼睑粘连分离等。

## 诊疗思路和经过

患者住院后详细询问病史，进行眼科常规裂隙灯显微镜检查（图41-1），眼底检查，B超检查（图41-2），眼表干眼检查，UBM检查，角膜OCT检查（图41-3），眼部VEP检查（图41-4）；全身系统检查，包括血尿常规、肝肾功能、心电图。

患者住院期间局部用药：左氧氟沙星滴眼液4次/天，普拉洛芬滴眼液4次/天，醋酸泼尼松龙滴眼液4次/天，玻璃酸钠滴眼液4次/天，眼部手术后使用免疫抑制剂他克莫司滴眼液4次/天。

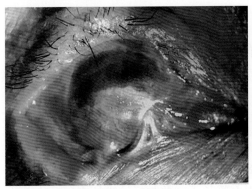

图41-1 右眼碱烧伤

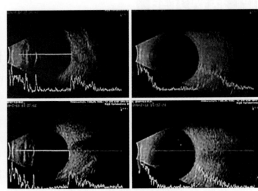

图41-2 眼部B超检查

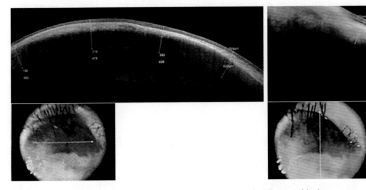

图41-3 角膜OCT检查

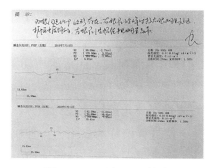

图 41-4 眼部 VEP 检查

给予患者在基础麻醉＋球周阻滞麻醉下行右眼异体角膜缘干细胞移植＋睑球粘连分离＋结膜囊成形＋羊膜移植术。制备异体带环角膜缘干细胞备用，显微镜下彻底清除角结膜粘连，去除角膜表面增生组织，植入异体角膜缘干细胞植片，10-0线间断缝合，植片植床贴服对合。眼睑球粘连分离，缝合固定球结膜移植片，成形下穹隆结构。保存的羊膜组织片于 1∶2000 妥布霉素液中复水，术野表面覆盖单层羊膜，上皮面朝上，8-0 可吸收缝线间断缝合固定羊膜，修剪多余羊膜组织，术毕（图 41-5）。

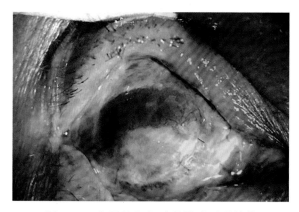

图 41-5 角膜缘干细胞移植术后眼前节

患者手术后使用全身抗感染治疗，曲安奈德注射液 20 mg 球周注射 1 次/周，继续眼部用药。手术后检查。视力：右眼光感，左眼 0.8。右眼羊膜平覆在位，结膜面平整，眼球运动自如，眼睑闭合良好，角膜缘植片对合可，角膜下方灰白色混浊，角膜上方透明，前房深度可，余结构不清，眼压正常。

嘱患者定期复查，治疗后 1 个月每周复诊 1 次，2～3 个月每 2 周复诊 1 次，以后每月复诊 1 次。详细记录患者视力、眼压、角膜上皮愈合程度、新生血管程度、

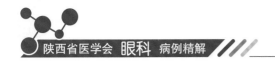

球结膜血供、眼睑闭合等情况，根据病情发展调整治疗方案。1个月拆线，评估临床疗效，术后随访1年眼部情况稳定。

进行异体角膜缘干细胞移植术治疗时，注意术中切除角膜缘病灶时基底平滑，深度得当，将坏死变性的角膜缘部和浅层角巩膜切除，尽量保留完好的组织，单眼角膜缘部受损面积<1/4，可采取自体角膜缘上皮为植片，缝合平整，松紧合适，利于生长愈合，术后加压包扎，促进移植片的黏附力，加快愈合。角膜缘损伤后，角膜发生结膜上皮化，大量新生血管侵入角膜，角膜混浊，碱烧伤后早期施行角膜移植术，导致机体免疫排异加重，角膜植片不稳定并再次溶解。伤后角膜组织有穿孔危险，可考虑行板层角膜移植术和穿透性角膜移植术；已发生穿孔者行穿透性角膜移植术，角膜溶解变薄者行板层角膜移植术。术中切除角膜病灶时基底平整，清除溶解角膜，防止向深部组织渗透。

## 病例解析

眼部碱烧伤大多病程长、愈合慢，碱烧伤后经历急性期、血管新生期及瘢痕修复期，碱烧伤后角膜、角膜缘同时受损，切断了角膜上皮的来源，可致角结膜上皮坏死脱落、角膜溶解、新生血管形成、假性翳肉长入、睑球粘连、睑内翻等。

患者住院后详细询问病史，给予抗感染及支持治疗。眼部用药：左氧氟沙星滴眼液、普拉洛芬滴眼液，预防细菌感染；醋酸泼尼松龙滴眼液，减轻炎性渗出，抑制新生血管形成；玻璃酸钠滴眼液，保护眼表；他克莫司滴眼液，眼部免疫抑制剂，具有免疫抑制作用，作用于免疫过程的多个环节，减轻免疫反应。碱烧伤使角膜缘区缺血、角膜缘干细胞功能障碍，对角膜缘功能不良可行角膜缘干细胞移植，促进角膜上皮迅速修复，抑制新生血管和睑球粘连。患者手术后视力不佳，伴有角膜白斑、白内障（待分期治疗），患者出院后需要定期复查。

眼部碱烧伤损害严重、并发症多、致盲率高，预防非常重要。患者主要为农民劳动者，应进行岗位安全教育，增强个人防护意识，配戴防护眼镜，加强管理。

## 吴洁教授病例点评

眼部碱烧伤属于常见眼外伤，会对眼表组织造成严重损伤，导致角结膜上皮坏死缺损、角膜混浊、白内障、睑球粘连等，是临床上复杂难治的眼病。治疗目的是尽快使创面愈合，减少并发症，保护视力。角膜损伤后新生血管形成是由于抑制与促进血管形成的因子之间调节失衡。重度碱烧伤患者常出现角膜严重血管化、角膜白斑、睑球粘连广泛，术后视力提高不明显。

进行异体角膜缘干细胞移植术治疗时，注意术中切除角膜缘病灶时基底平滑，深度得当，将坏死变性的角膜缘部和浅层角巩膜切除，尽量保留完好的组织，抑制角膜结膜化、血管化；手术时注意缝合平整，植片固定不宜太紧，术后加压包扎促进移植片的黏附力，利于生长愈合。眼部碱烧伤后，角膜发生结膜上皮化，大量的新生血管侵入使角膜混浊，碱烧伤后早期施行角膜移植术会导致机体免疫排异加重，角膜植片不稳定，再次溶解，待眼表情况稳定后二期行角膜移植术。

眼部碱烧伤程度与视力恢复、角膜新生血管化、角膜上皮修复、并发症发生率相关。眼部碱烧伤后根据角膜、结膜及眼睑损伤程度进行判断，选择恰当的时机采取相应的措施，以获得更好的疗效。

## 参考文献

1. 李保江, 李霞, 高晓唯, 等. 自体角膜缘干细胞分期移植治疗中重度眼部碱烧伤. 国际眼科杂志, 2007, 7（5）: 1444-1446.

2. 王健, 解正高, 杜伟. 角膜碱性烧伤药物治疗的现状与研究进展. 中华眼科医学杂志, 2017, 7（4）: 184-190.

3. 史伟云, 高华, 王富华, 等. 重度角膜烧伤后患者行穿透性角膜移植联合异体角膜缘移植术的疗效分析. 中华眼科杂志, 2005, 41（5）: 394-398.

4. 修立恒, 曾小平. 眼碱烧伤的治疗现状. 遵义医学院学报, 2012, 35（6）: 553-556.

5. 庄宪丽, 史伟云, 王婷, 等. 重度眼部碱烧伤早期多次羊膜移植治疗疗效分析. 临床眼科杂志, 2008, 16（3）: 217-220.

（惠玲　吴洁　程燕）

# 病例 42
## 首诊眼科的颅内静脉窦血栓形成

## 📋 病例介绍

患者，女，一过性视物模糊 3 个月，加重 1 周。

现病史：3 个月前患者体位改变时出现双眼一过性视物模糊，无视物发暗、视物变形，无眼球运动痛，视物无重影，发病后视力无进行性降低。近 1 周一过性视物模糊症状发作频繁，伴有头痛及耳鸣，无恶心及呕吐。门诊行视盘 OCT 检查提示双眼视盘水肿，以"双眼视盘水肿原因待查"收治。

既往史：双眼屈光不正，既往戴镜矫正视力；2004 年、2008 年、2013 年行剖宫产手术，长期口服避孕药物。

专科检查。视力：右眼 0.4，左眼 0.4。矫正视力：右眼 –2.50 DS/–0.5 DC × 170° → 1.0，左眼 –2.00 DS/–0.5 DC × 170° → 1.0。双眼前节检查，眼底检查、OCT 检查、FFA 检查、头颅 MRI 检查、视野检查见图 42–1 ～图 42–5。

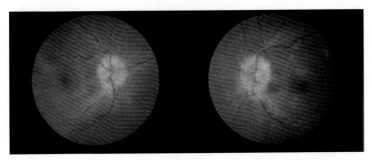

图 42-1　双眼视盘水肿、边界不清，盘周静脉血管迂曲扩张

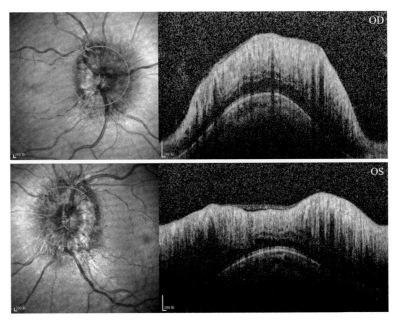

图 42-2 OCT 显示双眼视盘水肿

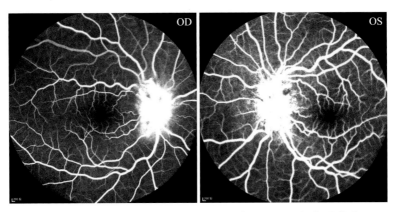

图 42-3 FFA 显示双眼晚期视盘荧光渗漏，双眼视盘强荧光

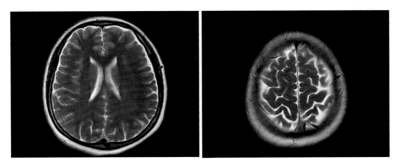

图 42-4 头颅 MRI 平扫显示颅脑中线对称，脑室对称，未见异常

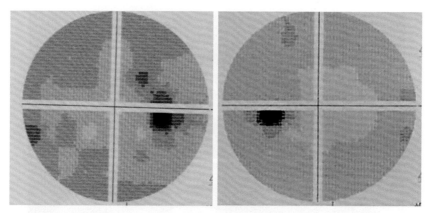

图 42-5　视野检查显示双眼生理盲点扩大

## 诊断思维

　　患者为年轻女性，体型偏胖，既往多次妊娠及口服避孕药物。首发症状一过性视物模糊伴头痛及耳鸣，专科检查：双眼矫正视力 1.0，双眼视盘水肿、边界不清。头颅 MRI 平扫未见占位性病变。凝血检查：血浆 D- 二聚体 1311 ng/mL（参考范围 0～500 ng/mL），红细胞沉降率 34 mm/h（参考范围 0～20 mm/h）。提示血液高凝状态，考虑与患者长期口服避孕药、多次妊娠有关。首发症状为一过性视物模糊伴耳鸣，双眼视盘水肿，但视功能未见明显受损，可排除视神经疾病。目前需进一步排除颅内压增高。

## 诊疗思路和经过

　　入院后常规检查：血浆 D- 二聚体 1311 ng/mL，红细胞沉降率 34 mm/h。依据患者病史及专科检查，患者血液呈高凝状态，考虑与患者长期口服避孕药、多次妊娠有关。患者眼科症状为一过性视物模糊伴耳鸣，眼底检查显示双眼视盘水肿，但视功能未见明显受损，颅脑 MRI 检查可排除颅内占位，但暂不排除其他原因导致颅内压增高。建议患者行腰椎穿刺，患者暂不接受，故先行眼眶 MRI 检查（图 42-6）。

　　眼眶 MRI 轴位 $T_2$ 像的典型临床征象提示颅内压增高。与患者充分沟通后，行腰椎穿刺术，提示颅内压＞400 mm $H_2O$，脑脊液常规、生化检查未见异常。为进一步明确颅内压增高原因，进一步完善 MRV 检查（图 42-7）。

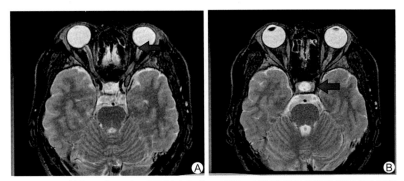

A. 眼眶 MRI 轴位 $T_2$ 像显示双眼视神经扭曲、增粗，双眼视神经周围蛛网膜下腔增宽；
B. 眼眶 MRI 轴位 $T_2$ 像显示空泡蝶鞍。

图 42-6　眼眶 MRI 检查

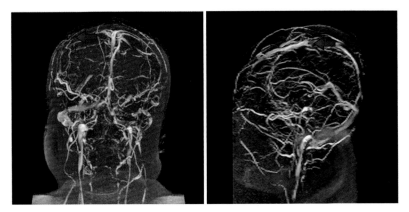

图 42-7　颅脑 MRV 显示上矢状窦血栓形成

患者转院至上级医院神经内科住院治疗，入院诊断：颅内静脉窦血栓形成。给予甘露醇、肝素等药物治疗，经联合降颅压及抗凝治疗，患者自觉头痛症状缓解，颅内压恢复正常，血浆 D- 二聚体测定值为 650 ng/mL，上级医院建议患者行颅内静脉窦支架手术，患者及家属未接受手术治疗。随访至今，患者双眼视盘水肿较入院时减轻，偶有头痛，出院后未检测颅内压。

## 病例解析

颅内静脉窦血栓形成（cerebral venous sinus thrombosis，CVST）占脑血管疾病的 3.5% ～ 10.0%，可发生于任何年龄段，多发生于新生儿和 30 岁成年人，男女发病比例为 5 : 1.5，发病形式分为急性、亚急性、慢性起病。病因分为感染性和非感染性因素。感染性因素以海绵窦、横窦、乙状窦血栓形成多见，常继发于面、眼、耳、鼻、咽和鼻窦的感染。中耳和乳突的炎症破坏骨质导致直接压迫或窦壁炎症可引起横窦或乙状窦血栓形成。非感染性 CVST 的主要原因是心脏病、产褥期疾病、血液病及长期口服避孕药等。需要说明的是，在临床上约有 35% 的患者没有明确的病因。自身激素分泌及血栓形成的遗传因素在 CVST 中可能起到了重要作用。

CVST 的临床表现无特异性，患者颅内压多为缓慢升高，故临床征象不典型。患者多以视力下降、视盘水肿为主要表现，神经功能缺损症状不明显，易误诊为视乳头炎及单纯的视盘水肿。头颅 MRI 检查对 CVST 的敏感性低，通常只能发现一些间接征象。眼眶 MRI 检查的典型征象：双眼视神经增粗、扭曲，双眼视神经周围蛛网膜下腔增宽，合并空蝶鞍。在临床上可早期无创评估颅内压是否增高，从而为后期进一步诊疗提供思路。

## 魏世辉教授病例点评

CVST 是脑血管疾病中的一种特殊类型，发病机制目前未完全阐明。该病病因多且临床症状和体征各异，临床诊断困难，易造成误诊。数字减影血管造影（digital subtraction angiograthy，DSA）是诊断 CVST 的"金标准"。

眼科医生对 CVST 认识不足，且整体观意识不足，诊断思路狭窄，不能及时行 MRV、MRA、DSA 检查，难免误诊、漏诊。由于该病起病多为视盘水肿，当其他临床症状不典型或不明显时，眼科医生容易误诊为其他视盘水肿的眼科疾病，如视乳头血管炎或前部缺血性视神经病变。单纯依靠颅脑 CT 检查或头颅 MRI 检查，对 CVST 诊断的敏感性低。故该病的诊断应结合病史、症状、体征及辅助检查进行综合分析。

临床症状方面，CVST 引发视盘水肿的隆起程度较高，隆起程度多大于 3D，同时多合并颅内压增高的症状。当临床中出现双眼视盘水肿伴外展神经麻痹患者应想到颅内高压的可能。辅助检查方面：眼眶 MRI 较头颅 CT 及头颅 MRI 特异性高，通过眼眶 MRI 检查可了解视神经走行、视神经周围蛛网膜下腔有无增宽、是否合并空蝶鞍。早期无创评估是否存在颅内压增高，从而指导后续诊疗。

结合本例患者眼部症状及眼眶 MRI 的特征性表现，早期判定患者存在颅内高压，及时行 MRV 检查，早期诊断颅内静脉窦血栓形成，使患者得到及时救治。虽然 CVST 患者首诊眼科比例有限，但眼科医生需具备此类疾病的诊疗思路，减少该病在眼科的误诊率。

## 参考文献

1. WALL M, FALARDEAU J, FLETCHER W A, et al. Risk factors for poor visual outcome in patients with idiopathic intracranial hypertension. Neurology, 2015, 85（9）: 799-805.

2. FRIEDMAN D I, LIU G T, DIGRE K B. Revised diagnostic criteria for the pseudotumor cerebri syndrome in adults and children. Neurology, 2013, 81（13）: 1159-1165.

3. KRISTIANSSON H, NISSBORG E, BARTEK J J R, et al. Measuring elevated intracranial pressure through noninvasive methods: A review of the literature. J Neurosurg Anesthesiol, 2013, 25（4）: 372-385.

4. SCOTT C J, KARDON R H, LEE A G, et al. Diagnosis and grading of papilledema in patients with raised intracranial pressure using optical coherence tomography vs clinical expert assessment using a clinical staging scale. Arch Ophthalmol, 2010, 128（6）: 705-711.

5. 李梅, 徐全刚, 王均清, 等. 核磁共振成像显示视神经蛛网膜下腔增宽的病因分析. 中华眼科杂志, 2016, 52（12）: 911-917.

（李梅　王彦荣　王琦）

# 病例 43
## 以玻璃体积血为首发症状的双眼后巩膜炎

## 病例介绍

患者，男，41 岁，右眼视物不见 2 周，无眼痛、眼胀等不适。

既往史：既往体健，无高血压、糖尿病等全身病，无家族遗传病史。

专科检查。视力：右眼手动/眼前，左眼 0.9，矫正无提高。双眼眼前节未见异常。右眼玻璃体混浊积血，眼底不见。左眼屈光间质清，眼底未见异常（图 43-1）。双眼眼压正常。眼部 B 超发现右眼后巩膜增厚，右眼玻璃体混浊积血（图 43-2）。实验室检查除 C 反应蛋白阳性外，其余均阴性（风湿、红细胞沉降率、免疫球蛋白、自身抗体、系统性多血管炎测定、传染病）。

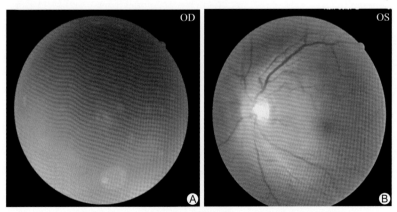

A. 右眼玻璃体积血红色反光，眼底不见；B. 左眼眼底未见异常。

图 43-1　双眼眼底照相

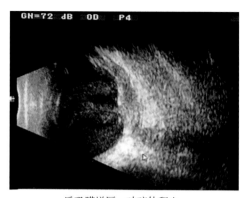

后巩膜增厚，玻璃体积血。

图 43-2 右眼 B 超检查

## 📋 诊断思维

患者为中年男性，此次病史 2 周，不伴明显眼痛、眼胀。考虑玻璃体积血的原因复杂，除眼底血管性疾病外，不排除其他导致玻璃体积血的疾病。右眼 B 超显示右眼后巩膜增厚，初步考虑右眼后巩膜炎，而玻璃体积血的原因与后巩膜炎的关系尚有待证实。此次入院诊断：①玻璃体积血（右）；②巩膜炎（右）。

## 📋 诊疗思路和经过

入院 2 天后行右眼玻璃体切割加硅油注入术，术中发现玻璃体腔大量致密暗红色团块状积血，视乳头色淡、边界不清，视乳头颞下方放射状出血，表面新生血管。下方视网膜纵行条带状皱褶，并伴视网膜下实性球状隆起，隆起处血管略增粗（图 43-3）。故考虑右眼玻璃体积血系巩膜炎导致视乳头炎症及新生血管出血所致。术后给予曲安奈德 20 mg 右眼球后注射后出院。出院后给予泼尼松滴眼液点眼 4 次/天。出院时视力：右眼指数/眼前，左眼 0.9。

出院 2 周后患者因"右眼疼痛 1 天，左眼视力下降 1 天"再次入院。专科检查。视力：右眼手动/眼前，左眼 0.3. 矫正视力：左眼 0.6。右眼前节正常，左眼角膜少量 KP，房水闪辉（+），瞳孔直径 5 mm，对光反射迟钝，眼底发现双眼视网膜下均出现实性隆起（图 43-4），右眼视盘水肿。B 超检查可见球内、眶内肿物改变（图 43-5），遂行双眼 MRI（图 43-6）、荧光素眼底血管造影及脉络膜造影检查（图 43-7）。MRI

和眼底造影均报告不排除眼眶及球内肿瘤和转移癌可能。遂行腹部 B 超、胸部 CT 等检查，排除全身病变。为进一步明确诊断，于入院第 5 天行右眼眶内肿物活检。切除右眼眶外下方球壁肿物组织送检，结果回报慢性炎症伴炎性渗出、出血、纤维结缔组织增生等（图 43-8）。排除眶内肿物系肿瘤组织，考虑后巩膜炎导致球内及眶内占位。

因病变严重，发展较快，决定予甲泼尼龙静脉滴注 500 mg 2 次/天，冲击治疗 4 天，患者眼痛消失，视力提高。出院时视力：右眼手动/眼前，左眼 0.6；颞侧视网膜隆起明显好转（图 43-9）。出院后予以强的松片 60 mg 口服 1 次/天，并按时减量；醋酸泼尼松滴眼液点双眼 6 次/天；复方托吡卡胺滴眼液点左眼，3 次/天。出院诊断：①双眼后巩膜炎；②硅油眼（右）；③急性前葡萄膜炎（左）。

出院 1 个月复查，视力：右眼 0.01，左眼 0.8，视网膜平伏（图 43-10）。

出院 2 个月复查，视力：右眼 0.01，左眼 1.0，视网膜平伏（图 43-11）。

出院 3 个月复查，视力：右眼 0.01，左眼 1.0，视网膜平伏（图 43-12，图 43-13）。

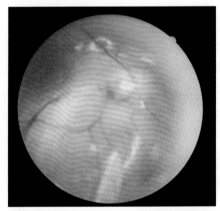

右眼视乳头颞侧放射状出血，表面新生血管，下方视网膜皱褶并伴视网膜下球状隆起。

图 43-3　手术后右眼眼底照相

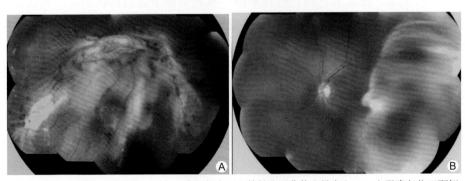

A. 右眼明显实性隆起，右眼位于下方，隆起部表面血管扩张迂曲伴少量出血；B. 左眼隆起位于颞侧。

图 43-4　双眼眼底照相

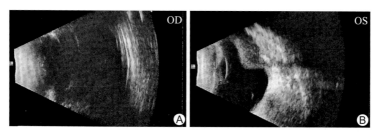

A. 右眼硅油眼；B. 左眼可见球内明显的隆起占位。

图 43-5　第 2 次入院 B 超检查

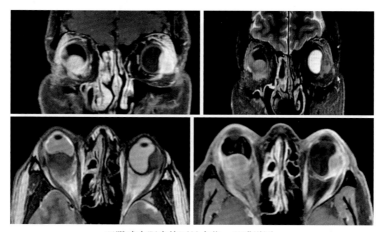

双眼球内眶内均可见占位，巩膜增厚。

图 43-6　第 2 次入院双眼 MRI 及增强 MRI 检查

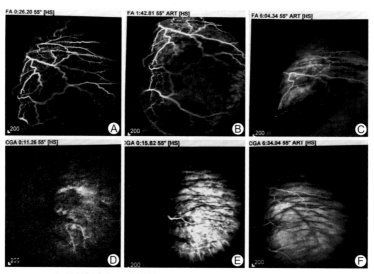

左眼颞侧隆起区造影结果，A～C 为 FFA，D～F 为 ICG。

图 43-7　第 2 次入院 FFA 及 ICG 检查

303

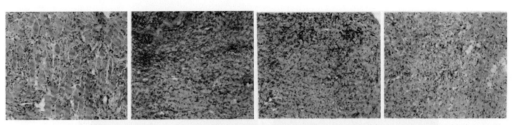

右眼球下方检查显示送检横纹肌组织、脂肪组织及纤维结缔组织慢性炎伴炎性渗出、出血、纤维结缔组织增生及透明变性,部分细胞挤压变形。

图 43-8  右眼眶内组织活检

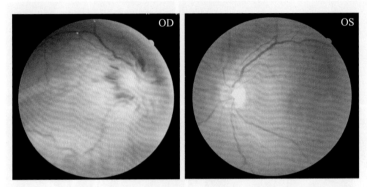

图 43-9  大剂量激素治疗后眼底照相显示视网膜隆起明显好转

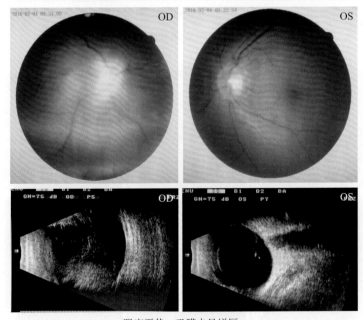

眼底平伏,巩膜未见增厚。

图 43-10  出院后 1 个月眼底照相及 B 超检查

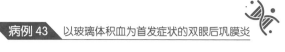
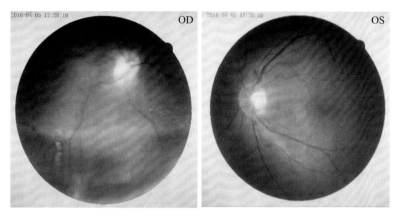

图 43-11 出院后 2 个月眼底照相显示视网膜平伏

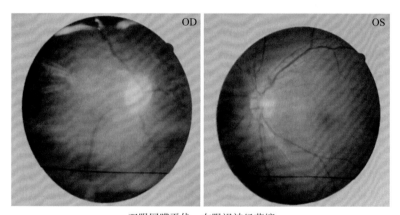

双眼网膜平伏，右眼视神经萎缩

图 43-12 出院后 3 个月眼底照相

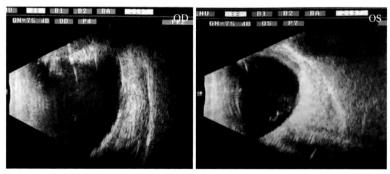

未见明显球内眶内占位。

图 43-13 出院后 3 个月 B 超检查

# 病例解析

巩膜炎是临床上并不少见的一种眼病，多数与免疫相关，分为表层巩膜炎、前巩膜炎和后巩膜炎。其中后巩膜炎临床上少见，约占巩膜炎的10%，是一种发生在眼球赤道后部及视神经周围巩膜的炎症，常引起眼球后部结构的改变及破坏。其临床表现多样，需要和许多眼科疾病进行鉴别。

后巩膜炎常见症状为眼胀痛、视力下降、眼部充血。有些患者无症状或仅有其中一种症状，严重的伴有眼睑水肿，巩膜表面血管怒张、迂曲，球结膜水肿，眼球突出或出现复视。后极部眼球壁水肿、增厚使视网膜向前移动，导致获得性轴性远视，或引起近视减轻/远视加重。同时可表现为前巩膜炎、眼底异常及眼压升高等。合并前巩膜炎者，伴有眼红、眼痛等前葡萄膜炎表现。后巩膜炎可伴有视盘水肿、黄斑囊样水肿、浆液性视网膜脱离、视神经炎、球后视神经炎等眼底改变。部分患者同时伴有眼压升高。后巩膜炎的病理改变多为慢性肉芽肿性炎症，表现为慢性炎症，病变部位有大量的多核白细胞、巨噬细胞及淋巴细胞浸润，与炎性组织形成弥漫性肥厚性病灶。

后巩膜炎在临床上的诊断相对不容易，需要借助FFA和ICG造影，以及B超、CT、MRI等。同时免疫学检查也有助于诊断，包括类风湿因子、抗核抗体、抗线粒体抗体、补体、抗甲状腺球蛋白抗体等的阳性。临床上需要与脉络膜黑色素瘤、脉络膜转移癌、原发性青光眼、眶蜂窝织炎、眼眶炎性假瘤、渗出性视网膜脱离、视网膜动静脉阻塞以及眼眶肿瘤等鉴别。

本患者历经2次住院，第1次发病时，患者前期并没有眼红、眼痛症状，初始仅以玻璃体积血、视力下降为首发症状，这在临床上非常少见。故入院时并未考虑是后巩膜炎所致，但手术中切除玻璃体积血后，发现下方视网膜球状隆起，全视网膜未见常见的血管性病变，仅在视乳头颞下方可见少量出血及新生血管。考虑积血系后巩膜炎导致视盘炎症及新生血管出血所致，故手术后视力并未提高。术后2周右眼出现疼痛，左眼视力下降，并出现球内眶内占位，辅助检查不排除肿瘤。做了一系列检查，并行右眼组织活检，经过大剂量激素的治疗，患者症状好转，最终明确患者双眼的后巩膜炎诊断成立。

此例患者初始表现为玻璃体积血，出院后2周双眼发病，进展迅速，临床非常少见。第1次发病住院时，因为是单眼发病，手术后仅以糖皮质激素滴眼液点眼，而未给予全身使用激素。这可能也是患者再次发病的原因，这是本病例的教训所在。

## 郑玉萍教授病例点评

　　巩膜炎的临床表现和预后差别很大。后巩膜炎大多可以通过眼痛、B 超图像中的 T 征、OCT 图像中的脉络膜增厚和皱褶等给予诊断。但患者在 2 次入院时所有的影像学检查都指向眼内和眼周的实性占位性病变，甚至有脉络膜黑色素瘤的可能。主诊医生综合患者双眼发病、持续性眼痛、病情发展快、首次入院时的 B 超检查（后部巩膜增厚）等特征坚持巩膜炎的诊断，并及时给予组织活检，最终通过病理检查得以确诊。这种以占位性肿瘤为表现的后部弥漫性巩膜炎极为少见，主诊医生的临床经验和诊疗思维对于病情的诊断具有重要作用。

### 参考文献

1. OKHRAVI N, ODUFUWA B, MCCLUSKEY P, et al. Scleritis. Surv Ophthalmol, 2005, 50（4）：351-363.

2. SHUKLA D, KIM R. Giant nodular posterior scleritis simulating choroidal melanoma. Indian J Ophthalmol, 2006, 54（2）：120-122.

3. UDDIN J M, RENNIE C A, MOORE A T. Bilateral non-specific orbital inflammation, posterior scleritis, and anterior uveitis associated with hypothyroidism in a child. Br J Ophthalmol, 2002, 86（8）：936.

4. 张雪菲，单飞雪. 后巩膜炎的长期随访观察. 哈尔滨医科大学学报, 1997, 4：54-56.

5. HORO S, SUDHARSHAN S, BISWAS J. Recurrent posterior scleritis-report of a case. Ocul Immunol Inflamm, 2006, 14（1）：51-56.

6. 谢立信，史伟云. 中华眼科学. 3 版. 北京：人民卫生出版社. 2014：1463-1469.

（刘燕　王萍　张琼）

# 病例44
# 妊娠高血压综合征合并视网膜脱离

## 📋 病例介绍

患者，女，28岁，双眼视力下降，伴头痛2天。

既往史：2天前曾于当地县医院行剖宫产手术，术中及术后病情平稳，血压有所升高，血压最高为150/90 mmHg；否认高血压、心脏病、糖尿病病史，妊娠期间孕检正常。

专科检查。视力：右眼指数/眼前，左眼0.4。眼压：右眼12.0 mmHg，左眼13.0 mmHg，双眼前节（−），散瞳后眼底检查见双眼视乳头边界欠清、色略淡，双眼视网膜动脉纤细，静脉走行略微迂曲，A/V≈1∶3，双眼后极部视网膜苍白水肿，黄斑区周围视网膜皱褶，黄斑区水肿，见星芒样渗出（图44-1）。双眼B超检查：双眼下方视网膜脱离（图44-2）。双眼OCT检查：双眼渗出性视网膜脱离，右眼黄斑区囊样水肿（图44-3）。双眼眼底血管造影检查：双眼视网膜造影晚期见多湖样荧光渗漏（图44-4）。FVEP检查：双眼P2潜伏期未见延迟；P2振幅右眼较左眼降低（图44-5）。ERG检查：双眼视锥、视杆细胞功能异常。

血常规：白细胞计数$11.4 \times 10^9$/L偏高，淋巴细胞计数$0.81 \times 10^9$/L偏低，中性粒细胞计数$10.34 \times 10^9$/L偏高；肝功能：总蛋白55.9 g/L偏低，白蛋白32.5 g/L偏低；尿常规：隐血（++），尿蛋白（+）；单纯疱疹病毒Ⅰ型IgG 202.84 AU/mL。余生化、感染系列、自身抗体、结核分枝杆菌、巨细胞病毒抗体、风疹病毒抗体检查结果均未见明显异常。

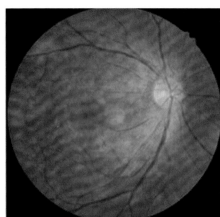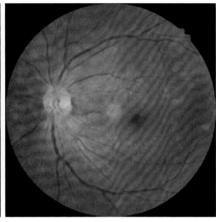

图 44-1　患者就诊时双眼眼底照相

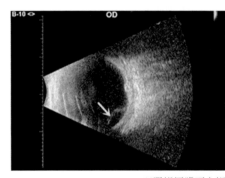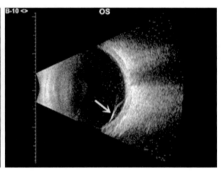

双眼视网膜下方视网膜脱离（箭头）。

图 44-2　患者就诊时双眼 B 超

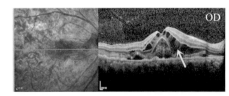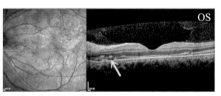

图 44-3　患者就诊时双眼 OCT

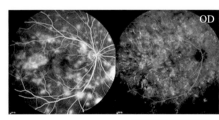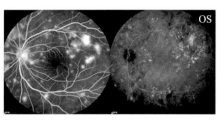

双眼视网膜造影晚期见多湖样荧光渗漏。

图 44-4　患者就诊时双眼眼底造影检查

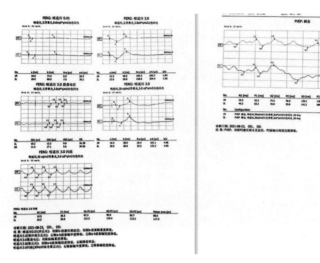

图 44-5　患者就诊时视觉电生理检查 FVEP

## 诊断思维

　　患者专科检查：双眼视网膜动脉纤细，静脉走行略微迂曲，A/V≈1∶3，双眼后极部视网膜苍白水肿，黄斑区周围视网膜皱褶，黄斑区水肿，见星芒样渗出。眼部 B 超：双眼下方视网膜脱离。OCT 检查：双眼渗出性视网膜脱离，右眼黄斑区囊样水肿。眼底血管造影检查：双眼视网膜造影晚期见多湖样荧光渗漏。全身实验室检查：除单纯疱疹病毒Ⅰ型 IgG 202.84 AU/mL（提示既往感染过单纯疱疹病毒Ⅰ型，人体针对单纯疱疹病毒已经产生抗体，并不代表现在患者体内有病毒，对于患者目前的眼底疾病诊断没有参考意义）外其余未见明显异常，患者分娩前出现血压升高。根据以上检查结果，诊断为：①双眼妊娠高血压综合征眼底病变；②双眼渗出性视网膜脱离。

## 诊疗思路和经过

　　患者入院后请产科、心内科会诊，先后给予双眼半球后注射甲泼尼龙琥珀酸钠冻干粉 20 mg，进一步排除全身结核等特殊感染后给予口服泼尼松 50 mg，并且同时给予口服钙剂、钾剂、胃黏膜保护剂，防止激素并发症。

　　患者治疗 4 天后复查：眼底 OCT 显示双眼渗出性视网膜脱离基本复位，右眼黄斑水肿减退（图 44-6）。患者视力右眼恢复至 0.25，左眼恢复至 0.6。口服激素 5 天后减量至 40 mg。

患者治疗 1 周后复查：眼底 OCT 显示双眼渗出性视网膜脱离完全复位。患者此时视力右眼恢复至 0.4，左眼恢复至 0.9（图 44-7）。随后激素逐渐减量至停药。

患者治疗 1 个月后复查：眼底显示相比以前双眼视网膜渗出水肿吸收（图 44-8）。复查眼底 OCT：双眼渗出性视网膜脱离完全吸收，双眼视网膜外层结构欠清，右眼较为明显（图 44-9）。患者此时视力：右眼 0.5，左眼 0.9；矫正视力：右眼矫正不增视，左眼 –0.75 DC × 50 → 1.0。患者复查至今病情稳定。

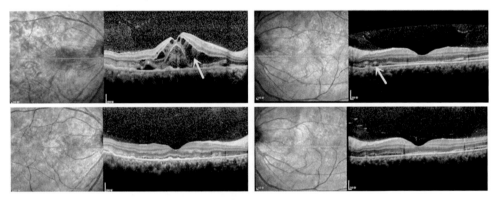

图 44-6　患者治疗 4 天后复查 OCT

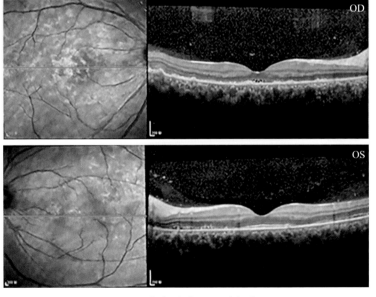

图 44-7　患者治疗 7 天后复查 OCT

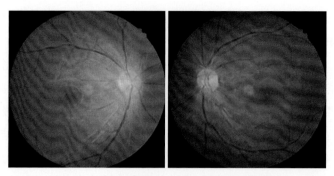

图 44-8    患者治疗 1 个月后复查眼底照相

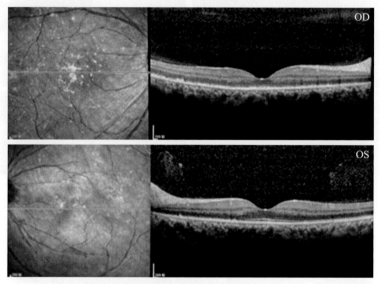

图 44-9    患者治疗 1 个月后复查 OCT

## 病例解析

妊娠高血压综合征（pregnancy-induced hypertension syndrome，PIH）简称妊高征，是一种能够导致母体、胎儿、新生儿发病和死亡的妊娠并发症，可引起中枢神经系统功能障碍、肝细胞损伤、血小板减少、急性弥散性血管内凝血、少尿、肺水肿、脑血管事件和胎盘早剥等一系列病症。本病多发生于妊娠后的 3 个月内，很少在妊娠第 6 个月以后发生。多数患者在患妊娠高血压以前无血管性或肾脏疾病。如患者有原发血管硬化或者肾脏疾病，妊娠将加重其病情。眼底改变与高血压密切相关，一般当收缩压升高到 150 mmHg 以上、舒张压升高到 100 mmHg 以上时，眼底

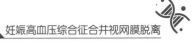

有可能出现病变，且血压越高，眼底病变发生率越高，病变程度越重。

PIH 最常见和最早发生的眼底改变为视网膜小动脉功能性痉挛和狭窄，可先侵犯 1 支或多支动脉，多见于视乳头附近的小动脉支、鼻侧支或者颞上下主干的小分支。功能性收缩可局限于 1 支小动脉呈节段性痉挛，致管径不规则。均一性收缩可使 1 支或整个眼底动脉缩窄，动静脉管径比例从正常 2 : 3 变为 1 : 2 甚至 1 : 4（本例患者视网膜动静脉比约为 1 : 3）。由于血压持续升高，血管从功能性收缩进入到器质性硬化，所需时间在各研究报道中不同，有人认为 2 周以上即不再为痉挛，也有人认为数周或数月以上始发生硬化。患者妊娠前即有高血压动脉硬化时则更明显。此时动脉狭窄，反光增强，有的尚可见动静脉交叉压迫现象。由于动脉严重痉挛和缩窄，血管屏障受损，引起视网膜病变、视盘视网膜病变和（或）脉络膜病变。目前也有观点将与 PIH 相关的视网膜脉络膜疾病分为以下 3 种类型：①高血压性视网膜病变，其特征是视网膜血管阻塞与棉绒斑块；②高血压脉络膜病变（脉络膜型），其特征是脉络膜血管阻塞与浆液性视网膜脱离（serous retinal detachment，SRD）；③以上两种的混合型，是脉络膜视网膜血管阻塞。按照以上分型，该患者双眼出现 SRD，眼底没有见到明确的棉绒斑，因此属于 PIH 相关的视网膜脉络膜疾病的脉络膜型。

PIH 相关的视网膜脉络膜疾病患者的眼底可见血管旁视网膜有水肿、出血和渗出。渗出根据视网膜缺血程度而定，多围绕视乳头，以棉绒斑为主。视网膜病变可从局部发展至整个眼底。视网膜下可见白色病损说明脉络膜毛细血管和视网膜色素上皮受损。严重者可产生浆液性视网膜脱离，其发生率不高，在 0.6% ～ 2%，脱离常为双侧性，呈球形，多位于视网膜下方（本例患者双眼下方球形视网膜脱离与报道一致）。渗出液可能来自视网膜和脉络膜，或单独来自脉络膜血管。视网膜脱离预后好，无须手术，分娩后数周内可自行复位。如果高血压持续时间久，也可产生黄斑星芒状渗出。严重病例尚可产生视盘水肿，大约有 50% 的患者视神经有某种程度的萎缩和（或）黄斑色素紊乱，有可能严重影响视力，视力下降程度由眼底病变程度而定。

PIH 是危及产妇和胎儿生命安全的危险病症。从眼底病来看，视网膜动脉痉挛或一致性收缩属于功能性改变，是暂时的、可逆的。在动脉器质性改变之前，如果经过休息、禁盐、服用镇静和降压药等措施后，血压下降者可继续妊娠，但需继续监测血压稳定情况。如果视网膜病变有出血、水肿、渗出和（或）小动脉硬化，说明心、脑、肾等全身血管系统均受损害，必须及时终止妊娠。据报道，产后眼底恢复正常者占 86.8%。有视网膜病变的产妇病死率为 6%，而正常眼底产妇病死率为 1.5%。有视网膜病变产妇的胎儿病死率为 56.8%，比产妇正常眼底组高 3 倍多。终止妊娠必须及时，如果视网膜和全身小动脉已发生器质性损害，可导致产后永久性高血压血管病变。有 25%～50% 的妊高征患者有永久性血管和肾脏损害，后遗高血压发病率为 41%～42%。以舒张压计算，后遗高血压在正常眼底组中的发病率为 32.8%，在视网膜动脉收缩组中为 44.1%，在视网膜动脉硬化视网膜病变组中为 100%。

PIH 视网膜脱离预后好，无须手术，分娩后数周内可自行复位。本例患者出现双眼渗出性视网膜脱离后，我们给予双眼半球后注射激素及小剂量口服激素，4 天后渗出性视网膜脱离基本恢复，提示对于 PIH 视网膜脱离患者使用激素可以缩短其病程。目前也有研究发现，PIH 患者的免疫系统破坏、血管内皮损伤，会引起全身炎性反应，体内的 C 反应蛋白、IL-6 及 TNF-α 水平将显著升高。提示 PIH 眼底病变中渗出性视网膜也存在炎症因素的参与，从而佐证激素治疗 PIH 视网膜脱离的有效性。当然，对于 PIH 视网膜脱离是否建议使用激素治疗以及 PIH 眼底病变中渗出性视网膜是否也存在炎症因素的参与，还需要今后大样本、多中心、长期随访的临床研究来探讨。

## 📋 单武强教授病例点评

PIH 是一种发生在妊娠后 3 个月内的高血压疾病。由于眼底损害与母子安危预后有相当紧密的关系，眼底表现是产科处理的重要参考，因此眼科医生对此病的正确诊断尤为重要。在怀孕人群中，PIH 发生率为 3%～10%。既往报道显示，双侧浆液性视网膜脱离是妊高征视力下降的原因之一，患病率为 0.6%～2%。其发生机制主要是视网膜毛细血管和色素上皮屏障功能受到损坏，导致血浆和脉络膜液体大量渗出并积聚在视网膜下，形成渗出性视网膜脱离。一般预后较好，在分娩后数周内视网膜可自行复位。本例 PIH 患者伴有双眼渗出性视网膜脱离，诊断明确后排除激素治疗禁忌证，给予适量激素治疗。治疗后 4 天双眼渗出性视网膜脱离基本复位，右眼黄斑水肿减退，双眼视力明显改善。1 周后复查眼底 OCT 显示双眼渗出性视网膜脱离完全复位，病程明显短于自愈时间。对于伴有浆液性视网膜脱离的 PIH 患者，需要对脉络膜进一步检查，寻找炎症反应的循证依据，从而为激素治疗的有效性、合理性提供帮助。

# 参考文献

1. KINTIRAKI E, PAPAKATSIKA S, KOTRONIS G, et al. Pregnancy-induced hypertension. Hormones, 2015, 14（2）: 211-223.

2. FASTENBERG D, FETKENHOUR C, CHOROMOKOS E, et al. Choroidal vascular changes in toxemia of pregnancy. Am J Ophthalmol, 1980, 89（3）: 362-368.

3. 陈共和, 甄兆忠, 何志远, 等. 妊娠高血压综合征脉络膜视网膜病变的眼底荧光血管造影. 中华眼底病杂志, 1993, 9（1）: 43-44.

4. 张承芬, 罗宗贤. 200例妊娠中毒症病人的眼底观察及其临床分析. 中华妇产科杂志, 1963, 9（1）: 15-19.

5. AOYAGI R, HAYASHI T, TSUNEOKA H. Choroidal thickening and macular serous retinal detachment in pregnancy-induced hypertension. Int Med Case Rep J, 2015, 8: 291-294.

6. SAITO Y. Retinochoroidal changes in toxemia of pregnancy with the relation to hypertensive retinopathy and choroidopathy. Nippon Ganka Gakkai Zasshi, 1990, 94（8）: 748-755.

7. KARAGUZEL H, GUVEN S, KARALEZLI A, et al. Bilateral serous retinal detachment in a woman with HELLP syndrome HELLP syndrome and retinal detachment. J Obstet Gynaecol, 2009, 29（3）: 246-248.

8. 张承芬. 眼底病学. 2版. 北京: 人民卫生出版社, 2018: 616-617.

9. 聂诗琴, 张汝凤. 妊娠高血压疾病视网膜病变60例临床分析. 大众健康（理论版）, 2012, 6（5）: 15-16.

10. SHELBOURNE K D, BENNER R W, NIXON R A, et al. Evaluation of peripheral vertical nondegenerative medial meniscus tears treated with trephination alone at the time of anterior cruciate ligament reconstruction. Arthroscopy, 2015, 31（12）: 2411-2416.

11. SRIVASTAVA M, TYAGI S. Role of anatomic variations of uncinate process in frontal sinusitis. Indian J Otolaryngol Head Neck Surg, 2016, 68（4）: 441-444.

12. WORMALD P J. The agger nasi cell: the key to understanding the anatomy of the frontal recess. Otolaryngol Head Neck Surg, 2003, 129（5）: 497-507.

13. 徐哲. 219例妊娠期高血压疾病发病的相关因素及妊娠结局分析. 大连: 大连医科大学, 2012.

14. MA K, XIE Y M, YANG W, et al. Analysis of characteristics of traditional Chinese medicine and western medicine clinical use in patients with viral hepatitis based on real world hospital information system data. Zhongguo Zhong Yao Za Zhi, 2014, 39（18）: 3535-3540.

15. LOCKWOOD P. CT sinus and facial bones reporting by radiographers: Findings of an accredited postgraduate programme. Dentomaxillofac Radiol, 2017, 46（5）: 20160440.

（廖周鹏　单武强　李曼）

# 病例 45
## 真性小眼球葡萄膜渗漏综合征

## 病例介绍

患者，女，45岁，左眼视力下降10天。10天前无明显诱因出现左眼视力下降，无明显头痛，无耳鸣，无听力下降，无眼痛等。既往体健。

专科检查。视力：右眼0.15，左眼0.05，眼压：右眼12.6 mmHg，左眼12.5 mmHg。右眼睑结膜无充血，角膜透明，前房轴深2.5CT，周边约1/4CT，房水闪辉（－），细胞（－），瞳孔圆，直径3 mm，对光反射可，晶状体密度高，眼底视乳头色可界清，视网膜平伏；左眼睑结膜无充血，角膜透明，前房轴深2.5 CT，周边约1/4 CT，房水闪辉（－），细胞（－），瞳孔圆，直径3 mm，光反射略迟钝，晶状体密度高，眼底视乳头色可界清，2～10点位视网膜脱离，下方显著，伴球形脉络膜隆起灶（图45-1，图45-2）。三面镜检查：左眼未见明确视网膜裂孔，全周可清楚见到锯齿缘及睫状突。B超（图45-3）：双眼眼轴短（右眼17.69 mm，左眼17.56 mm），左眼视网膜脱离，左眼脉络膜脱离。

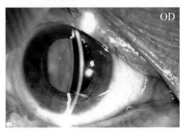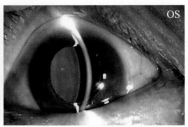

图 45-1 双眼前节照相

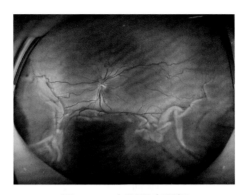

图 45-2　左眼眼底照相

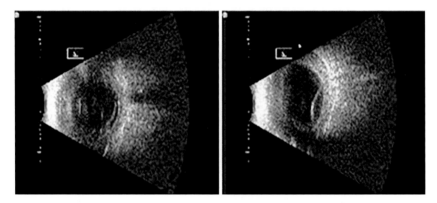

图 45-3　左眼 B 超

## 诊断思维

　　该患者存在明确的视网膜脱离，未见明显裂孔及牵拉因素，应考虑渗出性视网膜脱离，后者常见于原田病、葡萄膜炎、后巩膜炎、葡萄膜渗漏综合征、恶性高血压、妊娠高血压综合征、中心性浆液性脉络膜视网膜病变、Coats 病、脉络膜肿瘤等，需要积极查找病因，治疗主要针对原发疾病。患者双眼轴短，应考虑真性小眼球、葡萄膜渗漏综合征。

## 诊疗思路和经过

　　进一步完善眼底荧光造影检查（图 45-4），提示左眼早期视网膜多处点状强荧光，晚期增强，下方视网膜脱离，右眼视盘旁少许着色，余大致正常。

初步诊断：左眼渗出性视网膜脱离。予以地塞米松 10 mg 静脉滴注 5 天。视力及眼底无明显改变。继续完善检查。UBM（图 45-5）：左眼睫状体水肿并全周睫状体脱离，未见离断。头颅 + 眼眶 MR 平扫：双眼眼轴短，左眼视网膜脱离，左眼脉络膜脱离，颅内未见明显异常。双眼彩超（图 45-6）：粗侧眼轴右眼 16.6 mm，左眼 17.5 mm，眼球后壁厚：右眼 1.6 mm，左眼 1.5 mm，左眼视网膜脱离，左眼脉络膜脱离。OCT：左眼黄斑区及视乳头周围脉络膜波浪状皱褶，黄斑区视网膜层间水肿。

根据检查结果，修正诊断：左眼葡萄膜渗漏综合征，双眼真性小眼球。行左眼板层巩膜切除联合巩膜全层切除（部分象限）术。术后第 1 天（图 45-7）左眼视力 0.02，验光：左眼 +9.00/+1.00×25 → 0.15，左眼眼压 12 mmHg。术后第 1 周（图 45-8）左眼视网膜脱离较前减轻。

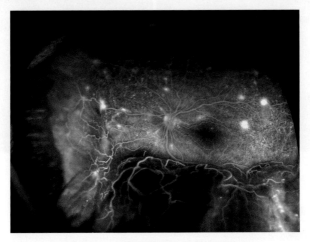

图 45-4　左眼眼底荧光造影晚期

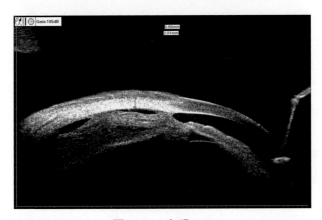

图 45-5　左眼 UBM

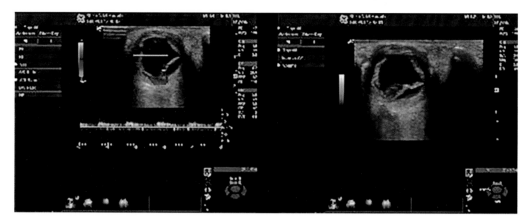

图 45-6　左眼彩超

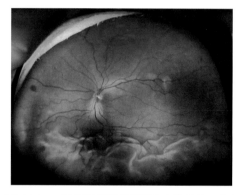
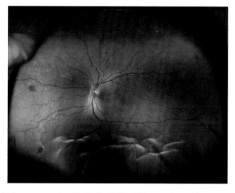

图 45-7　左眼眼底欧堡照相（术后第 1 天）　图 45-8　左眼眼底欧堡照相（术后第 1 周）

## 📋 病例解析

　　葡萄膜渗漏综合征（uveal effusion syndrome，UES）是由于涡静脉回流障碍和（或）脉络膜血管通透性增加引起睫状体脉络膜脱离、渗出性视网膜脱离等眼底改变为主的综合征。可发生于真性小眼球和"正常眼"的患者。1987 年，Gass 将其分为特发性（正常眼）和继发性（真性小眼球）2 型。2000 年 Uyama 等将此病分为 3 型，1 型为真性小眼球，2 型为正常眼球，3 型为巩膜正常者，前两者均有巩膜异常。

　　UES 主要发病机制：①巩膜壁厚度增加（＞2 mm），涡静脉在巩膜上行走路径长，致涡静脉回流受阻；②巩膜成分异常，巩膜壁发生淀粉样变性及蛋白聚糖等异常沉积，涡静脉及巩膜导水管数量减少或变窄，致巩膜导水管排出障碍；③睫状体或脉络膜与巩膜分离，分离的组织间隙聚集大量嗜酸性蛋白渗出物，或有少许淋

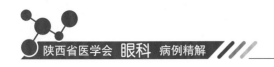

巴细胞浸润，葡萄膜充血水肿，脉络膜血管通透性增加，外渗液体聚集于脉络膜下致脉络膜脱离；④不明原因的视网膜色素上皮（retinal pigment epithelium，RPE）变性及增殖，出现 RPE 细胞泵机能损伤，上皮细胞丧失紧密连接，渗出液积聚视网膜下，致浆液性视网膜脱离。

临床表现：一般认为男性患者多见；双眼发病或者先后发病；环形睫状体和周边脉络膜脱离；常伴有渗出性视网膜脱离；常有表层巩膜血脉扩张，但不伴有结膜及眼内炎症等；眼底荧光造影早期部分病例除轻微色素紊乱外可无任何改变，晚期视网膜色素上皮有增生、脱失及迁移表现，其中色素增生表现为豹斑，多位于后极部及下方，但无染料渗漏；眼轴短者考虑为真性眼球引起的葡萄膜渗漏综合征，眼轴正常者诊断为特发性葡萄膜渗漏综合征。巩膜切除术可减轻眼内液外流阻力并可建立眼内液外流旁路，是治疗的理想方法。

## 📋 宋虎平教授病例点评

患者中年女性，长期因双眼远视视力不佳，左眼视力下降 10 天入院，无眼痛，无头痛，无听力下降史；既往体健；左眼表层巩膜血管扩张，前房浅，前房及玻璃体无明显炎症反应，左眼渗出性视网膜脱离，全周睫状体脱离，周边脉络膜脱离；双眼眼轴短（小于 20 mm）；激素治疗效果不佳。以上符合真性小眼球引起的葡萄膜渗漏综合征的诊断。该病的治疗以手术为主。我们采用 4 个象限板层巩膜切除、鼻下及颞下象限巩膜全层切除的方案。以赤道为中心，每个象限均切除 5 mm×7 mm 长方形板层巩膜、1/2～2/3 巩膜厚度，视网膜脱离的象限在巩膜床中央行 1 mm×2 mm 巩膜全层切除。术中见巩膜厚度 2 mm 以上，涡静脉少且粗大，个别象限甚至缺如，均与文献描述相符。该患者术后视力及视网膜脱离改善。

### 参考文献

1. 段先艳，金玮，杨安怀. 真性小眼球葡萄膜渗漏综合征的诊断和治疗. 武汉大学学报（医学版），2018，39（6）：935-937.

2. KONRÁD A, PENČÁK M, VEITH M, et al. Uveal effusion syndrome. Case report. Cesk Slov Oftalmol, 2021, 77（4）: 202-206.

3. DE KORVIN H, SAHEL J, BOUKOFFA W, et al. Uveal effusion syndrome. Physiopathology. Bull Soc Ophtalmol Fr, 1987, 87（7-8）: 943-949.

（周荣乐 宋虎平）

# 病例 46
## 视盘水肿为首发症状的巨细胞病毒性视网膜炎

### 病例介绍

患者，男，61 岁，右眼失明 3 个月，左眼视力下降加重 1 个月，来我院就诊，无眼红、眼痛、眼胀、畏光等其他眼部不适。

既往史：18 个月前外院诊断右侧腹股沟淋巴结滤泡细胞性淋巴瘤（Ⅰ级）。颅脑、眼眶 CT 未见异常；HIV 及梅毒检查阴性。经过 8 个周期化疗后，PET/CT 检查未见明确提示淋巴瘤灶，腹部包块和浅表肿大淋巴结有所回缩，双侧腹股沟对称分布小淋巴结影，葡萄糖代谢未见增高。6 个月前因右眼前黑影遮挡、视力下降 5 天就诊于外院。

专科检查。右眼视力 0.02，左眼 0.6；右眼眼底：视盘边界不清、水肿、出血，黄白色病变周围斑点状病灶（图 46-1）。右眼按"前部缺血性视神经病变，黄斑囊样水肿治疗"，效果不佳。

### 诊断思维

患者初始症状以视盘水肿、出血体征为主，诊断为"右眼前部缺血性视神经病变，右眼黄斑囊样水肿，腹部淋巴瘤"，治疗效果不佳。随后患者左眼出现视力下降，根据双眼发病及眼底特征性视网膜改变（奶酪加番茄状视网膜炎），结合全身情况，进行双眼眼内液检查，确诊双眼巨细胞病毒性视网膜炎。

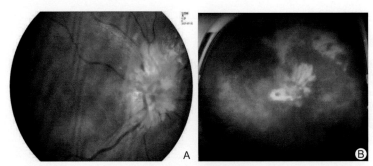

A. 视乳头边界不清、水肿、出血，黄白色病变周围斑点状病灶，中心凹反光消失；

B. 视乳头边界不清，周围大片黄白色病灶，视网膜广泛黄白色病灶。

图 46-1 右眼眼底照相

## 诊疗思路和经过

初诊"右眼前部缺血性视神经病变，右眼黄斑囊样水肿，腹部淋巴瘤"，给予右眼球后注射地塞米松 2.5 mg/ 隔日，球内注射 TA 4 mg，治疗 3 个月后右眼视力由 0.06 降至无光感。随后左眼出现眼前黑影，视力 0.6，眼前节检查均正常，眼底鼻侧下、颞下视网膜出血、黄白色病灶（图 46-2A）。在表面麻醉下抽取双眼玻璃体液行眼内液检查，提示 CMV 和 HSV 强阳性。确诊为"双眼巨细胞病毒性视网膜炎"，给予全身静脉滴注更昔洛韦每天 1 次，共 2 周，改口服用药。双眼玻璃体腔注射药物：右眼更昔洛韦 400 μg+ 膦甲酸钠 1200 μg、左眼更昔洛韦 400 μg 各 1 次。治疗 1 个月后，病情继续加重，视力下降至 0.02。

入院眼科检查。视力：右眼无光感，左眼 0.02。眼压：右眼 10 mmHg，左眼 18 mmHg。眼轴：右眼 16 mm，左眼 23 mm。右眼结膜无充血，角膜清，KP（－），Tyn（－），虹膜纹理不清，瞳孔直径 5 mm，不圆，虹膜后粘连，直接、间接反应消失，晶状体轻度混浊，玻璃体轻度混浊。眼底：视盘边界不清，周围大片黄白色病灶，黄斑区黄白色病灶（图 46-1B）。左眼前节（－），玻璃轻度混浊，眼底：视盘边界欠清、色淡，部分血管闭塞，鼻侧及颞下方视网膜沿血管分布有黄白色病灶，夹杂小片出血（图 46-2B）。OCT：右眼视乳头高度水肿，结构不清；左眼黄斑层间结构欠清，黄白色病灶区网膜水肿，结构紊乱。FFA+ICGA：左眼动静脉充盈时间延迟，与黄白色病灶相对应区荧光遮蔽，血管荧光渗漏（图 46-3）。血液巨细胞病毒检测（－），HIV（－）。双眼房水病毒检测和细胞炎性因子检测提示双眼巨细胞病毒阳性，眼内活动性炎症明显。

诊断：双眼巨细胞病毒性视网膜炎，给予全身静脉滴注更昔洛韦 5 mg/kg，2 次 / 日 ×2 周，后改为 5 mg/kg，1 次 / 日 ×2 周；左眼玻璃体腔注射更昔洛韦 3 mg，每周 2 次共 6 次，后改为每周 1 次共 2 次。治疗 2 个月后复查左眼视力 0.06，眼底：视网膜黄白色病灶及出血吸收，局部瘢痕形成（图 46-2C）。

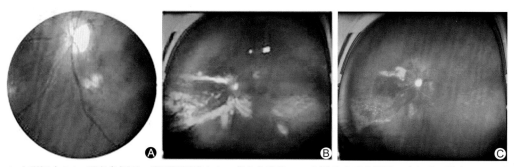

A. 左眼视力 0.6，眼底鼻侧下、颞下视网膜出血、黄白色病灶；B. 左眼治疗后病情进一步加重，视力 0.02，可见颞侧、鼻侧大片视网膜黄白色病灶夹杂出血；C. 左眼治疗后视力 0.06，视网膜黄白色病灶基本吸收，局部瘢痕形成。

图 46-2 左眼眼底照相

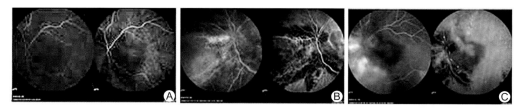

25 秒动静脉充盈时间延迟，5 分钟黄白色病灶相对应区荧光遮蔽，晚期血管荧光渗漏。

图 46-3 左眼 FFA

## 病例解析

巨细胞病毒性视网膜炎（cytomega-lovirus retinitis，CMVR）是获得性免疫缺陷综合征常见的机会性感染。病情发展迅速，如不能及时发现和治疗，将影响患者的预后，严重者甚至失明。即使给予规范化治疗，仍有部分患者视力无法恢复。

1. 根据 CMVR 发病部位不同分为 2 种类型

爆发型或水肿型（中心型）：视盘水肿。沿着大血管分布，外观致密，呈融合的白色渗出坏死和出血形成的"奶酪番茄酱眼底"等典型的眼底特征。

颗粒型：病变位于视网膜周边，以黄白色边界不清、颗粒状视网膜混浊，伴

（不伴）有出血为特点。

CMVR 诊断主要根据患者免疫功能低下的病史及"奶酪番茄酱眼底"典型的眼底改变。对于可疑患者，应进行房水、玻璃体 PCR 检测，对诊断更具价值。眼底荧光素造影表现：早期巨细胞病毒性视网膜炎患者，病变区呈遮蔽荧光；晚期病变区视网膜血管荧光渗漏，出血始终遮挡背景荧光；其他表现有视网膜水肿、视网膜血管闭塞、视网膜脱离、视网膜萎缩、视神经病变等。可能的发生机制是 CMV 病毒对视网膜血管和组织的感染损伤，感染起源于视网膜血管内皮，逐渐播散到周围视网膜。自发荧光检查在 CMVR 的监测过程中具有重要的应用价值。视网膜炎的活动边界通常发出高自发荧光的信号。

CMVR 主要与弓形体性视网膜炎、急性视网膜坏死综合征、HIV 视网膜病变、Behcet 病和视网膜血管炎等鉴别。

2. 治疗原则：早期、足量、联合

早期：CMVR 一旦出现，应立即开始治疗，并严格行检眼镜监测（每周 1 次）。经过 2～3 周的强化治疗，直到病变区有瘢痕形成，诱导治疗后减少剂量继续维持治疗。对感染系列检查确诊 HIV 的患者需行 HAART（鸡尾酒疗法）和抗 CMV 治疗。

足量：诱导期使用更昔洛韦静脉滴注 2 周以上，在最早的视网膜损伤形成瘢痕后减为维持量，维持治疗至眼部病灶吸收，并稳定 3 个月以上。停药指征：①视网膜炎必须完全静止（视网膜和脉络膜瘢痕静止无发展、无边界混浊、视网膜色素上皮萎缩区扩展不超过 750 μm）；② HIV 患者 CD4$^+$ T 细胞＞150 个 /μL，并稳定 3 个月以上；③房水巨细胞病毒转阴，或连续观察 1 个月未见活动性眼底表现，或房水 IL-8 的水平低于 20.0 pg/mL。药量及疗程不足时，病情易复发。

联合：更昔洛韦与膦甲酸联合使用可延缓 CMVR 的复发，但要注意膦甲酸的肾毒性。虽然糖皮质激素抑制免疫，但糖皮质激素有助于玻璃体混浊的吸收和抑制病毒引起的免疫应答所致的视网膜炎症和坏死的进展，保护视网膜和视功能。此病发展迅速，通常累及双眼后极部视网膜，故致盲可能性更大。玻璃体给药可减少全身并发症，并取得较好的治疗效果。

## 王丽丽教授病例点评

回顾患者的治疗过程，我们思考以下 2 个问题。

CMVR 是获得性免疫缺陷综合征常见的机会性感染，病情发展迅速，双眼发病率高，如不能及时诊断和治疗，将影响患者的预后，严重者甚至失明。本患者右眼首诊以视盘水肿为主，早期眼前节反应轻，视网膜感染的特征不明显，单从临床检查诊断为前部缺血性视神经病变。最后病情进一步加剧，发展为无光感，眼球萎缩。CMVR早期临床变化多样，特别是爆发型或水肿型（中心型）CMVR容易与视神经病变混淆，一定不要忽略病史及全身情况，尽早做房水或玻璃体液检测，早期确诊。

确诊双眼巨细胞病毒性视网膜炎后，为什么抗病毒治疗未能使病情得到控制，反而进一步加重？最主要的原因是治疗不规范（药量不足，治疗时间太短）。且由于患者不能耐受更昔洛韦全身治疗，玻璃体给药1次，病情未控制，过早地减药、停药，使病情继续加重，视力由0.6下降为0.02。因此，我们一定要正确掌握治疗原则，早期、足量、联合用药及停药指征。CMVR局部用药优于全身治疗。

## 参考文献

1. 叶俊杰，李海燕，孙鼎，等．获得性免疫缺陷综合征并巨细胞病毒性视网膜炎的临床分析．中华眼科杂志，2005，41（9）：803-806.

2. 石英，卢洪洲．AIDS合并巨细胞病毒性视网膜炎的临床研究．中国眼耳鼻喉科杂志，2006，6（6）：362-364.

3. YEH S, FOROOGHIAN F, TAIA L J, et al. Fundus autofluorescence changes in cytomegalovirus retinitis. Retina, 2010, 30（1）: 42-50.

4. VELEZ G, ROY C E, WHITCUP S M, et al. Suspension of anticytomegalovirus maintenance therapy following immune recovery due to highly active antiretroviral therapy. Br J Ophthalmol, 2001, 85（4）: 471-473.

5. 许立帅，李文生，吴荣瀚，等．急性视网膜坏死综合治疗的时机选择及疗效分析．中国实用眼科杂志，2008，26（10）：1097-1100.

6. DEMIR S O, CELIKER H, KARAASLAN A, et al. Cytomegalovints retinitis in three pediatric cases with acute lymphoblastic leubenmia: case series and review of the literature. Jpn J Infect Dis, 2016, 69（6）: 534-538.

7. YOUNG S, MCCLUAKEY P, MINASSIAN D C, et al. Retinal detachment in Cytomegalovints retinitis: intravenous versus intravitreal therapy. Clin Exp Ophthalmol, 2003, 31（2）: 96-102.

（李秀婷　李建军）

# 病例 47
## 急性闭角型青光眼合并睫状体脱离及前部缺血性视神经病变

### 病例介绍

患者，女，73 岁，右眼胀痛，视物模糊 3 天。

既往史：有高血压病史，否认青光眼家族史。

专科检查。视力：右眼指数 /20 cm，左眼 0.6（矫正不提高）。眼压：右眼＞60 mmHg，左眼 12 mmHg。裂隙灯检查：右眼角膜雾状混浊，ACD 1.5 CT，PCD 关闭，瞳孔散大固定（约 7.5 mm），晶状体混浊 $C_2P_1N_1$（LOCS-Ⅱ分级），眼底窥不清；左眼 ACD 1.5 CT，PCD ＜1/4 CT，瞳孔 3 mm，对光反射（＋），晶状体混浊 $C_2P_1N_1$，眼底杯盘比 0.3，视网膜平伏。

初步诊断：①双眼急性原发性闭角型青光眼（acute primary angle closure glaucoma，APACG）（右眼急性发作期，左眼临床前期）；②双眼年龄相关性白内障。给予降眼压治疗：①右眼局部：毛果芸香碱＋噻吗洛尔＋布林佐胺＋酒石酸；②全身：甘露醇＋醋甲唑胺。用药 1 天症状缓解，停全身用药，第 2 天使用毛果芸香碱＋噻吗洛尔。2 天后检查：视力：右眼 0.12（矫正不提高），眼压：右眼 9 mmHg，右眼角膜水肿减轻（图 47-1）。房角镜：静态：右眼窄Ⅱ～Ⅳ，左眼窄Ⅳ；动态：右眼＜1/4 关闭，左眼全开。UBM（图 47-2）：右眼 3/4 房角窄，1/4 房角闭，360° 睫状体脱离（3 级）；左眼 1/2 房角窄，1/2 房角闭。B 超（图 47-3）：右眼视盘水肿，左眼正常。OCT：（图 47-4）右眼盘周视网膜神经纤维层（circum papillar retinal nerve fiber layer，cpRNFL）明显增厚，超出正常值范围，左眼正常；眼底（图 47-5）：右眼视盘水肿，边界模糊，盘周线状出血，视网膜平伏，左眼眼底正常；眼轴：右眼 21.83 mm，左眼 22.01 mm；

视野（图 47-6）：右眼视野缺损仅留颞下方视岛，左眼正常。

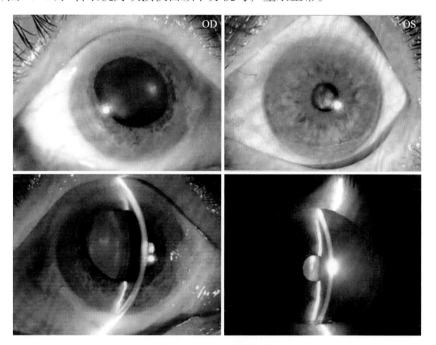

图 47-1 双眼前节照相

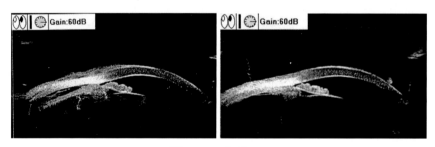

图 47-2 右眼 UBM

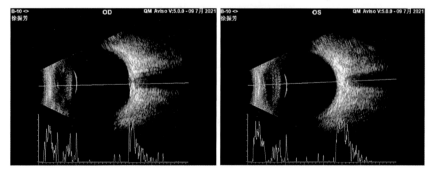

图 47-3 双眼眼部 B 超

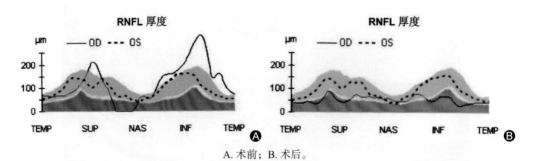

A. 术前；B. 术后。

图 47-4　双眼视盘 OCT

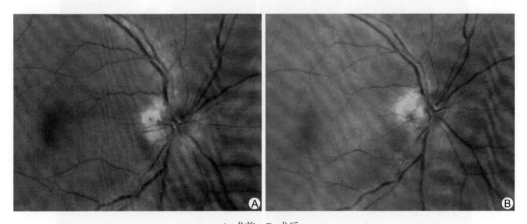

A. 术前；B. 术后。

图 47-5　右眼眼底照相

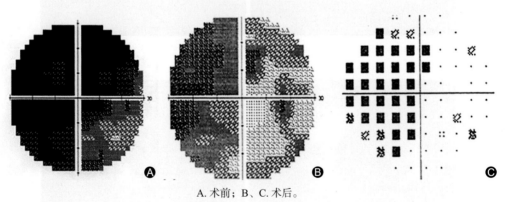

A. 术前；B、C. 术后。

图 47-6　右眼视野

## 诊断思维

　　根据患者的基本信息和眼部检查，诊断为双眼 APACG（右眼急性发作期，左眼临床前期），给予全身及局部降眼压药物。治疗后眼压下降至 9 mmHg，角膜水肿减轻，视力提高不明显。进一步检查发现右眼 360° 睫状体脱离（3 级）；眼底视盘水肿，边界模糊，盘周线状出血；cpRNFL 厚度明显超出正常范围；视野缺损仅留颞下侧视岛，视野与青光眼病情不符（图 47-6）。完善诊断：①双眼 APACG（右眼急性发作期，左眼临床前期）；②右眼睫状体脱离；③右眼非动脉炎性前部缺血性视神经病变（non arteritic anterior ischemic optic neuropathy，NAION）；④双眼年龄相关性白内障。

## 诊疗思路和经过

　　针对右眼睫状体脱离和 NAION：①停缩瞳药；②给予局部及全身皮质类固醇药物：妥布霉素地塞米松滴眼液滴眼，甲泼尼松注射液球周注射（20 mg）；③颞浅动脉旁注射复方樟柳碱 2 mL，1 次/天；④口服 B 族维生素、迈之灵、甲钴胺等。

　　治疗第 5 天前节 OCT 检查（图 47-7），仍有少许积液（1 级）。

　　治疗第 7 天复查 UBM，睫状体复位；视力：右眼 0.15（小孔下 $0.5^{-2}$）。眼压：右眼 12 mmHg。行右眼白内障超声乳化吸除＋人工晶状体植入＋房角分离＋瞳孔成形手术。

　　术后第 3 天（图 47-8）：右眼视力 $0.5^{-2}$（矫正不提高），IOP 11 mmHg，ACD 3 CT，瞳孔 4.5 mm。前房较术前明显加深，房角打开（图 47-9）。

　　术后 1 个月：右眼视力 $0.5^{+2}$（矫正不提高），IOP 12 mmHg，视盘水肿消退，边界清晰（图 47-5B）。

　　术后 1 个月：左眼行白内障超声乳化吸除＋人工晶状体植入术。

　　术后 3 个月：视力：右眼 $0.6^{-1}$（矫正不提高），左眼 1.0（矫正）。眼压：右眼 11 mmHg，左眼 12 mmHg。

　　术后 6 个月：视力：右眼 0.6（矫正不提高），左眼 1.0（矫正）。眼压：右眼 12 mmHg，左眼 13 mmHg。右眼 ACD 3 CT，瞳孔 4.5 mm（图 47-8C，图 47-8D）；房角镜显示全周房角开放；OCT 检查右眼 cpRNFL 厚度显著变薄（图 47-4B）；右眼视野显示与生理盲点相连的越过水平中线的鼻侧视野缺损（图 47-6B）。

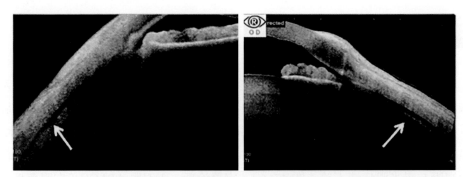

图 47-7　右眼前节 OCT（治疗第 5 天）

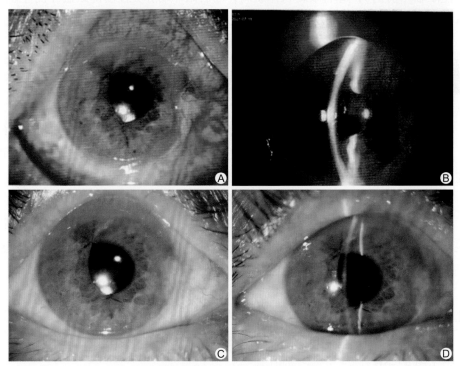

A、B. 术后第 3 天；C、D. 术后 6 个月。

图 47-8　右眼前节照相

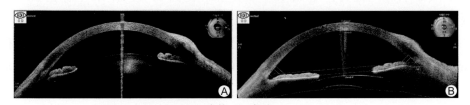

A. 术前；B. 术后。

图 47-9　右眼前节 OCT

## 病例解析

随着 UBM 的临床使用，APACG 在手术前检测到睫状体脱离（睫状体脉络膜上腔积液或葡萄膜积液）并不少见，多发生于 APACG 降眼压治疗后。发生原因与高眼压导致睫状体脉络膜充血水肿、血液循环障碍、炎症反应及眼压的急剧波动造成葡萄膜血管渗漏有关，口服磺胺类药物（碳酸酐酶抑制剂）及局部缩瞳剂的使用也有一定的关联。APACG 发生睫状体脱离的特点：①多见于老年女性患者；② APACG 治疗后眼压骤降（＜10 mmHg）；③房角镜及 UBM 检查显示房角开放或大部分开放，甚至开放程度大于对侧眼；④睫状体脱离均为浆液性；⑤停用缩瞳剂＋激素冲击治疗效果良好。治疗：通过及时停用缩瞳剂，给予糖皮质激素静脉滴注（5～7 天），睫状体脱离可以修复，修复时间和脱离的程度相关。预防：避免缩瞳剂局部大剂量应用；逐步缓慢降低眼压；前房穿刺时极其缓慢地放液等。建议复查 UBM 再行抗青光眼手术。

该患者在复查睫状体是否修复时，使用了前节 OCT 检查，该检查可以准确地显示睫状体脱离及脉络膜上腔的无回声区，且与 UBM 检查的结果一致。前节 OCT 在 APACG 患者中的使用有一定的优势，它能清晰地显示睫状体脱离的范围，不需要接触眼球，对行前房穿刺或外伤的患者可以降低感染的风险。OCT 穿透力低于 UBM，但分辨率远高于 UBM，操作方便，检查时间短，便于重复测量和多次复查，患者愿意接受。

可能由于入选人群的差异，样本量的不同，观察的结果也不同。有专家发现睫状体脱离不仅出现在 APACG 眼压骤降后，还出现在 APACG 高眼压状态时、急性闭角型青光眼对侧正常眼及慢性原发性闭角型青光眼（chronic primary angle closure glaucoma，CPACG）中。一项前瞻性研究观察了初诊急性原发性房角关闭（acute primary angle closure，APAC）患者的 114 眼，结果显示降眼压治疗前均未检测到睫状体脱离的存在，治疗后检测到 54 眼（占 47.4%）存在睫状体脱离。也有报道新诊断的 APACG 患者在治疗前检测到了亚临床睫状体脱离的存在。Sakai 等通过对 351 位 PAC 患者 501 眼的观察，发现葡萄膜积液不仅在 APACG 眼中观察到，而且在未受影响的对侧眼或 CPACG 眼中也有发现，由此认为亚临床的葡萄膜积液可能是 APACG 发生的潜在因素。

睫状体脱离还与继发性闭角型青光眼有关。多种眼部疾病可引起睫状体脱离，如葡萄膜渗漏综合征、获得性免疫缺陷综合征、真性小眼球、后部巩膜炎、VHK

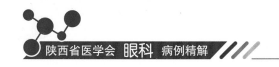
等。睫状体脱离的出现导致睫状体前旋，前房变浅，房角关闭继发闭角型青光眼。这类青光眼的前房往往很浅，与对侧眼不对称，眼压通常在 30～40 mmHg，结膜充血不明显，角膜没有明显的水肿。通过药物或手术治疗使得睫状体脉络膜上腔积液吸收，往往可以使闭角型青光眼得到治疗。

单侧视盘水肿常见的病因有 NAION、视神经炎和假性视盘水肿，不同的病因对视力预后和全身影响不同，需要仔细鉴别。视盘的血流量由灌注压、血流阻力和眼压共同决定［视盘血流量=灌注压（平均动脉压－眼压）/血流阻力］，眼压升高和血流阻力增大均是影响视盘血流量的因素。当患者眼压急剧升高，超过了血管的自主调节能力，就会使供应视盘的睫后短动脉出现短暂的低灌注或无灌注，造成视盘缺血缺氧，轴浆流运输障碍，引起视盘水肿。水肿的视盘会进一步加重缺血，形成恶性循环。眼压升高时引起的轻度视盘水肿预后良好。Jin 观察 64 眼 APAC 患者，发现眼压升高 1 周内的 cpRNFL 厚度及黄斑区神经节细胞复合体（ganglion cell complex，GCC）厚度均比对侧眼厚，眼压下降 12 个月后较对侧眼薄。APAC 高眼压状态持续的时间与最终测得的 cpRNFL 和 GCC 厚度有关，应该采取多种治疗方法降低眼压，减少视功能的损害。由于 APAC 早期（1 周内）测得的 cpRNFL 厚度是增加的，临床医生应该避免高眼压对视神经早期损伤的误判。APAC 眼压升高时偶尔会继发较严重的视盘水肿：常伴有视盘及盘周的出血；存在相对性传入性瞳孔障碍（relative afferent pupillary defect，RAPD）；视力受损显著；视野与青光眼损害不符；对侧眼常常是小视盘，杯盘比小，这是发生了 NAION。

NAION 是严重危害视功能的视神经疾病，45 岁以上人群占患病人群的 89%。在 6 个月的自然病程中，41%～43% 患眼视功能得到改善。5 年内多达 15% 的患者会出现对侧眼发病，但同一只眼睛复发的风险小于 5%。

Sonty 和 Schwartz 早在 1981 年描述了 APACG 与 NAION 的关系，APACG 是临床发生率很低的疾病。APACG 合并睫状体脱离及 NAION 更少见，降眼压是治疗青光眼和 NAION 的共同目标，尽快修复睫状体脱离、消退视盘水肿是首要任务。治疗措施包括局部用药的调整、糖皮质激素的使用、颞浅动脉旁注射复方樟柳碱注射液、营养神经及改善微循环等。经过治疗，部分患者的视力和视功能会有提高。预防 NAION，除了控制全身因素、及时发现存在的危险因素，还要尽早施行对侧眼防御性 LPI 治疗。

APACG 急性发作后遗留大瞳孔比较常见，施行白内障手术后瞳孔无法缩小，甚至比术前更大。如果不处理散大的瞳孔会遗留多个问题，如：①单眼复视；②眩光、畏光；③增加球面像差、色像差；④呈像不清晰；⑤对比敏感度下降；⑥房角的再次粘连关闭。术毕缝合虹膜 1～2 针（改良瞳孔成形术），使虹膜处于较高的张力状态，不仅可以避免分离后的房角重新贴敷，还可以提高视觉质量和生活质量。

## 马勇教授病例点评

　　该患者术前发现 NAION 和睫状体脱离同时存在，这在临床中少见，二者的发生与高眼压及眼压的骤然波动有关。确诊后均进行了及时的治疗，待睫状体复位后再行内眼手术，减少了术后并发症的发生。患者入院时眼压很高，为了尽快降眼压使用了多种药物。这种情况下应多次监测眼压，及时调整用量，避免眼压降得过快、过低。当发现眼压较低（＜10 mmHg）时，须行 UBM 检查，排查睫状体脱离。与 UBM 相比，前节 OCT 操作方便，重复性好，可以适时检测睫状体脱离的情况，也是很好的选择。在 APACG 高眼压初始就诊时，使用前节 OCT 判断是否存在亚临床型的睫状体脱离，还可以指导是否可以使用缩瞳剂。APACG 发生后除了积极降眼压，还需创造条件进行眼底的检查，若瞳孔小或屈光间质混浊看不清眼底，可以参照 B 超检查，结合 OCT 报告以及参考对侧眼的眼底，评估视盘水肿的程度，尽早治疗。APACG 的初始治疗，需重视降眼压药物和适量皮质激素的联合应用。针对 APACG 发作后瞳孔散大（＞5 mm）固定的患者，尤其存在高褶虹膜者，在施行白内障手术时可以选择缝合虹膜 1～2 针，瞳孔成形大小以 4.5 mm 为佳，以方便后续的眼底检查和治疗。当然，具体施行时还须因人而异。

## 参考文献

1. LIANG S, MA F, LIU X, et al. Clinical features of uveal effusion detected in chinese primary angle-closure glaucoma patients. Minerva Medical, 2021, 19（1）: 1-8.

2. ZHANG Y, WANG C, LIU L, et al. Primary acute angle-closure glaucoma complicating ciliochoroidal detachment: Report of four cases and review of the literature. Int Ophthalmol, 2018, 38（6）, 2693-2697.

3. SAKAI H, MORINE-SHINJYO S, SHINZATO M, et al. Uveal effusion in primary angle-closure glaucoma. Ophthalmology, 2005, 112（3）: 413-419.

4. SINGER J R, PEARCE Z D, WESTHOUSE S J, et al. Uveal effusion as a mechanism of bilateral angle-closure glaucoma induced by chlorthalidone. J Glaucoma, 2015, 24（1）: 84-86.

5. 吴仲新，仲明，朱萍，等. 改良瞳孔成形术在青光眼性瞳孔散大合并白内障手术中的应用. 中国眼耳鼻喉科杂志, 2017, 17（6）: 395-398.

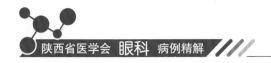
6. 许建锋，国媛媛，张晓娜，等．UBM 和前节 OCT 在外伤性睫状体脱离诊断中的对比研究．临床眼科杂志，2018，26（3）：227-229.

7. LIANG S, MA F, LIU X, et al. Clinical features of uveal effusion detected in chinese primary angle-closure glaucoma patients. Minerva Med, 2021.

8. KUMAR R, QUEK D, LEE K, et al. Confirmation of the presence of uveal effusion in Asian eyes with primary angle closure glaucoma. Arch Ophthalmol, 2008, 126（12）：1647-1651.

9. SAKAI H, MORINE-SHINJYO S, SHINZATO M, et al. Uveal effusion in primary angle-closure glaucoma. Ophthalmology, 2005, 112（3）：413-419.

10. SHAH P R, YOHENDRAN J, HUNYOR A P, et al. Uveal effusion: Clinical features, management, and visual outcomes in a retrospective case series. J Glaucoma, 2016, 25（4）：e329-e335.

11. KAUSHIK S, SINGH R, ARORA A, et al. Acute angle closure secondary to tubercular choroidal granuloma. J Glaucoma, 2017, 26（12）：e264-e267.

12. YAO J, CHEN Y, SHAO T, et al. Bilateral acute angle closure glaucoma as a presentation of vogt-koyanagi-harada syndrome in four Chinese patients: A small case series. Ocul Immunol Inflamm, 2013, 21（4）：286-291.

13. KAUSHIK S, LOMI N, SINGH M, et al. Acute retinal necrosis presenting as bilateral acute angle closure. Lancet, 2014, 384（9943）：636

14. JIN S W, LEE S M. Comparison of longitudinal changes in circumpapillary retinal nerve fiber layer and ganglion cell complex thickness after acute primary angle closure: A 12month prospective study. Japan J Ophthalmol, 2018, 62（2）：194-200.

15. 中华医学会眼科学分会神经眼科学组．我国非动脉炎性前部缺血性视神经病变诊断和治疗专家共识（2015 年）．中华眼科杂志，2015，5（51）：323-326.

16. SONTY S, SCHWARTZ B. Vascular accidents in acute angle closure glaucoma. Ophthalmology, 1981, 88（3）：225-228.

17. CHAI C H, SNG C C, LIN H A, et al. Transient optic nerve swelling after acute primary angle closure. Clin Experiment Ophthalmol, 2013, 41（6）：611-614.

18. ZHANG Y, WANG C, LIU L, et al. Primary acute angle-closure glaucoma complicating ciliochoroidal detachment: report of four cases and review of the literature. Int Ophthalmol, 2018, 38（6）：2693-2697.

（曹颖　王建萍　马勇）

# 病例48
## 先天性青光眼术后脉络膜视网膜脱离

📋 **病例介绍**

患者，女，24岁，双眼青光眼术后15年，左眼胀痛伴视力下降1年。

现病史：15年前患者因双眼先天性青光眼于当地医院先后行双眼抗青光眼手术。术后右眼眼压控制稳定，左眼联合药物治疗，眼压波动于20～30 mmHg。1年前自觉左眼胀痛伴视力下降、畏光、流泪，无恶心呕吐，期间眼压波动于30～50 mmHg，于国内多家医院就诊，诊断为"左眼抗青光眼术后眼压失控，双眼青光眼术后"，给予联合药物降眼压治疗，眼压波动较大，控制不佳。期间多次于我院就诊，建议手术或激光干预。患者于上级医院就诊后，再次就诊于我院。门诊以"左眼抗青光眼术后眼压失控，双眼青光眼术后，左眼视神经萎缩，左眼角巩膜葡萄肿"收入院。

既往史、个人史、家族史：无特殊，否认外伤史。

专科检查。视力：右眼0.6，左眼0.1。眼压：右眼11.7 mmHg，左眼51.8 mmHg（4种药物控制下）。双眼结膜无充血。右眼滤过泡扁平弥散，角膜透明，KP（−），可见Haab纹，横径12.5 mm，纵径12.5 mm，前房轴深5 CT，周边前房＞1 CT，虹膜纹理清，周边切除口通畅，瞳孔圆，直径3 mm，对光反射存在，晶状体透明，玻璃体轻度混浊。眼底：视网膜平伏，视盘界清、色淡红，杯盘比不清，黄斑中心凹反光不清。左眼上方滤过泡隆起、局限，上方偏鼻侧角巩膜缘处葡萄肿形成，角膜灰白混浊水肿，可见Haab纹，横径15.5 mm，纵径14.5 mm，前房轴深3 CT，周边前房 1 CT，虹膜纹理尚清，周边切除口通畅，瞳孔欠圆，直径 4 mm，部分虹膜后粘连，对光反射消失，晶状体轻度混浊，余结构窥不清（图 48-1）。

辅助检查：B 超显示眼轴右眼 23.78 mm，左眼 27.78 mm；双眼玻璃体轻度混浊（图 48-2）。

入院诊断：①左眼青光眼术后眼压失控；②双眼先天性青光眼术后；③左眼视神经萎缩；④左眼白内障；⑤左眼角巩膜葡萄肿。

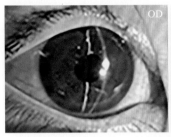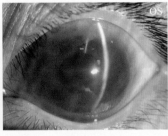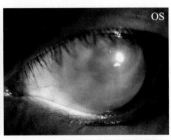

图 48-1　双眼术前眼前节照相

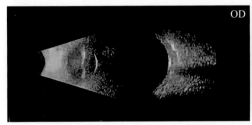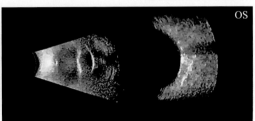

图 48-2　双眼术前 B 超

## 诊断思维

此患者拟行左眼青光眼手术，左眼角膜横径 15.5 mm，纵径 14.5 mm，眼轴 27.78 mm，联合四种降眼压药物治疗后眼压仍在 51.8 mmHg，上方偏鼻侧角巩膜缘处葡萄肿形成，说明眼压长时间持续增高，眼球极度扩张。该患者 15 年前已行小梁切除术，且手术失败，若再次行传统的小梁切除术，成功率低，并发症如脉络膜脱离、脉络膜下出血发生率较高。至于传统的小梁切开术，由于该患者有滤过手术史（小梁切除术），已将上方的角巩膜缘结构破坏，无论在颞上还是鼻上小梁切开的范围都远远小于 120°，不足 120°的小梁切开不能达到理想的降眼压效果。房角切开术与小梁切开术是先天性青光眼的主要手术方式。房角切开术要求角膜透明，且切开范围有限。微导管辅助的 360° 小梁切开术对角膜透明程度无要求，最适合该患者。

## 诊疗思路和经过

入院后给予局部及全身降眼压药物治疗，术前眼压波动于 38 ～ 45 mmHg。在局部浸润麻醉下行左眼微导管辅助的 360° 小梁切开术。由于患者做过滤过手术，故鼻上方角巩膜组织已被破坏，一般选择颞上方做切口，制作巩膜瓣，在灰色角巩膜和白色巩膜交界处垂直切开 Schlemm 管，做前房穿刺，将微导管头端缓缓插入 Schlemm 管断端，术中走行异常，疑似误入脉络膜上腔，遂抽出导管，改变方向将微导管插入 Schlemm 管的另一端，插入导管走行阻力大，遂抽出导管。由于微导管在 Schlemm 管走行阻力大，故部分切开小梁改行"左眼外路小梁切开联合小梁切除虹膜周边切除"。术后给予糖皮质激素、抗生素及阿托品滴眼液点眼。

术后情况：术后第 1 天，左眼视力 HM/ 眼前，眼压 7.4 mmHg，结膜充血，颞上方滤过泡弥散，角膜清亮，实质层灰白色混浊，可见 Haab 纹，前房轴深 2 CT，周边前房 1/2 CT，少许积血及血细胞，周边切除口通畅，瞳孔欠圆，直径 4 mm，部分虹膜后粘连，对光反射消失，晶状体轻度混浊，余结构窥不清（图 48-3）。左眼 B 超见脉络膜视网膜球形隆起，对吻状，提示脉络膜脱离（图 48-4）。给予阿托品滴眼液散瞳及局部、全身糖皮质激素抗感染及包双眼治疗。术后第 3 天，前房恢复正常（图 48-5），眼底可见鼻侧及颞侧灰白色脉络膜球形隆起，对吻状，视乳头色苍白，杯盘比 0.9，视网膜上可见少许点、片状出血（图 48-6）。术后第 6 天，左眼视力 0.1，前房深，眼底脉络膜脱离略吸收，视网膜青灰色隆起。复查 B 超提示脉络膜脱离（图 48-7），继续对症治疗。术后第 12 天，复查 B 超无明显变化（图 48-8）。于是在全身麻醉下行左眼白内障超声乳化摘除、玻璃体切割、剥膜、光凝、电凝、注硅油术。术中发现周边视网膜可见 2 个圆形裂孔，脉络膜下少许积血。术后第 1 天，左眼视力 0.1，眼压 3.4 mmHg，前房深，晶状体缺如，玻璃体硅油填充，视乳头边界清、色苍白，杯盘比 0.9，视网膜平伏，孔周可见激光斑，黄斑中心凹反光不清（图 48-9）。术后 1 周，左眼视力 0.1，眼压 7.8 mmHg，前房深，杯盘比 0.9，视网膜平伏，孔周可见激光斑。术后 1 个月，左眼视力 0.1，眼压 9.8 mmHg，前房深，杯盘比 0.9，视网膜平伏，孔周可见激光斑。

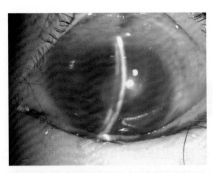

图 48-3　左眼术后第 1 天眼前节照相

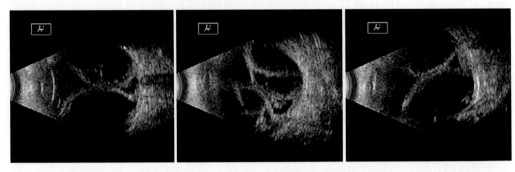

图 48-4　左眼术后第 1 天 B 超

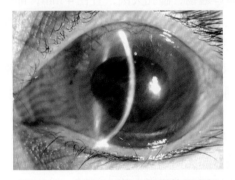

图 48-5　左眼术后第 3 天眼前节照相

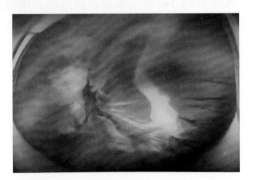

图 48-6　左眼术后第 3 天眼底照相

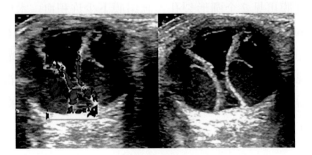

图 48-7　左眼术后第 6 天眼部彩超

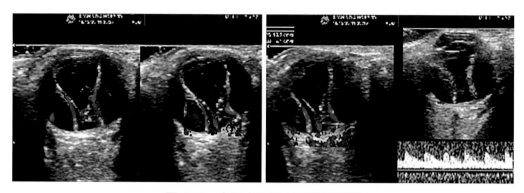

图 48-8　左眼术后第 12 天眼部彩超

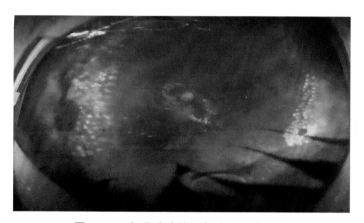

图 48-9　左眼玻璃体切割术后眼底照相

## 病例解析

　　原发性先天性青光眼（primary congenital glaucoma，PCG）具有以下临床表现：①畏光、流泪及眼睑痉挛：此三联症常常是原发性先天性青光眼患者就诊的主要症状。这是由于高眼压造成的角膜水肿，刺激了角膜上皮内丰富的感觉神经；②角膜水肿、增大及后弹力膜破裂：发病早期，可出现间歇性角膜水肿，如果病情没有得到控制，最终将出现角膜增大、后弹力膜破裂。角膜内皮细胞将移行至后弹力膜破裂区覆盖，裂隙灯检查时，在破裂区域的角膜后可查及类似玻璃体样平行嵴，即Habb 纹；③前房角异常：房角开放，小梁网发育不良，小梁网丧失正常透明、光滑的外观。虹膜根部附止于巩膜嵴或巩膜嵴前部。前房角可见较多虹膜突；④眼压增高：患者眼压高于 21 mmHg 且出现角膜增大，应考虑原发性先天性青光眼，即使

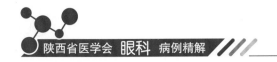

眼压不太高也可能出现角膜水肿；⑤视神经萎缩：随着病情进展，最终发生视神经萎缩。对于 PCG 患者，手术是首选治疗方式。

结合该病例病史，我们发现经过传统手术治疗，眼压仍然失控的先天性青光眼患者，其视功能往往损坏比较严重，再次手术干预的时间是极其有限的，手术方式选择亦是非常关键且重要的。房角切开术与小梁切开术是两种主要的手术方式。而传统的滤过手术（小梁切除术），其结膜组织增生容易导致滤过道瘢痕化，在年轻人尤为明显，且术后并发症较多。

微导管引导的小梁切开术是新近开展的一类抗青光眼手术。Sarkisian 最早使用微导管引导的小梁切开术治疗先天性青光眼，该研究显示其安全、有效。之后多个研究显示对于初次行微导管引导的小梁切开术的儿童青光眼患者，其手术成功率高达 92%，远高于滤过手术。微导管辅助的 360° 小梁切开术治疗多次手术失败的儿童青光眼完全成功率为 75%，条件成功率为 87.5%。但是本例患者术中微导管在 Schlemm 管走行阻力大，故改为左眼外路小梁切开联合小梁切除虹膜周切术。术后第 1 天发生脉络膜视网膜脱离，经药物保守治疗无效，最终行玻璃体视网膜切割手术。

青光眼术后脉络膜脱离主要由于手术前眼压较高而术中眼压的下降幅度较大，脉络膜上腔产生一定的负压，脉络膜血管扩张，毛细血管的内外压差加大，致液体渗出积聚在脉络膜上腔；同时由于血管扩张及内外压力改变，血-视网膜屏障受损而导致渗出性视网膜脱离，从而引起脉络膜脱离。低眼压、炎症和静脉淤血均可引起脉络膜脱离，压力差促使小、中蛋白分子通过脉络膜毛细血管进入血管外间隙。而脉络膜脱离通过减少房水的生成和增加葡萄膜巩膜途径的外流，使低眼压持续时间延长。本例患者术后第 1 天发生脉络膜视网膜脱离，且视网膜可见出血但当时未见裂孔。故考虑手术前后眼压下降幅度较大，脉络膜血管扩张，毛细血管的内外压差加大，血-视网膜屏障受损导致渗出性视网膜脱离，从而引起脉络膜视网膜脱离。亦可能是巩膜成分和（或）厚度异常导致的涡静脉引流受阻致液体聚集于脉络膜层。但行玻璃体切割术中发现周边视网膜裂孔形成，故不除外孔源性视网膜脱离。玻璃体切割术后第 1 天眼压 3.4 mmHg，眼底视网膜平伏，考虑睫状体休克（炎症反应）。

## 📋 刘建荣教授病例点评

本例患者眼球扩张，角膜直径大，用药降眼压效果差，15 年前已行小梁切除术，且手术失败。相较于其他手术方式，微导管辅助的 360° 小梁切开术最适合本例患者。但由于角巩膜缘结构及 Schlemm 管的变异，使得该手术没能完全切开小梁，改为左眼外路小梁切开联合小梁切除虹膜周切术。术后第 1 天发生脉络膜视网膜脱离，经药物保守治疗无效，最终行玻璃体视网膜切割手术。对于有抗青光眼手术失败的原发性先天性青光眼患者，考虑再手术时，手术方式的选择尤为重要，应最大程度地规避手术风险及并发症的发生。同时进行详细认真的术前检查以明确诊断，从而制订完善的治疗方案。本病例为以后的病例治疗的可能性提供了依据。

## 参考文献

1. WEINREB R N. 儿童青光眼（世界青光眼学会联合会共识系列）. 张秀兰，吴仁毅译. 北京：人民卫生出版社，2015：83-120.

2. SARKISIAN S R Jr. An illuminated microcatheter for 360-degree trabeculotomy［corrected］in congenital glaucoma：A retrospective case series. J AAPOS, 2010, 14（5）：412-416.

3. GIRKIN C A, MARCHASE N, COGEN M S. Circumferential trabeculotomy with an illuminated microcatheter in congenital glaucomas. J Glaucoma, 2012, 21（3）：160-163.

4. TEMKAR S, GUPTA S, SIHOTA R, et al. Illuminated microcatheter circumferential trabeculotomy versus combined trabeculotomy-trabeculectomy for primary congenital glaucoma：A randomized controlled trial. Am J Ophthalmol, 2015, 159（3）：490-497, e2.

5. SHI Y, WANG H, YIN J, et al. Microcatheter-assisted trabeculotomy versus rigid probe trabeculotomy in childhood glaucoma. Br J Ophthalmol, 2016, 100（9）：1257-1262.

6. 王怀洲，李猛，胡曼，等. 微导管引导的小梁切开术治疗多次手术失败的儿童青光眼的疗效观察. 中华眼科杂志，2017，53（3）：203-206.

7. OSMAN E A, ALMOBARAK F. Ciliochoroidal effusion with persistent hypotony after trabectome surgery. Indian J Ophthalmol, 2015, 63（3）：272-274.

8. KWON S J, PARK D H, SHIN J P. Bilateral transient myopia, angle-closure glaucoma, and choroidal detachment induced by methazolamide. Jpn J Ophthalmol, 2012, 56（5）：515-517.

（孙娜　刘建荣）

# 病例 49
## 霜枝样视网膜血管炎

## 病例介绍

患者，女，42 岁，双眼视物不清 1 天，于 2015 年 6 月 2 日入院。无眼前黑影、视物变形，不伴其他眼部不适。发病后遂来我院就诊。

既往史：无高血压、糖尿病及其他系统性疾病病史，发病前有和仓鼠密切接触史。

专科检查：视力 OU 指数 /20 cm，均不能矫正。眼压：右眼 17 mmHg，左眼 15.8 mmHg。双眼前节未见异常。散瞳检查：右眼玻璃体细胞（+），左眼玻璃体细胞（−），眼底检查见图 49-1。

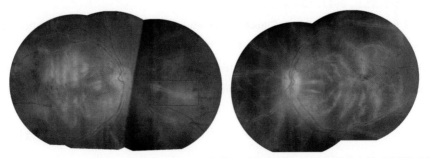

双眼眼底视盘轻度充血，边界清，杯盘比 0.3。双眼部分视网膜血管旁可见较宽的渗出性"白鞘"（蓝色方框），尤以静脉为甚。部分血管闭塞，呈串珠状，视网膜散在片状出血，黄斑光反消失。

图 49-1　眼底检查

辅助检查：眼底血管荧光造影检查见图 49-2。黄斑 OCT 检查见图 49-3。B 超提示双眼玻璃体轻度混浊。视觉电生理显示 ERG 和 VEP 波幅轻度到中度降低。中心视野提示周边视野缺损。PCR 检测玻璃体内 VZV 和 HSV-DNA（抗病毒治疗 3 天）及房水中 VZV（抗病毒治疗 2 周）均阴性。房水中多个炎症因子浓度（抗病毒治疗 2 周）明显升高。红细胞沉降率、结核菌素试验、类风湿因子、自身抗体全套、血清 TORCH（抗病毒治疗 1 天）、HIV+TPPA、头颅 CT，以及心脏、四肢血管和腹部彩超均未见异常。

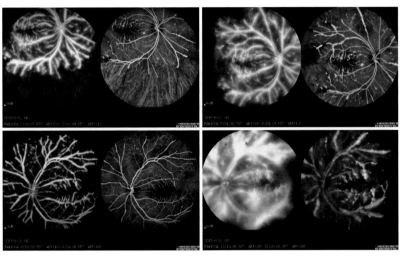

双眼后极部视网膜血管充盈时间正常（13.93 秒），可见以视乳头为中心，至黄斑的后部视网膜大血管充盈，管壁着染，呈霜枝样，管径粗细不均，呈串珠状，后部视网膜散在片状遮蔽荧光，晚期弥漫性强荧光，余大部分视网膜呈弱荧光表现。视盘早期荧光充盈可，晚期轻度荧光着染，早期可见脉络膜弱荧光。

图 49-2　眼底血管荧光造影检查

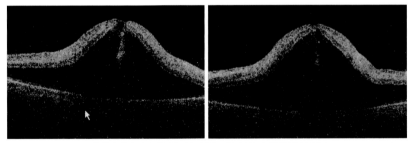

双眼黄斑部视网膜层间低反射，神经上皮层浆液性脱离。

图 49-3　黄斑 OCT 检查

## 诊断思维

霜枝样视网膜血管炎（frosty branch retinal vasculitis，FBRV）又称霜样树枝状视网膜血管炎。FBRV 临床主要表现为包绕血管的血管鞘或衬于静脉血管内壁的内套，从视乳头至周边视网膜的任何视网膜静脉均可受累，波及节段性或全程血管。FBRV早期改变表现局限性视网膜静脉扩张或不规则，伴有血流变暗，血管周围开始聚集多形核白细胞，之后淋巴细胞、巨细胞或类上皮细胞大量聚积于静脉周围形成血管鞘，如炎症消退，血管鞘可完全消失，也可永久存在。如炎症持续存在，则出现继发性改变，如血管的玻璃样变性、管腔狭窄或闭塞、血栓形成、血管壁坏死甚至破裂，此可导致视网膜出血、水肿、渗出、毛细血管扩张、微动脉瘤、视网膜新生血管模形成等改变，如视网膜血管出血或新生血管出血，可导致PVR，引起视网膜脱离。典型的发生于儿童，也可在成年人群中发生，主要累及静脉，动脉也可受累，双眼发病，患者视力突然下降，眼底出现广泛视网膜血管鞘，常合并有黄斑水肿。

由于临床上发病率低而易被忽视，FBRV需要与急性视视网膜坏死综合征（ARN）、淋巴瘤和白血病的眼底表现鉴别。ARN诊断标准为：①大多数患者有远期或近期带状疱疹或水痘感染史；②急性单眼发病占多数，约1/3患者为双眼发病，但双眼先后发病可间隔数周甚至数年；③视网膜血管炎以动脉最明显，表现为血管变细，管径粗细不一，更明显的表现是血管白鞘，或者沿血管分布的白色点状炎性渗出，末梢血管分支增多和毛细血管闭塞；④玻璃体混浊明显；⑤房水检查阳性率可达到89%，患者眼内液PCR测病毒DNA序列。该患者为青壮年女性，双眼视力急剧下降，眼前节和玻璃体轻度炎症反应，早期发病2～5天眼底视网膜血管渗出性白鞘，呈典型霜枝样改变，后期视网膜血管变细。因急性白血病和淋巴瘤也可表现为眼底的霜枝样血管形态，因此对患者常规血液学及眼眶CT检查，排除了白血病和淋巴瘤。2周后修正诊断为双眼特发性霜枝样视网膜血管炎。

## 诊疗思路和经过

根据患者病史及眼底改变，提示双眼葡萄膜炎及视网膜血管炎可能性大，初步诊断为双眼急性视网膜坏死综合征，双眼视网膜血管炎。给予抗病毒治疗联合应用糖皮质激素（更昔洛韦500 mg/d分2次静脉滴注，甲强龙1000 mg/d静脉滴注），同时给予吸氧、阿司匹林肠溶片口服400 mg/d、复方樟柳碱颞侧皮下注射、激素及散瞳眼药水点眼。2天后病情加重。双眼KP（＋），房水白细胞（＋＋＋），玻璃体细胞（＋＋），视网膜血管渗出性白鞘加重。

霜样树枝状视网膜血管炎激素治疗效果良好，如果合并病毒感染，在激素使用同时应用抗病毒治疗。患者在给予全身抗病毒治疗1天后检测血清病毒抗体滴度，治疗 2 周后检测房水 VZV，结果均为阴性。由于房水和血清的病毒学检测应在药物干预前，因此不排除假阴性的可能。遂给予双眼玻璃体腔注射地塞米松 0.3 mg+ 更昔洛韦 3 mg。在第 1 次玻璃体腔注射 2 日后，第 2 次玻璃体腔注射左眼更昔洛韦，剂量由 3 mg 调整为 400 μg，右眼维持 3 mg，双眼地塞米松剂量不变。次日左眼病情明显加重，右眼病情好转。因此本病例证实不能排除病毒感染可能。第 3 次玻璃体腔注射双眼更昔洛韦剂量恢复 3 mg。

治疗 1 周后视力显著提高，右眼视力 0.15，左眼视力 0.12。双眼 KP 少许，房水细胞（+），玻璃体细胞（+），眼底检查见图 49-4，眼底造影见图 49-5，黄斑部 OCT 见图 49-6。治疗 2 周后视力：右眼视力 0.25，左眼视力 0.12，双眼眼前节（-），玻璃体未见细胞，视网膜霜枝样血管白鞘部分消退。治疗 2 周更昔洛韦改口服，500 mg/ 次，3 次 / 日，维持 2 个月。治疗 6 周后视力：右眼视力 0.6，左眼视力 0.5，双眼眼前节（-），玻璃体未见细胞，眼底检查见图 49-7。FFA 提示双眼后极部部分区域及周边大量无灌注，灌注范围无明显改善，视网膜血管无明显渗漏（图 49-8）；黄斑部 OCT 见图 49-9，进行第 1 次双眼视网膜激光光凝。治疗 16 周后视力：右眼视力 1.0，左眼视力 0.6，眼压：右眼 16 mmHg，左眼 17 mmHg，双眼前节（-），玻璃体（-），双眼眼底视乳头（-），视网膜动静脉管径较前略变细，静脉显著，动脉壁硬性白鞘减少，网膜出血基本吸收，黄斑中心凹反光隐见。OCT 显示双眼黄斑中心凹颞侧神经上皮层变薄。FFA 见图 49-10，双眼补充进行第 2 次视网膜激光光凝。治疗 52 周后视力：右眼视力 1.0，左眼视力 0.4，眼压：右眼 15 mmHg，左眼 22.8 mmHg。双眼前节、玻璃体及眼底检查未见明显变化，FFA+ICGA 提示视盘新生血管生长（图 49-11），给予玻璃体腔第 1 次注射 Avastin，同时进行第 3 次视网膜激光光凝。治疗 68 周后视力：右眼视力 0.8$^{+2}$，左眼视力 0.5$^{+2}$，眼压：右眼 25.5 mmHg，左眼 24.4 mmHg。双眼前节（-），虹膜未见新生血管，玻璃体轻度絮状混浊，细胞（-）。眼底检查无明显变化。房角镜下双眼房角可见少量新生血管，眼底血管造影见图 49-12。给予布林佐胺滴眼 3 次 / 日治疗控制眼压。给予玻璃体腔第 2 次注射 Avastin，同时进行第 4 次视网膜激光光凝。目前定期随访，病情稳定。

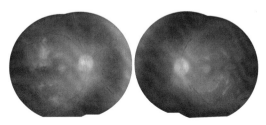

图 49-4　治疗 1 周后视网膜血管渗出性白鞘减少，视网膜血管变细

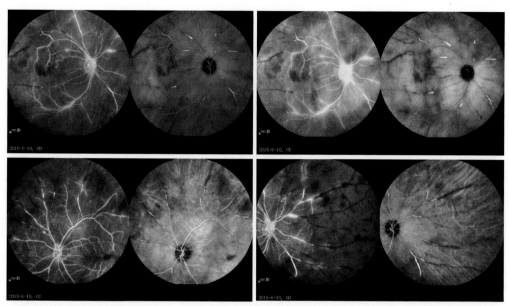

双眼后部视网膜充盈时间大致正常，血管变细，灌注范围无明显变化，可见散在片状遮蔽荧光；视盘充盈可，左眼视盘晚期轻度着染，右眼视盘晚期显著强荧光渗漏；脉络膜早期弱荧光较前改善；左眼黄斑部弱荧光。

图 49-5　治疗 1 周后眼底造影

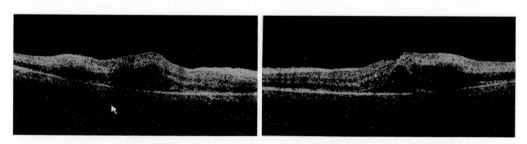

图 49-6　治疗 1 周后 OCT 显示双眼黄斑部神经上皮层浆液性脱离明显缓解

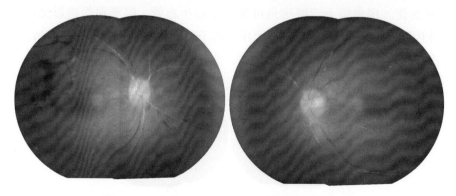

图 49-7　治疗 6 周后视网膜动脉硬性白鞘形成

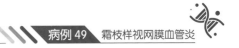

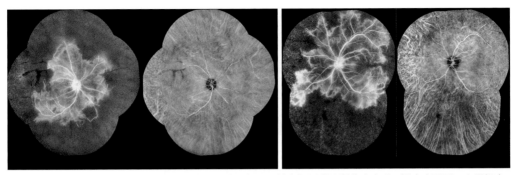

双眼后部视网膜充盈时间大致正常，血管细，阶段充盈，周边视网膜呈弱荧光表现；视盘充盈可，左眼视盘晚期轻度着染，右眼视乳头晚期显著强荧光渗漏；脉络膜荧光充盈显著改善，至中晚期仍有荧光充盈。

图 49-8 治疗 6 周后眼底血管造影

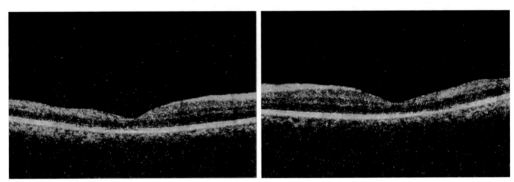

双眼黄斑区低反射消失，颞侧视网膜组织萎缩变薄。

图 49-9 治疗 6 周后 OCT

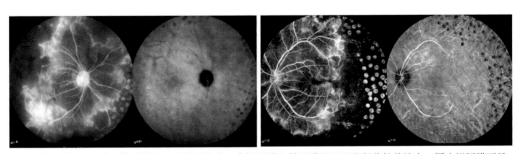

双眼黄斑颞侧视网膜血管无灌注区面积略扩大，余视网膜血管无灌注区面积部分较前缩小，周边视网膜可见激光斑，灌注和无灌注交界处可见异常血管网和新生血管芽。

图 49-10 治疗 16 周后眼底血管造影

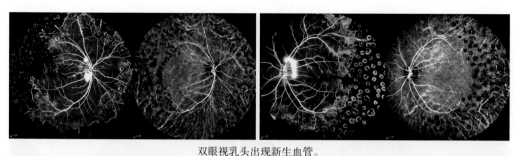

双眼视乳头出现新生血管。

图 49-11　治疗 52 周后眼底血管造影

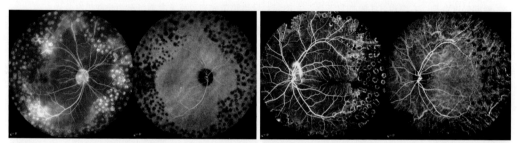

右眼视乳头新生血管消退，左眼视乳头仍有新生血管。

图 49-12　治疗 68 周后眼底血管造影

## 病例解析

　　霜枝样视网膜血管炎（FBRV）是主要影响视网膜静脉血管的一种非感染性视网膜血管炎。本病发病原因不明，有人认为可能与病毒、弓形虫感染或免疫反应有关，广泛的血管炎及短期糖皮质激素治疗有效提示 FBRV 可能是由多种刺激因素产生、免疫复合物介导的特殊血管反应。该患者有仓鼠接触史，提示可能有病毒感染的可能。FFA 显示广泛视网膜血管受累，一般无全身表现，有报道可发生于免疫功能受抑制（如使用免疫抑制剂或 HIV 感染）的患者。ARN 病情进展迅速，对视功能损害严重，表现重度玻璃体混浊，闭塞性动脉炎和多灶性视网膜坏死。是以急性玻璃体炎、视网膜血管炎、脉络膜炎、坏死性视网膜炎和晚期发生孔源性视网膜脱离为特征的一种疾病。淋巴瘤和白血病也表现霜枝样眼底，但非血管炎症。

　　FBRV 在激素治疗后血管霜样改变可完全消失，如果不出现并发症则视力预后良好。本例患者全身激素和抗病毒治疗，病情未得到控制，玻璃体腔注射更昔洛韦和地塞米松后，病情显著好转，提示局部注射疗效好，未见眼部毒副作用。FBRV

应定期复查眼底荧光血管造影，以便及时发现眼底新生血管并干预。本例患者病情凶险，尽管给予较及时正确的各种治疗，保住了较好的中心视力，但周边视野受损明显。因眼底缺血范围大，发生了视乳头和房角的新生血管及新生血管性青光眼，预后相对较差。

## 冯朝晖教授病例点评

FBRV 是一种罕见的特殊类型视网膜血管炎，初诊时因对本病没有认识，按 ARN 诊治，后经查阅文献，半个月后方确诊。FBRV 于 1976 年由日本 Ito 等首次报道，以视网膜动、静脉（为著）管壁有白鞘样浸润性混浊，如裹着霜雪的树枝为特征性改变，并因此而得名。本病发病前可无前驱感染病史，起病急，进展快，急性严重视力下降，无伴随症状，眼前节和玻璃体轻度至中度炎症反应，视网膜血管呈霜枝样外观，全身检查可无异常。本例患者比较符合 FBRV 的特征，主要包括：①发病前无明显的前驱感染病史。②起病急、进展快，来势凶猛，急性严重视力下降，无其他伴随症状。③急性期眼前节和玻璃体轻度炎症反应，视网膜血管呈典型的霜枝样外观，尤以静脉为著，炎症消退后视网膜动、静脉变细，恢复期动脉管壁遗留白鞘。④急性期眼底血管造影显示以视盘至黄斑为半径的后部视网膜大血管充盈，管壁着染，呈霜枝样，管径粗细不均；ICGA 显示急性期弱荧光，随病情好转脉络膜血管灌注亦渐恢复，提示发病时脉络膜血管同时受累；OCT 中黄斑高度水肿，视网膜神经上皮层脱离，炎症消退后黄斑形态结构恢复正常。⑤房水中多个炎症因子明显升高。⑥玻璃体腔注射抗病毒药物和激素治疗有效。⑦全身检查未见异常。

FBRV 主要依赖糖皮质激素治疗。治疗通常遵循个体化原则，包括患者所患炎症类型、严重程度、年龄、性别、体质及以往用药情况，制订适合每个患者的治疗方案。对于活动性视网膜血管炎引起的视网膜新生血管进行视网膜激光光凝时应慎重。一方面，眼内新生血管包括视网膜新生血管在炎症消退后可随之消退，因此视网膜血管炎在用药物控制后，可不遗留任何问题；另一方面，在有炎症的情况下进行激光治疗易使原有炎症加重，易诱发新的视网膜新生血管，以及易引起囊样黄斑水肿。鉴于上述原因，视网膜激光光凝适用于视网膜血管炎炎症已得到控制、血管基本无渗漏并出现视网膜无灌注区或出现新生血管导致反复出血的患者。

# 参考文献

1. CHERAQPOUR K, AHMADRAJI A, RASHIDINIA A, et al. Acute retinal necrosis caused by co-infection with multiple viruses in a natalizumab-treated patient: A case report and brief review of literature. BMC Ophthalmol, 2021, 21 (1): 337.

2. SCHOENBERGER S D, KIM S J, THORNE J E, et al. Diagnosis and treatment of acute retinal necrosis: A report by the American Academy of Ophthalmology. Ophthalmology, 2017, 124 (3): 382-392.

3. DAVIS J L. Diagnostic dilemmas in retinitis and endophthalmitis. Eye (Lond), 2012, 26 (2): 194-201.

4. TANG S, ZHAO N, WANG L Y, et al. Frosted branch angiitis due to cytomegalovirus-associated unmasking immune reconstitution inflammatory syndrome: A case report and literature review. BMC Infect Dis, 2021, 21 (1): 613.

5. AREPALLI S R, THOMAS A S. Occlusive retinal vasculitis: Novel insights into causes, pathogenesis and treatment. Curr Opin Ophthalmol, 2022, 33 (3): 147-156.

（张晓辉　韩昌婧）

# 病例 50
# 血影细胞性青光眼

## 病例介绍

患者，男，61 岁，右眼被击伤后视物模糊 2 周。

现病史：患者 2 周前右眼被树枝击伤，视物模糊、胀痛、畏光。当地医院诊断为"右眼钝挫伤，前房积血，玻璃体积血（vitreous hemorrhage，VH），继发性青光眼"，给予药物治疗（止血、促进积血吸收、降眼压），效果欠佳。

既往史：2 年前行右眼白内障摘除并人工晶状体植入术。

专科检查。视力：右眼手动/眼前（矫正不提高），左眼 1.0。眼压：右眼 52 mmHg，左眼 17 mmHg。右眼角膜水肿，前房可见黄褐色沙尘样颗粒浮游（图 50-1）。

辅助检查。B 超：右眼 VH（图 50-2）。视觉电生理：F-VEP，右眼隐含期延长；F-ERG，右眼反应振幅降低。

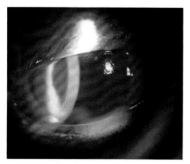

角膜水肿，前房黄褐色颗粒悬浮。

图 50-1 右眼术前照

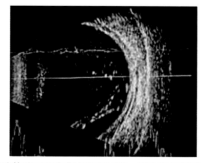

玻璃体腔可见密集点状低回声，团块状中高回声。

图 50-2 右眼 B 超

## 诊断思维

根据该患者的特点：①右眼外伤后 2 周；②使用局部及全身降眼压药物，眼压不降；③前房积血已经吸收，玻璃体仍积血；④前房呈现沙尘样混浊；⑤前房深，房角开放，人工晶状体位正。患者属于外伤性青光眼。根据前房的观察：未见渗出，瞳孔无粘连，可以排除炎症性青光眼。因前房水混浊，房角镜检查窥不清是否存在异常增宽的睫状体带，所以无法排除房角后退性青光眼。前房积血已经吸收，可以排除前房积血性青光眼。虽然前房积血已经吸收，但是玻璃体还有积血，接下来需要区分的是与眼内出血相关的继发性青光眼，包括溶血性青光眼、血影细胞性青光眼、镰状红细胞性青光眼以及铁质沉着性青光眼，眼内液细胞学检查是区分以上 4 种继发性青光眼的较好方法。虽然根据患者疾病特点多考虑血影细胞性青光眼，但为了明确诊断，还需要行前房或玻璃体腔穿刺抽液检查。

## 诊疗思路和经过

入院后继续降眼压（局部＋全身用药）治疗，行前房穿刺放液，同时抽取房水进行细胞学检测。检测结果：检见两种不同形态的成熟红细胞，多为含包涵体淡红色红细胞，高色素红细胞可见（图 50-3）。包涵体淡红色红细胞即为血影细胞。入院诊断：①右眼钝挫伤；②右眼血影细胞性青光眼；③右眼玻璃体积血；④右眼人工晶状体眼。考虑玻璃体积血较多不易吸收，故于局部麻醉下行右眼玻璃体切割＋前房冲洗术。术后眼压下降，视力提高。右眼术后照见图 50-4。术后 1 个月。视力：右眼 0.6，眼压：右眼 15 mmHg。术后 3 个月：视力：右眼 0.6，眼压：右眼 17 mmHg。

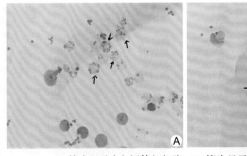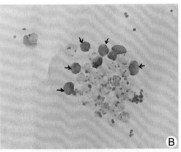

A. 箭头显示含包涵体红细胞；B. 箭头显示高色素红细胞。

图 50-3 右眼房水细胞学检测

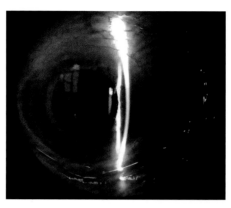

图 50-4　右眼术后照，前房水清亮

## 病例解析

　　血影细胞性青光眼（ghost cell glaucoma，GCG）是由眼内出血，退化的红细胞柔韧性降低，机械性阻塞小梁网而引起的继发性开角型青光眼，临床上不常见。1976 年 Campbell 首先对 GCG 的发病机制做了详尽的研究。在外伤性 VH 或伴前房积血出现 1～3 周时，由于玻璃体内氧和营养缺乏及循环缓慢，红细胞胞体肿胀、胞膜变薄，血红蛋白通过表面的微孔逸出胞膜外，氧化为高铁血红蛋白（MetHb），沉淀变性聚集成为许多珠蛋白，即 Heinz 小体，附着在胞膜上，即血影细胞。正常红细胞是双凹盘状，胞膜柔软，可塑性强，变形能力大，可以通过小梁网；血影细胞膜变硬，脆性增加，可塑性差，房水排出阻力约为正常红细胞的 3 倍。GCG 的形成条件：①玻璃体积血或伴前房积血；②玻璃体中存在变性的红细胞——血影细胞；③玻璃体前界膜的不完整（实验证明，红细胞、血影细胞不能通过完整无损的玻璃体前界膜）；④机械性阻塞小梁网；⑤足够多的血影细胞。GCG 的临床类型包括 3 种：外伤后 GCG、手术后 GCG（玻璃体切割术后或白内障手术后）及原发性视网膜疾病（比较少见）。有文献报道，发生 VH 的增殖性糖尿病视网膜病变（proliferative diabetes retinopathy，PDR）患者行玻璃体切割术前实施玻璃体腔注射（IV）抗 VEGF 药物，偶有发生 GCG。玻璃体腔注射治疗（IVT）作为 VH 患者行玻璃体切割术的辅助方法，可有效减少术中、术后并发症，缩短手术时间，但 IVT 之后 GCG 的发生不容忽视，建议这类患者术后监测眼压，尤其是术后前 2 天。关于促发因素，有专家提出与注射抗 VEGF 药物时增加了玻璃体腔的瞬时压力，使玻璃体前界膜破裂，血影细胞进入前房有关。随着后续玻璃体切割术的完成，患者眼压基本可以得到控制。

GCG 的诊断：①外伤史；②伤后 1～3 周出现眼压升高，如伴有前房积血，则此时积血已经基本吸收；③前房大量的黄褐色颗粒浮游；④房角开放，小梁网可见褐色颗粒沉着；⑤新鲜或陈旧性玻璃体积血；⑥无虹膜新生血管；⑦房水或玻璃体标本可查见血影细胞。抽取房水或玻璃体进行活体标本细胞学检查发现血影细胞是诊断的关键。

外伤性 CGC 的鉴别诊断：①前房积血性青光眼，多发生在外伤后前房积血 1～2 周内，眼压升高时前房内仍有新鲜或陈旧性出血，眼压随积血逐渐吸收或经药物治疗而恢复正常；②溶血性青光眼，其发病原因和临床表现与 GCG 相同，区别仅在于房水细胞学检查出现巨噬细胞而不是血影细胞；③血铁质沉着性青光眼及铁质沉着性青光眼，两者致病原因相似，均系铁质沉着损害房水排出系统，属于慢性继发性开角型青光眼，发病隐蔽，病情缓慢。血铁质沉着性青光眼见于长期眼内反复出血的眼球，由于反复出现溶血，被释放出来的血红蛋白变为珠蛋白、胆红素和铁质，这些铁质沉着则引起小梁硬化和小梁网阻塞；④镰状红细胞性青光眼，全身有镰状细胞性贫血，房水细胞学检查可查见镰状细胞。

CGC 的治疗：GCG 属于难治性青光眼，病程可持续数月，抗青光眼药物治疗效果欠佳。一般采用前房穿刺，缓慢灌注冲洗，可以反复进行。如果玻璃体积血较多，仅靠灌洗往往解决不了问题，需行玻璃体切割术。

## 📋 王建萍教授病例点评

该患者右眼受伤后出现前房积血、玻璃体积血，眼压升高。2 周时前房积血已经吸收（VH 仍在），眼压仍高，前房大量的黄褐色颗粒悬浮，多考虑 GCG。前房穿刺行房水细胞学检查发现血影细胞是确诊的依据。GCG 的发生必须满足 3 个条件：①玻璃体积血；②玻璃体前界膜不完整；③足够多的血影细胞。该患者曾行白内障手术，裂隙灯检查可见后囊不完整，推测当时术中发生了后囊破裂和玻璃体脱出，所以患者的玻璃体前界膜已经不完整，这也是此次发生 GCG 的必要条件之一。GCG 通过药物治疗常常效果不佳，可以选择前房冲洗的方法；对于玻璃体积血较多的患者直接选择玻璃体切割术，清除血影细胞，可起到治疗作用。在处理外伤性前房积血和（或）VH 合并青光眼时，应考虑 GCG 的存在，从而避免不必要的滤过性手术。

# 参考文献

1. CAMPBELL D G, SIMMONS R J, GRANT W M. Ghost cells as a cause of glaucoma. Am J Ophthalmol, 1976, 81（4）: 441-450.

2. ALAMRI A, ALKATAN H, ALJADAAN I. Traumatic ghost cell glaucoma with successful resolution of corneal blood staining following pars plana vitrectomy. Middle East Afr J Ophthalmol, 2016, 23（3）: 271-273.

3. THOMPSON J M, CHANG J S, BERMUDEZ-MAGNER J A, et al. Ghost cell glaucoma following sutureless scleral-fixated posterior chamber intraocular lens placement. Ophthalmic Surg Lasers Imaging Retina, 2015, 46（1）: 111-113.

4. LIU L, WU W C, YEUNG L, et al. Ghost cell glaucoma after intravitreal bevacizumab for postoperative vitreous hemorrhage following vitrectomy for proliferative diabetic retinopathy. Ophthalmic Surg Lasers Imaging, 2010, 41（1）: 72-77.

5. XU J, ZHAO M, LI J P, et al. Ghost cell glaucoma after intravitreous injection of ranibizumab in proliferative diabetic retinopathy. BMC Ophthalmol, 2020, 20（1）: 149.

6. AREVALO J F, WU L, SANCHEZ J G, et al. Intravitreal bevacizumab（Avastin）for proliferative diabetic retinopathy: 6-months follow-up. Eye（London）, 2009, 23（1）: 117-123.

7. Diabetic retinopathy clinical research network. Randomized clinical trial evaluating intravitreal ranibizumab or saline for vitreous hemorrhage from proliferative diabetic retinopathy. JAMA Ophthalmol, 2013, 131（3）: 283-293.

8. AREVALO J F, LASAVE A F, WU L, et al. Intravitreal bevacizumab for proliferative diabetic retinopathy: Results from the Pan-American Collaborative Retina Study Group（PACORES）at 24 months of follow-up. Retina, 2017, 37（2）: 334-343.

（杨瑾　王建萍　周海燕）

# 病例51
# FS-LASIK 术后角膜层间上皮植入伴角膜瓣溶解

## 📋 病例介绍

患者，男，17岁。主诉"左眼激光角膜屈光手术后视力下降伴异物感2周"就诊。

现病史：2周前在当地医院行双眼 FS-LASIK 手术，手术者代诉：患者约 -9.0 D 近视并散光，双眼手术顺利，术中发现左眼角膜上皮较松弛，未做特殊处理。术后第1天，患者诉眼痒明显，检查发现双眼周皮肤红、双眼结膜充血，考虑药物过敏反应，停用左氧氟沙星滴眼液，换妥布霉素地塞米松滴眼液点双眼；术后第3天，患者诉左眼有异物感，检查发现左眼下方角膜瓣皱褶，予以配戴绷带镜并观察；近10天未见好转且发现左眼角膜中央区上皮粗糙水肿，下方角膜层间有轻微混浊，角膜瓣边缘有溶解现象，考虑角膜层间上皮植入伴角膜瓣溶解，遂转来我院。

既往史、个人史及家族史无特殊记载。

专科检查。裸眼视力：右眼 0.9，左眼 0.4。显然验光：右眼 -0.25 DS/-1.00 DC × 60°，矫正视力 1.2；左眼 -2.25 DS，矫正视力 0.9+2。非接触眼压：右眼 20.5 mmHg，左眼 13.0 mmHg。裂隙灯检查：右眼角膜瓣对位良好，角膜层间旁中央 11 点和 1 点可见 2 处少量积血，大小约 1 mm × 1 mm，可透见虹膜（图 51-1）。

左眼下睑缘中内 1/3 处可见一处睑板腺脂栓凸起，角膜瓣轻度水肿，中下 1/3 可见大致平行于角膜缘的数条轻微斜行皱褶，2 ~ 8 点位角膜瓣自边缘向中央不规则形溶解约 1 ~ 2 mm，对应处角膜层间轻度混浊约 2 ~ 3 mm（图 51-2）。角膜荧光素染色可见角膜瓣溶解的边缘着色，未见荧光素进入角膜层间（图 51-3）。角膜 OCT

检查提示下方 6 点角膜层间上皮植入约 2 mm，角膜瓣溶解 1 ～ 2 mm（图 51-4）。

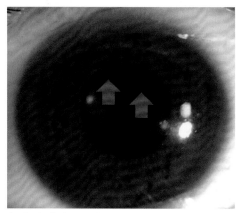

角膜层间旁中央 11 点和 1 点可见 2 处少量积血（红色箭头），大小约 1 mm×1 mm，可透见虹膜。

图 51-1　右眼眼前段照相

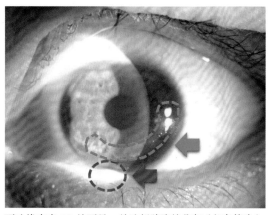

下睑缘中内 1/3 处可见一处睑板腺脂栓凸起（红色箭头），角膜瓣轻度水肿，中下 1/3 可见大致平行于角膜缘的数条轻微斜行皱褶，2 ～ 8 点角膜瓣自边缘向中央不规则形溶解约 1 ～ 2 mm，对应处角膜层间轻度混浊约 2 ～ 3 mm（绿色箭头）

图 51-2　左眼眼前段照相

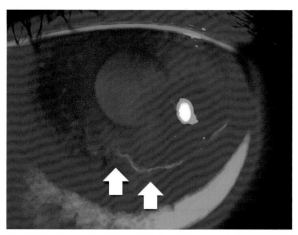

角膜荧光素染色可见角膜瓣溶解的边缘着色（白色箭头），未见荧光素进入角膜层间。

图 51-3　左眼眼前段照相

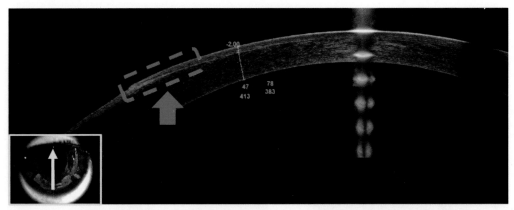

下方 6 点角膜层间上皮植入约 2 mm（绿色箭头），角膜瓣溶解 1～2 mm。

**图 51-4 角膜 OCT 检查**

## 诊断思维

基于明确的眼部手术史和初始眼术者代诉，结合眼部专科检查，初步诊断：①左眼角膜瓣下上皮植入；②左眼角膜瓣溶解；③左眼角膜瓣皱褶；④左眼睑板腺功能障碍；⑤右眼角膜瓣下积血；⑥双眼 FS–LASIK 术后；⑦双眼屈光不正；⑧双眼变应性结膜炎？

## 诊疗思路和经过

急诊予以：① 右眼角膜瓣下积血冲洗术；② 左眼角膜瓣下上皮刮除术；③ 左眼角膜瓣复位术。右眼角膜层间冲洗顺利，角膜上皮完整，可见角膜瓣较薄。左眼术中刮除中下角膜瓣表面的上皮组织并展平皱褶后可见角膜瓣基质菲薄、边缘缺损不整，予以清除瓣下植入的上皮并仔细复位、干燥，术毕戴绷带镜。术后第 1 天复诊可见双眼角膜瓣对位好，角膜层间干净。术后医嘱：妥布霉素滴眼液点双眼，每日 4 次；氟米龙滴眼液点双眼，每日 4 次；聚乙二醇滴眼液点双眼，每日 4 次；卡替洛尔滴眼液点双眼，每日 2 次。术后第 3 天摘除左眼绷带镜。术后 1 周复诊：患者主诉双眼无不适。眼部专科检查，视力：右眼 0.8，左眼 0.6。显然验光：右眼 +0.25 DS / –1.00 DC × 65°，矫正视力 1.2；左眼 –1.50 DS，矫正视力 1.0。非接触眼压：右眼 9.0 mmHg，左眼 8.0 mmHg。右眼角膜透明，角膜瓣对位良好无皱褶，角膜层间干净。左眼角膜透明，角膜瓣复位良好，瓣溶解区域上皮下有轻微白色混浊，角膜层间无异物残留，无混浊（图 51-5）。角膜 OCT 检查提示层间无上皮植入，角膜瓣溶解区域被上皮覆盖（图 51-6）。左眼手术前后角膜厚度差异图提示：角膜下方上皮植入区域厚度减少约 15 μm，手术前后前表面切向曲率差异图提示：下方 3～9 点带状区域曲率下降（图 51-7）。后患者失访。

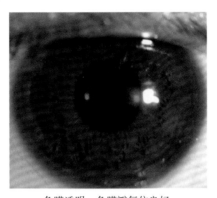

角膜透明，角膜瓣复位良好。

图 51-5 左眼角膜瓣下上皮刮除术后 1 周眼前段照相

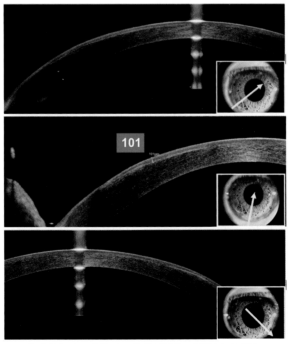

角膜层间无上皮植入，角膜瓣溶解区域被上皮覆盖。

图 51-6 左眼角膜瓣下上皮刮除术后 1 周角膜 OCT 检查

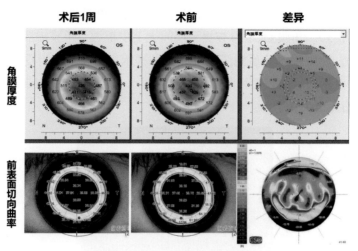

角膜下方上皮植入区域厚度减少约 15 μm，手术前后前表面切向曲率差异图提示：下方 3 ～ 9 点带状区域曲率下降。

图 51-7　左眼手术前后角膜厚度差异

## 病例解析

　　该病例双眼 FS-LASIK 手术史明确，结合眼部体征及辅助检查，主要诊断明确，左眼角膜瓣轻微移位伴有皱褶，角膜瓣下上皮植入和角膜瓣部分溶解；右眼角膜瓣下积血。LASIK 术后角膜瓣下上皮植入并非常见并发症，其通常发生在术后早期，据报道，初始眼术后发生率为 0 ～ 3.9%，二次增效术后发生率为 10% ～ 20%；而 FS-LASIK 术后发生率更低。常见诱发因素有：机械性因素，比如揉眼、外伤等导致角膜瓣发生移位，远视手术和掀瓣增效手术后瓣缘的角膜上皮细胞侵入层间，术中上皮缺损和上皮基底膜营养不良等。临床表现为裂隙灯直接照明法可见角膜瓣边缘层间白色或灰色点状、片状、线状沉积，弥散或成簇，不透明或半透明。大部分病例可自限，少数呈侵袭性生长，诱发大量的胶原溶解酶释放导致瓣溶解，致局部瘢痕化白色混浊。本病需与非特异性弥漫性层间角膜炎（diffuse lamellar keratitis，DLK）和角膜层间积液综合征（interface fluid syndrome，IFS）相鉴别。DLK 是一种多因素诱发的角膜层间炎性反应，可侵犯视区或旁中央区，往往呈大面积弥漫性或散在分布的细小点状炎性浸润，界限多模糊不清，无角膜上皮缺损。IFS 通常由于术后局部使用皮质类固醇滴眼液导致激素性高眼压引起角膜水肿，可由角膜 OCT 检查发现角膜层间液性暗区、角膜增厚而确诊，眼压检查正常或偏低，同时出现明显的视力下降。角膜上皮植入的治疗主要考虑上皮植入是否自限和有无侵犯视区。若上皮植入自限于视轴外（距瓣缘＜2 mm），可保守用药观察；但对于伴有角膜瓣溶解，持续进展，侵入视区，则应考虑手术治疗，否则可以引起较大的角膜不规则散光，导致裸眼视力和最佳戴镜矫正视力下降，因此手术中的预防措施显得尤为重要。LASIK 手术用机械板层刀制瓣，上皮细胞可能会由角膜刀带入层间，不整齐的瓣缘和钝角的边切利于角膜上皮细胞长入，采用飞秒激光制瓣可有效降低角膜上皮植入的发生率；术中规范使用表麻药，避免角膜上皮组织松解脱落；轻柔分离边切，避免角膜上皮损伤脱落带入层间；彻底冲洗角膜层间，避免角膜上皮细胞种植；角膜瓣和基质床边切对合整齐，避免错位；术毕角膜应彻底干燥，增强其密闭性；轻柔取开睑器，避免挤压致角膜瓣移位；术后医嘱患者避免揉搓挤眼，预防眼部外伤等均是有效的预防措施。本病例术后的角膜瓣移位和皱褶可能与不明确的变应性结膜炎引起的揉眼有关，发展较快的角膜上皮植入未能及时处理导致角膜瓣溶解，幸运的是溶解未侵入视区，没有导致严重的不规则散光，裸眼视力和矫正视力没有受到明显影响，但可预见的是如不进行手术治疗，角膜上皮植入和溶解将继续加重。

## 🗒 米生健教授病例点评

本病例为初始眼 FS-LASIK 术后发生角膜上皮植入合并角膜瓣溶解，比较罕见。在当地医院保守治疗无效，角膜上皮植入和角膜瓣溶解持续加重，到院后根据病史、体征和辅助检查可以明确诊断。考虑显著进展的特征，遂予以急诊手术彻底清除角膜层间的上皮组织，展平角膜瓣皱褶并严密对位，术后未复发，疗效确切。因处理比较及时，患者的裸眼视力和最佳戴镜矫正视力未受到明显影响。角膜上皮植入手术处理后复发是临床的难题。彻底清除角膜层间植入的上皮组织是手术的关键环节，本病例采用的方法和步骤为：① 不掀开瓣清除角膜瓣皱褶区域表面所有的上皮组织，同时展平角膜瓣皱褶，因残留的角膜瓣基质菲薄，所有操作务必轻柔，避免角膜瓣撕裂和组织丢失；② 清除角膜瓣外 1～2 mm 角膜缘表面的上皮组织；③ 掀开角膜瓣，仔细刮除角膜瓣基质面和基质床表面的上皮组织；④ 复位角膜瓣，用 BBS 液充分冲洗层间，严密对位，彻底干燥，术毕戴绷带镜。有报道对于难治的、反复复发的角膜上皮植入，术中刮除角膜上皮组织后可以联合应用酒精、丝裂霉素、准分子激光 PTK 治疗、YAG 激光治疗或纤维蛋白胶闭合层间等来降低术后复发率，但不可避免的是均有可能带来副损伤而影响术后的视力恢复。本例手术单纯角膜上皮组织刮除并复位角膜瓣，未联合其他辅助方法，收效甚佳，可见采用类似的步骤和方法可以有效彻底清除角膜层间植入的上皮组织。

## 参考文献

1. WILSON SE, DE OLIVEIRA RC. Pathophysiology and treatment of diffuse lamellar keratitis. J Refract Surg, 2020, 36（2）: 124-130.

2. 林可劼, 陈军, 林文, 等. 激光板层角膜屈光手术后角膜层间积液综合征临床分析. 中华眼科杂志, 2017, 53（11）: 847-854.

3. TING DSJ, SRINIVASAN S, DANJOUX JP. Epithelial ingrowth following laser in situ keratomileusis（LASIK）: Prevalence, risk factors, management and visual outcomes. BMJ Open Ophthalmol, 2018, 3（1）: e000133.

4. YESILIRMAK N, CHHADVA P, CABOT F, et al. Post-laser in situ keratomileusis epithelial ingrowth: Treatment, recurrence, and long-term results. Cornea, 2018, 37（12）: 1517-1521.

5. CHEN LY, KUNG JS, MANCHE EE. Management of complex epithelial ingrowth after laser in situ keratomileusis using fibrin tissue glue. Eye Contact Lens, 2018, 44 Suppl 2: S210-S214.

6. WILDE C, MESSINA M, DUA HS. Management of recurrent epithelial ingrowth following laser in situ keratomileusis with mechanical debridement, alcohol, mitomycin-C, and fibrin glue. J Cataract Refract Surg, 2017, 43（7）: 980-984.

7. FRIEHMANN A, MIMOUNI M, NEMET AY, et al. Risk factors for epithelial ingrowth following microkeratome-assisted LASIK. J Refract Surg, 2018, 34（2）: 100-105.

8. STARR CE, GUPTA PK, FARID M, et al. An algorithm for the preoperative diagnosis and treatment of ocular surface disorders. J Cataract Refract Surg, 2019, 45（5）: 669-684.

（刘钊　米生健）